PORTIA IVERSEN

Mein fremder Sohn

Portia Iversen

Mein fremder Sohn

Wie es mir gelang,
die Mauern des Autismus
zu durchbrechen

Aus dem Amerikanischen von
Maren Klostermann

GOLDMANN

Die Originalausgabe erschien 2006
unter dem Titel »Strange Son«
bei Riverhead Books, a member of Penguin Group Inc, New York

FSC
Mix
Produktgruppe aus vorbildlich
bewirtschafteten Wäldern und
anderen kontrollierten Herkünften

Zert.-Nr. SGS-COC-1940
www.fsc.org
© 1996 Forest Stewardship Council

Verlagsgruppe Random House FSC-DEU-0100
Das für dieses Buch verwendete FSC-zertifizierte Papier *Munken Premium*
liefert Arctic Paper Munkedals AB, Schweden.

1. Auflage

Satz: Uhl + Massopust, Aalen
Druck und Einband: GGP Media GmbH, Pößneck
Printed in Germany
ISBN 978-3-442-31085-2

www.goldmann-verlag.de

Für Dov

Inhalt

*Ich habe einen merkwürdigen Sohn gezeugt.
Er ist nicht wie ein Mensch, sondern gleicht den Kindern
der Engel des Himmels. Seine Natur ist anders als die unsrige,
und er ist nicht wie wir … Es scheint mir, dass er nicht von mir,
sondern von den Engeln stammt …*

– Lamech, aus dem Buch Henoch

Vorwort

Es war sein Geist, hinter dem sie her waren. Sie waren gekommen, um ihn zu holen.

Bevor jemand sie benennen konnte, lange bevor ich wusste, wer sie waren, wusste ich schon, dass sie sich in unserem Haus eingenistet hatten. Ich kann nicht sagen, woher. Nur dass ich sie spüren konnte. Nicht, dass ich das wollte. Im Gegenteil. Denn es waren sehr, sehr finstere Erscheinungen. Und es gab keine Möglichkeit, sie wieder loszuwerden.

Manchmal konnte ich sie hören, spät nachts, wenn es im Haus ganz still war; ein Knarren, ein unerklärliches Zischen, ein dumpfer Knall, ein Pfeifen aus dem Nichts. Und wenn ich die Augen schloss, spürte ich, wie Schatten über mich hinwegglitten, wenn sie durch das Haus schwebten und unsichtbar durch den Kamin nach oben zogen, hinaus ins All, wer weiß wohin. Ich mochte nicht darüber nachdenken, woher sie kamen oder wohin sie gingen. Das machte mir zu viel Angst. Dov war doch noch ein kleines Kind und schon versuchten dunkle Mächte, ihn uns wegzunehmen. Früher oder später würde ich sie dabei erwischen, wie sie über seinem Bettchen kreisten. Ich war sicher, dass sie das taten, sobald ich wider Willen einschlief.

Ein gewaltiger dumpfer Schlag rüttelte mich wach. Mein Herz schlug wie zwei Fäuste gegen meine Brust. Wie lange hatte ich geschlafen? Mein Blick huschte zum Kinderbett hinüber, das ich doch eigentlich bewachen sollte. Mein Sohn war noch da. Ich konnte ihn durch die weißen Gitterstäbe sehen. Er schlief. Sein kleiner Körper hob und senkte sich leise mit jedem Atemzug.

Nacht für Nacht saß ich an seinem Bettchen. Ich wusste, dass er uns entglitt, aus unserer Welt entschwand. Und ich konnte nichts dagegen tun. Niemand könne etwas tun, wurde mir gesagt. Daher tat ich das Einzige, was ich tun konnte: Ich wachte über ihn, auch wenn ich wusste, dass es sinnlos war, weil ich nicht über seinen Geist wachen konnte.

Und eines Tages passierte es. Er war fort.

1. Gefangener Geist

Es gibt auf dieser Erde eine kleine Gruppe von Menschen, denen etwas so Verheerendes zugestoßen ist, dass sie aufgehört haben, an Gott zu glauben. Und diese vom Blitz Getroffenen haben eines gemein: eine tief sitzende, dauerhafte Anfälligkeit für den Glauben an ein Wunder. Allein, weil etwas so unfassbar Schreckliches geschehen konnte, scheint es eine ebenso große Wahrscheinlichkeit zu geben, dass auch ein Wunder geschehen kann. Auch wenn ich mir damals nicht darüber im Klaren war, bin ich mir heute sicher, dass es eben dieser latente Wunderglaube war, der sich in mir regte, als ich zum ersten Mal von Tito Mukhopadhyay hörte.

Es war an einem regnerischen Frühlingstag im Jahr 1999. Ich nahm an einer Tagung an der *Rutgers University* in New Jersey teil, die den Titel »*Attention and Arousal in Autism*« (»Aufmerksamkeit und Erregung bei Autismus«) trug und die ich für die Forschungsstiftung »*Cure Autism Now (CAN)*« organisiert hatte. Unser Sohn Dov war sieben Jahre alt.

»Es gibt da einen Jungen, von dem Sie wissen sollten«, sagte Francesca Happé und bedeutete mir, mich zu ihr zu setzen. »Er heißt Tito.« Die bekannte, auf Autismus spezialisierte englische Psychologin fuhr fort: »Er ist elf Jahre alt und lebt in Indien. Sein Autismus ist stark ausgeprägt, aber er kann lesen und schreiben und ist sehr intelligent.«

Sie lächelte mich an und hielt einen Augenblick inne, bevor sie weitersprach, als wolle sie meine Reaktion abwarten.

»Tito schreibt auch wunderbare Gedichte«, fuhr sie fort. »Er hat sogar ein Buch veröffentlicht, eine Autobiografie mit einigen seiner Gedichte.«

»Und er ist wirklich Autist?«, fragte ich ungläubig, weil ich dachte, ich hätte mich verhört.

»Ja, definitiv.«

Englische Kollegen von Francesca hatten zuerst von dem schwer autistischen indischen Jungen gehört, der mit Hilfe seiner Mutter gelernt hatte, sich durch das Zeigen auf eine Buchstabentafel mit anderen Menschen zu verständigen. Natürlich hatten sie anfangs nicht geglaubt, dass er wirklich autistisch war, da ein tiefgreifendes Defizit der Kommunikationsfähigkeit zu den Hauptmerkmalen der Störung gehört. Daher luden sie Tito und seine Mutter nach England ein, um ihn von Experten untersuchen zu lassen und eindeutig zu klären, ob, und wenn ja, in welchem Ausmaß Tito autistische Störungen aufwies. Zu ihrer Überraschung erfüllte er tatsächlich sämtliche Kriterien einer Autismusdiagnose.

»Glauben Sie, dass es weitere Fälle wie Tito geben könnte?«, fragte ich Francesca, wobei ich mich bemühte, nicht zu hoffnungsvoll zu klingen.

»Es gibt nur einen Tito auf der Welt und niemanden, der ihm gleicht. Ein einzigartiger Fall«, erwiderte sie entschieden.

Auch ich wusste, dass man noch nie von einem weiteren Menschen gehört hatte, der unter einer derart schweren Form von Autismus litt und dennoch schreiben und sich selbstständig mitteilen konnte. Aber bestand nicht doch eine kleine Chance, dass es weitere Autisten gab, die äußerlich genauso wirkten und sich genauso verhielten wie Tito, nur nicht gelernt hatten, zu kommunizieren? Und konnte Tito uns vielleicht einen nie da gewesenen Einblick in die schwerste Form von Autismus eröffnen?

Gleich nach dem Ende der Tagung fing ich an, mich mit Francesca Happé, die sich wieder in England aufhielt, per E-Mail auszutauschen. Ich musste Tito finden. Leider hatte Francesca seine Adresse nicht mehr und musste mir mitteilen, dass ihre Versuche, Tito und seine Mutter Soma in Indien ausfindig zu machen, gescheitert waren. Die beiden müssten ständig umziehen, weil die Menschen in Indien sehr abergläubisch seien und Angst vor Tito hätten. Aber vielleicht könnte ich sein Buch über die *National Autism Society of the United Kingdom* erhalten. Außerdem habe die BBC bei Titos Englandaufenthalt einen Dokumentarfilm über ihn gedreht, der allerdings schwer zu bekommen sei.

Francesca hatte nicht verstanden, worum es mir ging. Es ging nicht darum, dass *ich* Tito treffe, sondern es ging um das Leben meines Sohnes. Oder es war so, als hätte man mir gesagt, dass es vielleicht – nur ganz vielleicht – möglich sei, jemanden von den Toten zu erwecken.

Bevor Dov autistisch wurde, hatte ich als Drehbuchautorin für Fernsehkomödien gearbeitet und davor als Art-Director und Ausstatterin. Und noch früher, vor fast zwanzig Jahren, als ich mit meinem damals sechsjährigen Sohn Billy in einem Pick-up-Truck nach Hollywood gekommen war – dem Winter im Mittleren Westen und einer gescheiterten Ehe entflohen –, hatte ich davon geträumt, Filme zu machen.

Das Traumland Kalifornien ließ mich nicht im Stich: Es dauerte tatsächlich nicht lange, und ich hatte meinen ersten Job in der Traumfabrik Hollywood. Die Tätigkeit nannte sich »*craft services*«, und wie ich bald erfahren sollte, bedeutete das, vierzehn Stunden am Tag Kaffee für die Filmcrew zu kochen und hinter allen herzuräumen.

Auch dauerte es nicht lange, bis ich meinen Traummann kennenlernte, einen heiß umschwärmten, wahnsinnig attraktiven Juden, in den ich sieben Jahre lang unsterblich und unglücklich verliebt war, bis er endlich in seiner hochneurotischen Entschlusslosigkeit so weit war, mich zu seiner Lebensgefährtin zu ernennen. Dieser Begriff weckte gewisse Ängste in ihm und bedeutete das grausame Ende seiner Träume von einem zügellosen Junggesellenleben voller wilder Sexabenteuer, auf das er immer gewartet hatte. Nicht, dass er dieses Leben je geführt hätte oder überhaupt der Typ dafür war. Trotzdem raubte ich ihm die Illusion, dass er immer noch damit anfangen könnte, indem ich ihn heiratete. Als wir schließlich tatsächlich den Bund der Ehe schlossen, arbeitete Jonathan als Filmproduzent, der zwar noch zu kämpfen hatte, aber wenigstens nicht über Auftragsmangel klagen konnte, und ich hatte einen Emmy für die künstlerische Leitung der *Tracey Ullman Show* gewonnen. Mein Sohn Billy war inzwischen dreizehn und ich im fünften Monat schwanger.

Nach unserer Hochzeitsreise zogen wir in das Erdgeschoss eines im spanischen Stil gebauten Zweifamilienhauses im Wilshire-Distrikt von Los Angeles. Jon und ich verbrachten unsere Wochenenden mit Schaufensterbummeln, bei denen wir uns schöne, wenn auch unerschwingliche Möbel aussuchten, oder fuhren in der Stadt herum und träumten von dem Haus, das wir eines Tages kaufen würden. Mit der Geburt unseres ungewöhnlich hübschen kleinen Sohns Dov schien unser Glück vollkommen.

In jenem Sommer verbrachten wir unseren Urlaub zusammen mit Jons Eltern am Meer in New Jersey. Wir spazierten am Strand entlang und hielten unser Baby, das in einer Trage auf Jons Rücken saß, an den Händen, während Billy neben uns herlief und mit einem Stöckchen Bilder in den Sand zeichnete, – und wir waren glücklich. Jon und ich sprachen über die vielen Pläne, die wir hatten, über unsere beruflichen Ziele und die Einrichtung unseres Hauses, über Reisen und wie viele Kinder wir noch haben wollten. Wir stellten uns unsere idyllische Zukunft mit einem Optimismus vor, der nur jenen vorbehalten ist, die noch nie einen Schicksalsschlag erlitten haben …

Es ist schwer zu sagen, wann wir das erste Mal den Verdacht schöpften, dass etwas nicht stimmte.

Babys bekommen manchmal Fieber und nach einer Schutzimpfung können sie reizbar oder auch lethargisch wirken, das ist normal. Aber Dov lag in den drei Tagen danach still und blass in seinem Bettchen und ließ sich fast gar nicht zum Trinken bewegen. »Eine ganz normale Impfreaktion«, beruhigte mich Dr. Fleiss am Telefon. Aber Dov war seitdem nie mehr so wie vorher. Er nahm nicht mehr zu, und wenn ich ihn stillte, drehte und wand er sich und weinte, wobei er wild mit seinen dünnen Ärmchen fuchtelte, als würde das Trinken ihm Bauchschmerzen bereiten. Fortan verbrachte ich so manchen Nachmittag im Wartezimmer des Kinderarztes. Irgendetwas stimmte nicht mit Dov, ich wusste es, und Dr. Fleiss ebenso. Aber woran es lag oder was man tun sollte, wusste niemand.

Als Dov vier Monate alt war, stillte ich ihn noch immer, aber ich konnte ihn fast nie dazu bringen, länger als ein paar Minuten am Stück zu trinken. Ich versuchte es mit der Flasche, aber er lehnte sie ab. Sein Gewicht stagnierte nahezu und seine Bauchschmerzen schienen sich täglich zu verschlimmern. Doch eines Tages trank er zu meiner Überraschung eine ganze Flasche Sojamilch auf einmal aus. Im nächsten Moment wurde seine Haut grau, er spuckte die Milch in hohem Bogen wieder aus und verlor das Bewusstsein. Das geschah an einem Wochenende, und Jon war glücklicherweise zu Hause. Auf der Fahrt ins Krankenhaus hielt ich den schlaffen kleinen Körper in meinen Armen und war mir nicht sicher, ob Dov noch atmete. Ich war nie zuvor im *Children's Hospital of Los Angeles* gewesen und ahnte nicht, welch vertrauter Ort es für uns noch werden sollte.

»Was haben Sie ihm gegeben?«, brüllte uns ein Assistenzarzt entgegen, als wir Dov in die Notaufnahme trugen. Die Zellzählung ergab eine Unmenge von weißen Blutkörperchen. Dov machte eine lebensbedrohliche Reaktion auf irgendetwas durch. *Aber worauf nur?* Sein winziger Körper wurde an unzähligen Schläuchen und Kabeln angeschlossen und von einer gewaltigen Leuchte von oben her angestrahlt. Aber niemand wusste, was ihm fehlte, und niemand konnte herausfinden, was mit ihm passiert war. Damals nicht und heute nicht. Nach einiger Zeit kam Dov wieder zu Bewusstsein und wurde in ein anderes Zimmer gebracht. Die folgenden drei Tage blieben wir im Krankenhaus. Dass diese Vorkommnisse irgendetwas mit einer Entwicklungsstörung zu tun haben könnten, kam uns nicht in den Sinn.

Das Wenige, was ich über Autismus wusste, als Dov noch ein

Baby war, stammte von einem Foto, das ich Jahre zuvor auf der Titelseite einer Zeitschrift gesehen hatte. Es zeigte einen Jungen, der sich den ganzen Tag in einer Ecke hin und her wiegte, einen Jungen, der sich vollständig in sich selbst zurückgezogen hatte. Diesen Zustand nannte man Autismus und die Ursache wurde von den Ärzten damals fälschlicherweise in einem Versagen der Eltern gesehen – eine Meinung, die tragischerweise länger als fünfzig Jahre vorherrschte. Die Wirkung war verheerend: Die Eltern waren am Boden zerstört und von so etwas wie Selbsthilfegruppen oder Interessenverbänden oder wissenschaftlicher Forschung war man noch weit entfernt.

Jon machte sich schon lange vor mir Sorgen über Dovs Entwicklung und ich war wütend auf ihn, weil er sich so schreckliche Sachen ausdachte und dann auch noch in Worte fasste. Warum musste er immer so negativ sein?

Gut, Jon war zum ersten Mal Vater. Aber er sollte endlich aufhören, so besorgt zu sein. Hatten wir nicht schon tausend Mal gehört, dass jedes Kind anders ist? Wir mussten Dov die Möglichkeit geben, er selbst zu sein, und ihn nicht immer mit anderen Kindern vergleichen. Wir mussten endlich aufhören, uns so viele Sorgen zu machen.

Doch nachts, wenn Jon schlief, durchforstete ich die Babybücher auf der Suche nach Erklärungen für alles, was Dov tat oder eben gerade nicht tat und was auch mir allmählich Angst machte. Aber ich konnte keine Beschreibung der Verhaltensweisen finden, die auf Dov zutrafen. Das konnte bedeuten, dass es sich nur um unwichtige, banale Sorgen handelte, typisch für hysterische Eltern – Sorgen, die es nicht wert waren, in Dr. Spocks und Barry Brazeltons Standardwerken zur Säuglings- und Kleinkinderentwicklung erwähnt zu werden. Es konnte aber auch bedeuten, dass es sich um seltene Symptome von ernsten, schweren Erkrankungen handelte, die zu schrecklich waren, um in diesen Büchern aufgeführt zu werden. Nein, sagte ich zu mir selbst und klappte das letzte Buch zu, auf solche Gedankengänge lasse ich mich gar nicht erst ein.

Als dann aber meine Schwester Sarah, die schon seit unserer Kindheit von Helen Keller und Annie Sullivan fasziniert gewesen war, mir vorschlug, wir sollten Dovs Hörvermögen überprüfen lassen, war ich alarmiert. Andererseits wusste ich auch, dass Sarah manchmal überreagierte und Probleme dramatisierte.

Außerdem war Dov nicht taub. Manche Geräusche schienen ihm sogar große Angst einzujagen, zum Beispiel der Staubsauger oder der Mixer. Aber letzthin war da doch etwas Eigenartiges in seiner Art zu hören. Es schien sich verändert zu haben. Laute Geräusche wie das Scheppern von Topfdeckeln erschreckten ihn offenbar überhaupt nicht mehr und manchmal schien er es auch nicht zu hören, wenn er bei seinem Namen gerufen wurde.

Zum ersten Mal seit langem freute ich mich geradezu auf den Besuch bei Dr. Fleiss aus Anlass der Vorsorgeuntersuchung mit zwölf Monaten. Inzwischen hatten sich die meisten von Dovs anfänglichen Gesundheitsproblemen gelegt und er machte mir einen stabilen Eindruck.

Mit einem optimistischen Gefühl betrat ich den Bungalow im Bauhausstil mit den bunt gestrichenen Fenstern und dem Wartezimmer voller Cordsofas mit stillenden Müttern. In Dr. Fleiss' Praxis herrschte eine freundliche Sechzigerjahre-Atmosphäre. Wenn man dort war, bekam man das Gefühl, alles würde gut, wenn man nur brav seine Vitamine aß und die Kinder Muttermilch bekamen. Zu gern hörte ich Dr. Fleiss' beruhigende Stimme, wenn er mit seinen kleinen Patienten sprach: »Ich bin dein Doktor und ich werde dafür sorgen, dass es dir bald wieder besser geht.«

In dem kleinen Behandlungszimmer setzte ich Dov auf dem Boden ab und sah zu, wie er herumwackelte und dabei hohe Töne ausstieß, die sich an niemand Bestimmtes richteten. Er trug an jenem Tag blaukarierte Shorts und hatte einen Topfschnitt. Seine blonden Haare wippten auf und ab, während er jedes einzelne Objekt in dem winzigen Raum inspizierte. Während ich dasaß und auf Dr. Fleiss wartete, rief ich mir noch einmal alle Punkte ins Gedächtnis, die mir Sorgen machten oder nach denen ich mich in Jons Auftrag erkundigen sollte.

Dov hatte in letzter Zeit angefangen, immer wieder den Kopf hin und her zu werfen. Und uns war aufgefallen, dass seine Wangen rot wurden. Er verbrachte Stunden damit, die Schranktüren in der Küche zu öffnen und zu schließen. Auch war es schwieriger geworden, seine Aufmerksamkeit zu erregen. Und er schien merkwürdig auf Geräusche zu reagieren. Ich ging die Liste in Gedanken immer wieder durch, um auch ja nichts zu vergessen, wenn ich vor Dr. Fleiss saß.

Schließlich kam der Doktor herein. Wir waren schon zu ihm gegangen, als Billy noch klein war. Seinen zotteligen Haarschnitt und die Drahtbrille hatte Dr. Fleiss wahrscheinlich schon im College getragen. Wir unterhielten uns ein paar Minuten, während er Dov beobachtete und sich Notizen machte.

»Jon macht sich Sorgen um Dov«, fing ich an. »Ich hoffe, Sie können ihn beruhigen, dass alles in Ordnung ist.« Fleiss schrieb weiter, betrachtete Dov über den Rand seiner Brille hinweg und machte noch mehr Notizen. Mir gefiel nicht, dass er so viel notierte. Und dass er so lange brauchte, um mir zu antworten.

Dr. Fleiss ließ sich auf alle viere auf den Boden hinunter und versuchte mit Dov zu sprechen. Aber Dov schien Dr. Fleiss gar nicht wahrzunehmen. Er lief weiter von einem Spielzeug zum anderen, brabbelte dabei vor sich hin und stieß dazwischen schrille hohe Töne aus. Dr. Fleiss kroch hinter Dov her und versuchte, ihn auf sich aufmerksam zu machen. Er rief seinen Namen, hielt ihm einen Ball hin, er kitzelte ihn sogar. Konnte Dov den Doktor nicht wenigstens ansehen oder sich zumindest umdrehen, wenn er ihn bei seinem Namen rief?

Dr. Fleiss stand auf. »Ich denke, Sie sollten zu einem Spezialisten gehen«, erklärte er.

»Was denn für einen Spezialisten?«, platzte ich schockiert heraus.

»Einen Entwicklungspsychologen.«

»Aber warum denn? Was stimmt denn nicht mit Dov?«

Dr. Fleiss dachte einen Moment nach. »Es könnte sein, dass er eine Art Persönlichkeitsstörung hat.«

»Was soll das heißen?«, fragte ich angsterfüllt.

Dr. Fleiss sah aus dem Fenster. Er schien seine Worte sorgsam abzuwägen. »Das kommt manchmal vor. Die Art, wie er herumrennt, diese Laute von sich gibt, sich nicht auf Menschen einlässt.«

»Aber tun das nicht alle Einjährigen?«, fragte ich trotzig und wusste im selben Moment, dass es nicht so war.

Aufgewühlt verließ ich das kleine Haus, das einst meine Zuflucht gewesen war, in der Hand einen Zettel mit der Telefonnummer eines Spezialisten.

Es war Freitagmorgen am Memorial-Day-Wochenende. Vier Tage lang waren alle Büros geschlossen und alle Fachärzte, Spezialisten und sonstige hoch bezahlte Wundertäter würden unerreichbar sein. Aber dies war ein Notfall.

Ich wusste, dass ich eigentlich Jon anrufen sollte. Aber ich brachte es nicht über mich. Ich würde warten, bis er von der Arbeit kam, ihm noch ein paar kostbare Stunden der Ahnungslosigkeit lassen. Etwas erleichtert atmete ich auf. Mir blieben noch ein paar Stunden, bis ich irgendjemandem von Dr. Fleiss' schrecklichem Urteilsspruch berichten musste – eine Galgenfrist, bevor die Wirkung dieser Worte sich ausbreiten würde, um schließlich, wie ich bereits ahnte, unser ganzes Leben zu bestimmen.

Die Angst überwältigte mich. Ich musste unbedingt mit jemandem reden. Meine Schwester Lenore, die Kinderpsychiaterin, würde wissen, was zu tun war. Lenore hörte schweigend zu, als ich ihr erzählte, was Fleiss gesagt hatte. Ich wollte, dass sie mir widersprach, dass sie auf Dr. Fleiss schimpfte und erklärte, er solle bei seinem Leisten bleiben, er sei ja verrückt. Aber sie hörte nur aufmerksam zu. Schließlich sagte Lenore, sie kenne mehrere Spezialisten an der *University of California* in Los Angeles und würde versuchen, so bald wie möglich einen Termin für uns zu arrangieren.

Ich sah an mir herunter und merkte, dass ich immer noch den Zettel umklammerte, den Dr. Fleiss mir gegeben hatte. Dieses unheilvolle Stück Papier mit all den damit verbundenen Schrecken hatte bereits seinen Schatten auf unser Leben und Dovs Zukunft geworfen. Wie hatte der Arzt es mir nur so unbekümmert in die Hand drücken können, ohne an die Folgen, den Schmerz und das Leid zu denken, die es verursachen würde? In diesem Moment hasste ich Dr. Fleiss.

Ich strich das Papier glatt und wählte die Nummer von Dr. Arthur Rosenberg, dem Entwicklungspsychologen.

Seine Sekretärin sagte, wir hätten Glück und könnten noch an diesem Wochenende einen Telefontermin bekommen. Ich fühlte mich alles andere als vom Glück begünstigt. Der Anruf sollte am folgenden Tag, einem Samstagnachmittag, stattfinden.

Am Abend brachte ich Jon die Neuigkeiten bei. Wir redeten und redeten, weil wir viel zu große Angst vor dem Schweigen hatten. Wir machten uns Sorgen, wir erörterten das Für und Wider. Mal waren wir uns einig und dann wieder ganz unterschiedlicher Meinung, wir verfielen in Panik und beruhigten uns wieder, wir stritten und versöhnten uns, wir taten und sagten alles, was uns nur in den Sinn kam, und als uns schließlich nichts mehr einfiel, saßen wir bloß noch still da und betrachteten unser Kind, das in der rührenden Ahnungslosigkeit der Einjährigen schlummerte.

Am nächsten Nachmittag riefen wir Dr. Rosenberg an. Eine neutrale Stimme meldete sich. Sofort hatte ich ein Klischee vor Augen – Tweedjacke, braunes Haar, um die fünfzig –, dabei wollte ich es so genau gar nicht wissen. Wir bedankten uns bei Dr. Rosenberg, dass er Zeit für uns hatte und legten sofort los mit allem, worüber wir während der ganzen langen Nacht endlos diskutiert hatten, und zählten jeden Punkt auf, der uns an Dov ängstigte. Jon und ich sprachen gleichzeitig, fielen uns gegenseitig ins Wort, beendeten die Sätze des anderen. Während wir in atemlosem Eifer jeden einzelnen Sorgenpunkt schilderten und gleich eine passende Erklärung dazu lieferten, hofften wir die ganze Zeit, dass wir uns nur lächerlich machten. Schließlich hatten wir alles vorgebracht, was man einem Arzt in einem einzigen Telefongespräch erzählen kann, und es gab nichts mehr zu sagen.

»Es hört sich nach Autismus an«, sagte Dr. Rosenberg schließlich.

»Und was können wir tun?«, platzte Jon fassungslos heraus.

Dr. Rosenberg räusperte sich und erwiderte langsam, bedächtig und ohne eine persönliche Regung zu zeigen – so, als ob er ein schmerzstillendes Mittel verschriebe, was es vielleicht auch sein sollte: »Nehmen Sie sich einfach in die Arme und weinen Sie. Versuchen Sie, mit Ihrem Leben weiterzumachen wie bisher.«

Uns in die Arme nehmen? Wir waren nicht einmal im selben Zimmer, verdammt noch mal! Hatte er denn nicht gemerkt, dass wir an zwei verschiedenen Apparaten sprachen? Doch auch ohne Jon zu sehen, wusste ich bereits, dass er weinte. Und ich war sicher, er wusste, dass auch ich weinte, obwohl unsere Tränen still waren. Ich war froh, dass wir uns nicht sehen konnten, weil alles so furchtbar traurig war. Mit anzusehen, wie der andere aus der Fassung geriet, würde es nur noch schwerer machen. Und wir würden stark sein müssen, stärker als jemals zuvor, das wussten wir beide.

Später an jenem Abend hielten wir uns tatsächlich so fest im Arm, wie es nur ging, und blieben lange Zeit eng umschlungen stehen. Aber was auch kommen mochte, den Rat dieses Arztes würden wir nicht befolgen. Weinen würden wir vielleicht, denn es war sehr schwer, es nicht zu tun. Aber keinesfalls würden wir einfach so weiterleben, als sei nichts geschehen.

Als Erstes suchten wir Dr. Shelly auf, eine elegante, freundliche Dame mit weißem Haar, die uns ein Analytiker aus unserem Bekanntenkreis empfohlen hatte. Sie war Entwicklungspsychologin und empfahl uns eine Spieltherapie. Jon nahm sich zwei Mal in der Woche den Nachmittag frei und wir fuhren quer durch die Stadt nach Pacific Palisades, um Dov zu seiner Therapie zu bringen. Dr. Shelly hatte ein Zimmer voller Spielsachen, die dazu dienten, Kinder zu heilen: Teegeschirr für So-tun-als-ob-Spiele, die Dov nicht spielte, Püppchen für das Sozialverhalten, das sich bei ihm nicht entwickelte. Sie meinte, wir sollten uns vorläufig noch nicht an die *UCLA* wenden, um eine Diagnose stellen zu lassen. Vielleicht würde sich Dovs Zustand ja noch verbessern. Das hörten wir natürlich gern, es klang hoffnungsvoll und beruhigend. Doch die Zeit verging und Dovs Zustand verschlechterte sich zunehmend. Er drehte sich nicht mehr um, wenn wir seinen Namen sagten, und wenn sein Vater abends nach Hause kam, rannte er ihm nicht entgegen, sondern starrte die winzigen Staubkörnchen an, die in dem durch die offene Tür fallenden Licht tanzten.

Wir konsultierten einen auf Entwicklungsneurologie spezialisierten Kinderarzt, einen Kinderpsychiater, einen Kinderneurologen, einen Stoffwechselgenetiker, einen Chiropraktiker und einen Naturheilkundler. Dovs Blut wurde untersucht und man erstellte ein EEG.

Aber keiner wusste, was zu tun war, und keiner war sich so sicher wie Dr. Rosenberg bei jenem ersten Telefonat, dass Dov Autist war.

Während aus Wochen Monate wurden, schien es, als würden wir in einen grauen Zeittunnel hineingesogen, in dem wir auf eine Erklärung warteten, die unserem unerträglichen Zustand des Nicht-Wissens ein Ende machen würde. Hilflos lauerten wir auf die klärenden Worte, durch die entweder die Angst aus unserem Leben genommen oder unsere Welt endgültig zusammenbrechen würde. Die Zeit verging nicht kontinuierlich, sondern es war diese qualvolle, verlangsamte Art von Zeit, die man erlebt, wenn panische Angst und endloses Warten Hand in Hand gehen.

Tag für Tag stand Jon auf, ging aus dem Haus und versuchte seine Arbeit zu erledigen. Und Tag für Tag kümmerte ich mich um Dov, spielte mit ihm, versuchte seine Aufmerksamkeit zu wecken, stets in der Hoffnung, dass sich sein Zustand doch noch besserte. Immer wenn das Telefon klingelte, bekam ich

Angst, da ich außerstande war, irgendjemandem zu erklären, was mit uns passiert war. Doch das Leben ging irgendwie weiter, und ohne dass ich es wusste, war ich bereits schwanger mit unserer Tochter Miriam.

Dov war achtzehn Monate alt, als wir ihn schließlich zur Kontrolluntersuchung in die *UCLA* brachten. Es war dunkel und heiß in dem winzigen Raum, in dem ich hinter der Scheibe eines Einwegspiegels stand und zusah, wie Dov untersucht wurde. Jon war bei ihm, er saß auf einem kleinen Kinderstuhl und hielt Dov fest, während die Ärzte Tests an ihm unternahmen. Nach über zwei Stunden beobachtete ich, dass man Dov aus dem Zimmer lassen wollte, sie waren fertig. Jon stand auf und nahm Dov auf den Arm, und einen Augenblick starrte er in den Spiegel, hinter dem er mich vermutete.

»Autismus«, sagte der Arzt schließlich.

»Autismus?«, wiederholte ich. Ich hätte die Mediziner am liebsten angeschrien: »Das ist unmöglich. Einstein hat erst mit fünf gesprochen. Genau wie Thomas Edison. Und beide waren Genies. Die meisten Jungen lernen erst relativ spät sprechen, das sagt doch jeder. Dovs Großvater ist ein glänzender Anwalt – der stoische Typ, der ständig Aktennotizen liest oder im Kopf Schriftsätze entwirft, nicht gerade gesellig. Es könnte doch ein Charakterzug sein, der in der Familie liegt. Nichts Besonderes also.« Aber ich sagte nichts.

»Was sollen wir jetzt tun?«, brach Jon das Schweigen.

»Es gibt Sonderschulen«, erwiderte der Arzt.

»Und was können wir außerdem noch machen?«, fragte Jon beharrlich weiter. »Eine bestimmte Ernährung, Vitamine, Therapien?«

»Wir raten den Eltern im Allgemeinen nicht dazu«, sagte der Arzt. »Wir wollen keine falschen Hoffnungen wecken.«

Draußen auf dem hellen Krankenhausflur brach ich zusammen und weinte an Jons Schulter, während Dov unentwegt den langen Korridor auf und ab rannte, hohe schrille Töne ausstieß und dabei nicht müde wurde. »Wenn er Krebs hätte, wüssten wir wenigstens, was wir tun müssten«, schluchzte ich.

Am Tag nach unserem Besuch in der *UCLA*-Klinik trug ich Dov zum letzten Mal zum Treffen der *Cheerful Helpers*-Gruppe. Es handelte sich um eine Mutter-Kind-Gruppe, in der es auch einige wenige »auffällige« Kleinkinder gab, die von Spezialisten sorgfältig auf Anzeichen von Entwicklungsverzögerungen hin beobachtet wurden. Ich war seit etwa sechs Monaten mit Dov dort hingegangen, aber jetzt erst konnte ich mir eingestehen, dass er sich nicht wie die anderen Kinder verhielt. Weder spielte er zweckgerichtet mit Spielsachen, noch zeigte er mit dem Finger auf Dinge, noch lief er zu mir, wenn er Hilfe brauchte. Er gab viele verschiedene Laute von sich, aber er sagte niemals »Mama« oder sonst etwas, das einem Wort ähnelte. Ich wusste damals nicht, dass es klassische Symptome für Autismus sind, wenn ein Kind nicht auf Gegenstände deutet oder eingeschränkt gestikuliert.

Ich hoffte, die Gruppe hätte vergessen, dass Dov am Vortag seinen Untersuchungstermin gehabt hatte. Endlich war die Stunde vorbei und alle begannen aufzuräumen. Ich saß gerade auf dem Rand einer dieser großen Pflanzkübel aus Beton und zog den Reißverschluss von Dovs himmelblauem Anorak hoch, als die Leiterin des Programms, die fröhlichste aller fröhlichen Helferinnen, die mit dem pinkfarbenen Lippenstift und dem Psychologiestudium und den drei normalen Kindern, fragte: »Und wie ist es gelaufen?«

Instinktiv nahm ich Dov auf den Arm. »Sie haben gesagt…«, fing ich an. Ich wollte nicht, dass diese Frau sah, wie ich die Fassung verlor. Aber wie sollte ich es sagen, ohne zusammenzubrechen? »Sie haben gesagt, er hat etwas. Er hat eine tiefgreifende Entwicklungsstörung.« Die fröhliche Helferin blickte mich traurig an und schwieg.

»Es ist nicht Autismus«, sagte ich schnell und bereute es im selben Moment, aber ich konnte nicht damit aufhören: »Es ist… ja, also, das haben heute viele Kinder.«

Die fröhliche Helferin verzog den Mund zu einem schiefen Lächeln – oder war es ein sorgenvoller Ausdruck? Ihre perfekt gezupften Augenbrauen zogen sich leicht über der Nasenwurzel zusammen und ihre vielsagende Miene sagte: *Oh, das tut mir leid – Ach, wie traurig – Es ist ein Jammer.*

»Man hat uns gesagt, dass es Therapien gibt und spezielle Schulen«, fügte ich noch hinzu. Aber ich konnte nicht mehr. Ich hatte angefangen zu weinen und ich hasste es, wenn jemand mich weinen sah. Besonders jetzt, mit Dov auf dem Arm. Inzwischen wussten bestimmt alle, wie die gestrige Untersuchung ausgefallen war, allein schon durch den Anblick, den ich bot. Ich sah in die Gesichter, die sich bereits um mich herum versammelt hatten, dann blickte ich in den blauen Himmel und auf die Krankenhaushochhäuser und die stillen Wolken, und dann rannte ich fort.

Nach der Diagnose machte ich das, was ich immer mache, wenn ich ein Problem habe – ich versank in Büchern. Ich habe sehr viel Vertrauen zu Büchern jeglicher Art. Öffentliche Büchereien und Buchhandlungen waren die Zufluchtsorte meiner Kindheit, meine Kirchen und Kathedralen. Denn dorthin, so hatte meine Mutter mich gelehrt, konntest du dich in deinen schwärzesten Momenten wenden. Dabei hatte sie auf die Pyramiden der Selbsthilfe-Taschenbücher gewiesen, deren Titel wöchentlich wechselten. Hier hatte meine Mutter, die mit 31 Jahren Witwe wurde und vier Kinder allein großziehen musste, stets Antworten auf fast alle Lebensfragen gefunden.

Beim Autismus allerdings lag die Sache anders, wie ich bald darauf feststellen sollte. Zum ersten Mal in meinem Leben konnte ich die ersehnte Lösung nicht in einem Buch finden.

»Autismus ist dann wohl, wenn man gar nichts machen kann, oder?«, fragte Billy mich einmal, als er vierzehn war, wobei seine Frage mehr wie eine Feststellung klang. Billy versuchte die verhängnisvolle Sache zu verstehen, die unser Haus und unser ganzes Leben auf den Kopf gestellt hatte; die Sache, die ihm den gesunden kleinen Bruder, so wie er ihn gekannt hatte, geraubt hatte. »Man weiß nicht genau, was es ist«, sagte ich unglücklich und wünschte mir, ich hätte ihm eine bessere Erklärung geben können.

In den ersten Jahren nach Dovs Diagnose an der *UCLA* platzte unsere Doppelhaushälfte aus allen Nähten, was sowohl auf weiteren Nachwuchs als auch auf Dovs Autismus zurückzuführen war. Billys Zimmer war vollgestopft mit Teenagerzeug wie Postern von Topmodels und Popstars, und das übrige Haus quoll über von Babysachen, Spielzeug und Büchern. Die Tische im Esszimmer und in der Küche sowie alle anderen ebenen Flächen im Haus waren mit Papierkram und Korrespondenz zugedeckt, die mit Autismus zu tun hatten. In Dovs Zimmer und im Flur stapelten sich therapeutische Spielsachen, spezielle Schaukeln und ein Minitrampolin. Den ganzen Tag gaben sich Therapeuten, Babysitter und Haushälterinnen die Klinke in die Hand. Als Dovs Diagnose feststand, war seine Schwester Miriam schon auf der Welt, drei Jahre später wurde Gabriel geboren. Billy zog aus, sobald er alt genug war, um in einem eigenen Apartment zu wohnen. Ich konnte es ihm nicht verdenken – unser Leben war ein einziger Ausnahmezustand und ein Ende war nicht in Sicht.

Als Dov acht war, kauften wir ein wunderschönes altes Haus, in dem wir immer noch wohnen. Vor unserem Einzug hatte es fünfzig Jahre lang als Nonnenkloster gedient. Deshalb hoffte ich heimlich, die vielen Gebete, die dort gesprochen worden waren, würden die Wunder, für die wir jetzt arbeiteten und beteten, beschleunigen. Unser Schlafzimmer ist mit Dovs Zimmer durch einen Wintergarten verbunden; die Wände sind in einem intensiv leuchtenden Farbton namens »Mango« gestrichen. Dort habe ich in den vergangenen Jahren einen Großteil meiner Zeit verbracht, inmitten von Büchern und wissenschaftlichen Zeitschriften, an meinem Computer, beim Durchforsten von Datenbanken und des Internets, immer auf der Suche nach den richtigen Molekülen, Genen und Gedanken; vor allem aber habe ich versucht, Wissenschaftler ausfindig zu machen, die den Autismus eines Tages verstehen werden. Aber trotz meiner jahrelangen Recherchen bin ich von einem überzeugt: Ohne Soma und Tito hätte ich Dov nie gefunden.

Ziemlich genau zu der Zeit, als Dov geboren wurde, muss

Soma in Indien mit ihrem Sohn von Arzt zu Arzt gezogen sein, um eine Diagnose zu bekommen. Und als ich später mit Dov von einem Spezialisten zum anderen zog, erzielte Soma vermutlich die ersten Erfolge bei ihren Bemühungen, mit Tito zu kommunizieren. Und wenn ich eine Mango an unserem Küchentisch aß, war Soma vielleicht gerade zu Besuch in ihrem Elternhaus und saß im Hof im Schatten der Mangobäume, und zwar *echter* Mangobäume, wie Soma betonte – Bäume der Sorte Alfanso, nicht Langra, die wir hier in den Staaten haben.

Und als ich genau diese Farbe für diese Wände aussuchte, stand Soma vielleicht mit ihrem Sohn Tito unter einem Mangobaum und wartete auf den Bus, einen Umschlag mit seinen Gedichten unter dem Arm. Und wahrscheinlich schrieb Tito das Gedicht »Verstümmelter Geist« kurz bevor wir uns kennenlernten.

Verstümmelter Geist atmet immer noch ein
Augenblick für Augenblick
Verstümmelter Geist atmet immer noch aus
Ereignis nach Ereignis.
Jedes Ereignis wird innen gezählt
Eins und zwei und drei
Während die Augenblicke unruhig vorüberziehen
Unter dem Mangobaum.

Aus dem Gedicht: »Verstümmelter Geist«
von Tito Mukhopadhyay

2. Hörst du den Sand?

Es gibt ein berühmtes Vexierbild, das zwei viktorianische Damen beim Tee zeigt. Wenn man jedoch einen gezielten Hinweis erhält, kann man darin einen riesigen bedrohlichen Totenkopf erkennen. Und das Erstaunlichste daran: Hat man erst einmal den verborgenen Schädel im Bild entdeckt, kann man nie wieder zu dem ersten Eindruck zurückwechseln, als man den Schädel noch nicht sah. Ganz ähnlich ging es uns nach Dovs Diagnose mit 21 Monaten: Der Autismus drang in jedes einzelne Foto ein, das wir von Dov aufgenommen hatten.

Wie die meisten jungen Eltern fotografierten wir sehr viel. Und wie bei den meisten Amateurfotografen gab es bessere und schlechtere Bilder. Doch so, wie das Wort Autismus in unseren Wortschatz und unser Leben eingedrungen war, so schlich sich ein sich schnell verbreitendes Virus durch unsere Fotoalben und zerstörte auch noch die letzten Reste des Glücks, die versucht hatten, sich in diese Seiten zu flüchten. Der Autismus beraubte Dov nicht nur seiner Zukunft, sondern drängte sich auch in seine Vergangenheit und nahm ihr auch die letzten schönen Erinnerungen. Entzückende Augenblicke, die die Kamera eingefangen hatte, wurden zu Symptomen und Zeichen; die letzten uns verbliebenen Fragmente des Glücks verwandelten sich in Trauer.

Es lässt sich nicht sagen, welcher Anblick schwerer auszuhalten ist: ein Foto von Dov, bevor er autistisch wurde, oder eines aus der Zeit danach.

Die »Vorher«-Fotos stecken voller nicht entdeckter Hinweise, verpasster Gelegenheiten, versäumter Erkenntnisse, blinder Glücksmomente und dunkler Vorboten eines furchtbaren Verlusts. »Sieh doch nur, wie er lacht – direkt in die Kamera!« Wo ist das Lachen geblieben? Wieso haben wir nichts gemerkt? Hätten wir etwas tun können? Wenn man die Vorher-Bilder betrachtet, ist man sicher, man hätte ihn retten können – wenn man nur gewusst hätte, wie.

Auf den »Nachher«-Fotos sieht Dov anormal und gestört, verloren und traurig aus.

Es gibt wirklich kein einziges Bild, bei dem ich nicht am liebsten weinen möchte.

Kurz nachdem wir Soma und Tito kennengelernt hatten, zeigte mir Soma ihre Fotoalben. Es waren drei, mit abgegriffenen, trüb gewordenen Plastikhüllen, die die kostbaren, schon etwas ausgeblichenen Fotos schützten. Soma erzählte mir, dass Tito diese Alben liebte. Manchmal durchblätterte er sie hundert Mal am Tag und manchmal nahm er sie nachts mit ins Bett. Als ich Tito kennenlernte, war er dreizehn und wollte nicht, dass die Alben das Haus verließen.

Die Fotos waren in chronologischer Reihenfolge eingeordnet. Sie erzählten eine Geschichte. Das erste Album enthielt Bilder von einer hübschen jungen Frau mit langem schwarzem Zopf, die einen leuchtend blauen Sari trägt. Umringt von weiblichen Verwandten hält sie ein kleines Baby auf dem Arm und strahlt vor Mutterstolz. Tito war ein entzückendes Baby, mit großen dunklen Augen, dunklen Locken und runden Wangen.

Im zweiten Album sah man viele Fotos von einer Geburtstagsfeier: Mutter und Vater stehen glücklich mit dem einjährigen Sohn in einer mit Girlanden geschmückten Tür. Es folgten weitere Fotos von Tito, bis er etwa zwei war, und dann war plötzlich Schluss, als wäre die Kamera verloren oder kaputt gegangen. Nach Titos zweitem Geburtstag gab es nur noch vereinzelt und in größeren Zeitabständen Bilder von ihm. Ein Zweijähriger, der einen Kalender anstarrt. Ein Vierjähriger beim Puzzeln. Die Gestalt auf den Bildern wurde immer kleiner und die Hintergründe größer, so dass sich der Junge auf den Fotos im Laufe der Zeit immer weiter zu entfernen schien.

Von dem fünfjährigen Tito gab es nur ein einziges, sehr verblichenes Foto, das ihn auf einem Stuhl sitzend mit einem Buch im Schoß zeigte. Der Eindruck wäre nicht so befremdlich gewesen, wenn es nicht das einzige Foto aus diesem Jahr gewesen wäre, so als ob es etwas ganz Besonderes wäre, mit einem Buch dazusitzen. Danach folgten nur noch wenige Fotos von Tito, alle aus so großer Entfernung aufgenommen, dass man keine Details erkennen konnte.

Im dritten Album zeigten die meisten Fotos drei weit entfernte kleine Gestalten, die vor einem nationalen Heiligtum oder einem historischen Denkmal standen. Einen Mann mit einem dunklen, ausdruckslosen Gesicht, in traditioneller indischer Tracht, einem weißen Nehruhemd und weiten Hosen. Eine Frau, klein und zurückhaltend, immer in einem farbigen Seidensari, mit einem scheuen Lächeln, die auch bei bedecktem Himmel blinzelnd zu Boden schaut. Und einen Jungen in kurzen Hosen, der an den Schultern festgehalten wird; einen sehr sanft wirkenden, hübschen Jungen, doch mit einem angespannten Gesichtsausdruck, der mit jedem Jahr verstörter wird, bis er als Zehnjähriger mit den Augen eines Wahnsinnigen in die Kamera blickt.

Zwölf Jahre zuvor hatten Soma und ihr Mann R. G. Mukhopadhyay im Nordosten Indiens gelebt, wo R. G. als Ingenieur in einem Atomkraftwerk arbeitete. Er hatte eine der begehrten Beamtenstellen inne. Soma hatte bereits ihr Studium der anorganischen Chemie mit einem Magistergrad abgeschlossen. Die Ehe war von Somas Eltern arrangiert worden, die den künftigen Gatten ihrer Tochter mit Hilfe eines Astrologen ausgesucht hatten. Soma hegte deswegen keinerlei Groll, obwohl ihr jüngerer Bruder sich seine Frau selbst aussuchen durfte. Soma fand, dass sie und R. G. gut zueinander passten, und sie glaubte an Astrologie.

Sie erzählte mir, dass sie eigentlich Ärztin werden sollte. Jedenfalls wenn es nach dem Willen ihres Vaters gegangen wäre. Doch ihr großes Mitgefühl und ihre Sensibilität für das Leid anderer hätten diesen Beruf unerträglich für sie gemacht. Die anorganische Chemie gefiel ihr sehr viel besser, und als Tito geboren wurde, steckte sie gerade mitten in der Prüfung für das höhere Lehramt.

Soma und R. G. führten ein zufriedenes, aber durchaus nicht ungewöhnliches Leben. Doch Tito war kein gewöhnliches Kind, nicht einmal als Säugling. Als er vier Monate alt war, glaubte Soma zu bemerken, dass er sich jedes Mal, wenn sie bei einem vertrauten Lied ein falsches Wort benutzte, vor Unbehagen steif machte und krümmte. Konnte er tatsächlich die von ihr gesungenen Wörter so gut verstehen, dass er merkte, wenn sie ein Wort durch ein falsches ersetzte? Sie versuchte es zur Abwechslung mit einem anderen Wort und später mit einer anderen Stelle des Lieds. Jedes Mal reagierte Tito auf dieselbe Weise. Soma war entzückt. Doch sie behielt ihre Beobachtung für sich und freute sich insgeheim: Bestimmt war ihr Sohn ein Genie!

Im Jahr 1995, als Dov drei war, fuhren wir zum letzten Mal an den Strand von New Jersey. Wir breiteten Badetücher aus, stellten Strandstühle und Sonnenschirme auf und genossen unsere kalten Getränke. Miriam war 18 Monate alt und plapperte munter vor sich hin. Ich sah ihr beim Spielen zu, sie trug einen kleinen rotweiß gepunkteten Badeanzug und eine Schleife im Haar. Wie normal sie aussah, wenn sie so tat, als ob sie aus einer kleinen Spielzeugtasse trank, oder Sand in ihren Eimer schaufelte oder aufgeregt auf eine Möwe deutete und sich nach mir umdrehte, um zu sehen, ob ich auch aufpasste. Gott sei Dank zeigte sie alle Merkmale einer normalen Entwicklung.

Dov konnte immer noch nicht sprechen, obwohl er jetzt drei war; er zeigte nicht einmal mit dem Finger auf etwas. Ich konnte keinen Blickkontakt mit ihm aufnehmen. Er wollte nichts anderes tun, als die glatten Kiesel betasten oder immer wieder auf die Oberfläche einer Wasserlache klatschen oder mit den Händen durch den Sand fahren. Für ihn war alles eine einzige riesige Sinnesempfindung. Er drehte das Spielzeugauto um, das ihm sein Großvater gegeben hatte, und blickte gebannt auf die Räder, die er zum Drehen gebracht hatte. Aber ich wusste inzwischen, dass man dieses Verhalten als »Stereotypien« bezeichnet, ein Wort, das man für die seltsamen, ständig wiederholten Verhaltensweisen autistischer Kinder benutzt. Von den für Dreijährige typischen Spielen schien er nichts zu verstehen.

Ich weiß nicht mehr, was für ein Haus wir gemietet hatten. Das Einzige, woran ich mich noch erinnern kann, ist der kilometerlange feuchte Sandstrand, der sich links und rechts von uns erstreckte, und dass Dov in diesen zehn Tagen immer wieder sein Ohr an den Sand legte und horchte.

Zu jener Zeit stritten Jon und ich über alles und jedes. Warum hatte Dov noch nicht angefangen zu sprechen, obwohl andere autistische Kinder es taten? Schickten wir ihn zum richtigen Sprachtherapeuten? Nahmen seine Stereotypien zu? War der Kindergarten totale Zeitverschwendung? Wusste die Babysitterin genug über seine Therapien? Wir stritten auch über Dovs Ernährung, seine Vitamine, seine Medikamente, über die Frage, welchen Arzt wir aufsuchen oder welchem Experten wir glauben sollten. Warum machten andere autistische Kinder Fortschritte und Dov nicht? Unternahmen wir nicht genug? Taten wir nicht alles, was unserem Wissen nach hilfreich war? Alles nur Erdenkliche? Was machten wir bloß falsch?

Während ich mich dazu zwang, einen gewissen minimalen Fortschritt zu entdecken, sah Jon nur, dass die Kluft zwischen Dovs Autismus und der Wahrscheinlichkeit einer normalen Entwicklung immer größer wurde. Wenn Dov gelernt hatte, einen Bauklotz auf einen anderen zu stapeln, wollte Jon wissen, warum er noch kein Puzzle legen konnte. Wenn Dov gelernt hatte, den Laut »Ba« auszusprechen, warum sagte er dann nicht auch »Hi, Dad«? Wir waren uns nur in einem einig, nämlich dass ihm die glutenfreie Ernährung tatsächlich zu helfen schien; er hatte aufgehört, sich zu beißen und zu sabbern, und er schlief besser.

Ich hatte mir angewöhnt, Dov im Auto vorzusingen und mit ihm zu reden, während wir kreuz und quer durch die Stadt zu seinen verschiedenen Therapien fuhren. Ich erzählte ihm Geschichten und Witze, Rätsel und deren Lösungen, Tatsachen und Erfundenes, alles, was mir nur einfiel. Ich hatte keine Ahnung, ob er ein einziges Wort von all dem begriff, aber schließlich bestand doch immerhin die Möglichkeit, dass es so war – oder? »Kann auch sein, dass er Sie *nicht* versteht«, sagte seine Sprachtherapeutin eines Tages zu mir, was so viel heißen sollte wie, ich könne mir künftig die Mühe sparen, ihm auf den langen Autofahrten etwas vorzusingen oder zu erzählen.

Allmählich sah es so aus, als sei Dov *schwer* autistisch. Wenn er bis jetzt nicht zu sprechen angefangen habe, meinte die Sprachtherapeutin, dann sei es unwahrscheinlich, dass er je sprechen werde. »Mir sind noch nicht viele derart schwere Fälle begegnet«, bemerkte eine andere Therapeutin. Meine Hände wurden eiskalt, ich fing an zu zittern.

Eines Tages sagte die Beschäftigungstherapeutin, nachdem sie Dov eine Stunde lang auf einer Schaukel gedreht und ihm Plastikringe gereicht hatte, dass sie nichts mehr für ihn tun könne. Er reagiere einfach nicht auf die Therapie und es gebe keinen Grund, damit fortzufahren. »Schauen Sie«, sagte sie, wie um sich zu rechtfertigen und ihre großen Augen quollen dabei unter dem gewellten schwarzen Pony hervor: »Ich mach das jetzt seit einem Jahr mit ihm und es ist keinerlei Fortschritt zu erkennen. Schließlich stehen noch eine Menge anderer Kinder auf meiner Warteliste.«

Für mich gibt es fast nichts Traurigeres, als bei einem Dreijährigen die Hoffnung aufzugeben. Wenn Dov keine Fortschritte machte, war das nicht seine Schuld. Er war erst drei und litt an Autismus. Und es war ihre Aufgabe, seine Entwicklung zu fördern, oder etwa nicht?

Aber noch waren wir nicht am Ende unserer Möglichkeiten – es gab etwas, das wir noch nicht versucht hatten: *Applied Behavior Analysis* oder kurz *ABA* – eine Therapie, die auf einem behavioristisch geprägten verhaltensanalytischen Ansatz beruht.[1] Wir hatten gelesen, dass diese planmäßige Verhaltensmodifikation, sofern sie vierzig Stunden in der Woche angewendet wurde, in manchen Fällen sogar dazu geführt hatte, dass Kinder wieder normale Schulen besuchten, dass sie also letztendlich aus ihrer diagnostischen Kategorie »heraustherapiert« werden konnten. Allerdings war dies genau die Therapie, vor der uns gleich zu Anfang die Spieltherapeutin gewarnt hatte: Damit würden autistische Kinder zu kleinen Robotern gemacht, die keine Möglichkeit mehr hätten, sich zu authentischen Menschen zu entwickeln und ihr Potenzial zu entfalten. Außerdem hatten wir gehört, dass man in den 1960er Jahren in der Verhaltensforschung und sogar in Verhaltenstherapien mit negativer Verstärkung gearbeitet hatte, um autistische Kinder zu behandeln. Allerdings würde dies bereits seit vielen Jahren nicht mehr praktiziert.

Ivar Lovaas war der Erste, der die *ABA*-Therapie bei der Behandlung von Autismus anwendete, was ihn in den Augen vieler Eltern zu einem Genie und zu einem Helden machte. Anfang der 1960er Jahre, als man Eltern noch riet, ihr autistisches Kind für den Rest seines Lebens in eine Anstalt zu stecken, und als Wissenschaftler und Ärzte noch mit Entschiedenheit behaupteten, dass die Ursache des Autismus im negativen Verhalten der Eltern zu suchen sei, beschäftigte sich der Psychologiestudent Ivar Lovaas mit der Verhaltenstheorie nach Skinner.

Bei der Beobachtung autistischer Patienten in staatlichen Heimen kam Lovaas auf die Idee, dass man die Verhaltenstheorie auch auf Autisten anwenden könnte, um ihr Verhalten zu ändern. Damit vertrat er als Erster die Ansicht, dass Autisten möglicherweise lernfähig seien. Im Laufe der nächsten zehn Jahre entwickelte Lovaas ein verhaltensorientiertes Interventionsprogramm für Autisten, das auf Skinners behavioristischem Paradigma beruhte. Zum ersten Mal wurde nachgewiesen, dass das Verhalten von Autisten verändert werden konnte.

Die gute Nachricht für uns war, dass Ivar Lovaas Professor an der *UCLA* war.

Ich ließ meine sämtlichen Beziehungen spielen, um an Ivar Lovaas heranzukommen. Als ich ihn das erste Mal kontaktierte, betonte ich, dass ich alle seine wissenschaftlichen Veröffentlichungen gelesen hatte, mit Ausnahme der ganz frühen, die ich nicht ausfindig machen konnte. Zu dem Zeitpunkt, als wir uns schließlich zum Mittagessen in einem Restaurant in der Nähe der *UCLA* trafen, war Dov fast vier Jahre alt. Lovaas, ein großer, dünner, kantiger Norweger, behauptete, dass 47 Prozent der Kinder, die nach seiner Methode behandelt worden waren, vom Autismus geheilt seien. Ich wusste, dass diese Behauptung sehr kontrovers diskutiert wurde, aber ich wollte ihm unbedingt glauben. Tatsache war, dass die *Applied Behavior Analysis* als einzige Therapie für Autismus überhaupt wissenschaftlich untersucht worden war.

Während wir unseren Salat aßen, fragte ich Lovaas, wie er zur Autismus-Forschung gekommen war. Seine hellblauen Augen leuchteten auf und er fing an, die Situation von Autisten in den 1960er Jahren zu beschreiben. »Man sperrte sie in psychiatrische Anstalten. Sie schlugen mit dem Kopf gegen die Wand, bis ihnen das Blut übers Gesicht lief. Niemand glaubte, dass man ihnen helfen könnte. Diese Patienten waren am schlimmsten von allen dran.« Ich konnte keinen Bissen mehr herunterkriegen, aber ich war entschlossen, das Gespräch fortzusetzen. Am Ende unseres gemeinsamen Mittagessens hatte Lovaas sich bereit erklärt, an einem zu Hause durchzuführenden Programm für eine Verhaltensmodifikation bei Dov mitzuwirken. Beim Abschied überreichte er mir einen Umschlag – es seien seine ersten wissenschaftlichen Abhandlungen, sagte er, diejenigen, die Sie nicht finden konnten. Ich fühlte mich geehrt.

Als ich an diesem Abend ins Bett ging, setzte ich meine Lesebrille auf und machte mich gespannt an die Lektüre von Lovaas frühesten Veröffentlichungen. Doch was ich zu lesen bekam, ließ mir das Blut in den Adern gefrieren und durchdrang jede Faser meines Wesens mit einem überwältigenden Gefühl von Ungläubigkeit, Trauer und Verzweiflung.

Der Titel des Aufsatzes lautete *»Building Social Behavior in Autistic Children by Use of Electric Shock«* (»Der Aufbau von Sozialverhalten bei autistischen Kindern durch die Anwendung von Elektroschocks«). Beschrieben wurde ein Forschungsprojekt, das man im Jahr 1965 durchgeführt hatte; zwei fünfjährige autistische Zwillingsbrüder wurden zur Universität von Kalifornien in Los Angeles gebracht, um an diesem vom *National Institute of Health* finanzierten Experiment teilzunehmen. Als ich anfing zu verstehen, was ich da Schreckliches las, hatte ich bereits zu viel gelesen:

> *In der vorliegenden Studie erfolgte die Schmerzinduktion mittels eines unter elektrischer Spannung stehenden Gitterrosts, auf dem die Kinder standen. Ein elektrischer Schlag wurde unmittelbar nach dem Auftreten pathologischer Verhaltensweisen verabreicht. Der Strom wurde abgestellt oder gar nicht erst angeschaltet, wenn die Kinder zu den anwesenden Erwachsenen gingen.*

Wie konnte man Kindern so etwas antun? Und wie konnten die Eltern ihre Einwilligung dazu geben? Dann stand da noch, fast wie ein nachträglicher Einfall, dass die Kinder, auch wenn sie ein vollständiges Training absolviert hatten (was heißen sollte, dass sie verstanden hatten, was von ihnen erwartet wurde, und was passierte, wenn sie es nicht taten), dennoch gelegentlich ohne ersichtlichen Grund wieder anfingen, flatternde Bewegungen mit den Händen zu machen, obwohl sie wussten, dass sie dann mit einem Elektroschock an ihren nackten Füßen bestraft wurden.

Das war ungewöhnlich. Ich konnte mich an kein Tierexperiment erinnern, bei dem das Konditionieren durch Angst mittels Elektroschocks nicht dazu geführt hatte, dass sich das Verhalten in vorhersehbarer Weise veränderte. Die einzige Ausnahme war ein Test an einer kokainabhängigen Ratte. Wirkte das Händewedeln der Kinder derart selbstverstärkend, dass es die konditionierte Angstreaktion aufhob – so wie die Kokainsucht die Angstreaktion im Tierversuch? Oder hatten diese kleinen Kinder einfach so große Angst davor, noch einen Schlag zu bekommen, dass ihr Drang, diese innere Anspannung aufzulösen, ihr

Drang, mit den Händen zu wedeln, sie überwältigte und jeden anderen Gedanken ausschaltete?

Plötzlich hatte ich einen Einfall, den ich gleich niederschrieb: War das Wedeln mit den Händen vielleicht das einzige Mittel, das die Kinder kannten, um ihr Nervensystem zu regulieren – und war dieses Verhalten vielleicht so absolut notwendig für sie, dass es alle anderen Verhaltensweisen blockierte? War das vielleicht das Entscheidende beim Autismus?

Die moderne *ABA*-Therapie war selbstverständlich ganz anders. Zur Beeinflussung des Verhaltens wurde ausschließlich positive Verstärkung angewendet, zum Beispiel Süßigkeiten und Umarmungen. In den folgenden Jahren wurde Dov mit einer *ABA*-Therapie von zehn bis dreißig Stunden in der Woche behandelt. Dutzende von gut gelaunten jungen Therapeuten, die an hiesigen Universitäten Psychologie studierten, arbeiteten Hunderte von Stunden mit ihm. Unser Haus war den ganzen Tag von Leuten bevölkert, die wir kaum kannten und die uns regelmäßig im Schlafanzug sahen, manchmal sogar in Unterwäsche; sie sahen uns ungekämmt, streitend, weinend und krank. Aber das war uns egal, solange Dov möglicherweise Fortschritte machte. Vielleicht war er ja ein »*responder*« – jemand, der auf die Therapie ansprach.

Nach Überzeugung von Lovaas ist das Erlernen eines Nachahmungsverhaltens der deutlichste Hinweis auf eine gute Prognose bei autistischen Kindern. Seine Theorie wurde später durch Studien bestätigt, die eine verringerte Aktivität der Spiegelneuronen bei autistischen Probanden ergaben (Spiegelneuronen sind Nervenzellen, die bei der Nachahmung eine Rolle spielen)[2]. Nach Lovaas muss das Verhalten in seine kleinstmöglichen Bestandteile aufgespalten werden, damit Autisten lernen können, es nachzuahmen. Und so saß dann eine Therapeutin mit Dov an dem kleinen Tisch in seinem Zimmer und holte zwei identische Bauklötze hervor. »Tu dies!«, sagte sie mit lauter, ausdrucksloser Stimme und demonstrierte dabei einen Handlungsablauf, zum Beispiel legte sie ein Klötzchen neben ein anderes. Dann führte sie die gewünschte Handlungsweise modellhaft vor, indem sie ihre Hand auf die von Dov legte und die Bewegung gemeinsam mit ihm vollzog. Anschließend wiederholte sie das Ganze, was dazu führen sollte, dass Dov ihre Handlung schließlich nachahmen würde. Dahinter stand der Gedanke, dass ein autistisches Kind, das auf diesem elementaren Niveau lernt, ein Verhalten zu imitieren, später imstande sein wird, komplexere Verhaltensweisen darauf aufzubauen.

Letztendlich führte auch die *ABA*-Therapie nicht zum Erfolg bei Dov oder zumindest nicht zu dem großen Durchbruch, den wir uns erhofft hatten. Damit will ich nicht sagen, dass andere autistische Kinder nicht von dem Verfahren profitieren können, denn in vielen Fällen hat sich die Methode nachweislich als erfolgreich erwiesen. Nur bei Dov hat sie einfach keine nennenswerten Fortschritte bewirkt.

Jon und ich standen kurz vor dem Burnout. Die wenige Zeit, die ich damals nicht damit beschäftigt war, Dov kreuz und quer durch die Stadt zu seinen Therapiestunden zu fahren, verbrachte ich mit endlosen Anträgen und Telefonanrufen bei unserer Krankenversicherung, dem kalifornischen Früh-Interventionsprogramm und der Schulbehörde, weil ich darum kämpfen musste, jede Art von Unterstützung für Dov zu bekommen. Die Institutionen verfügten über eine unbegrenzte Kapazität für bürokratische Verzögerungen, und ich wusste, dass ich diese Schlacht nie gewinnen konnte, auch wenn wir noch so sehr im Recht waren. Aber selbst wenn wir es schafften, bestimmte Hilfsleistungen zu bekommen, gab es endlose Wartelisten für die Termine bei den besten Therapeuten, mit ein oder sogar zwei Jahren Wartezeit! Und alles verschlang Geld. Die Kosten der vielen Therapien trieben uns in den Bankrott. Wir waren abgekämpft und demoralisiert, bevor wir überhaupt etwas Nennenswertes erreicht hatten. Irgendetwas musste sich unbedingt ändern, denn so, wie es aussah, würde der Autismus nicht so bald geheilt sein, und das Einzige, was wir mit Sicherheit wussten, war, dass die Zeit uns davonlief. Der Begriff »Frühintervention« war nur ein anderes Wort für die Tatsache, dass sich

Dovs Zustand, wenn er sich nicht jetzt verbesserte, niemals verbessern würde.

Der Abend, an dem es geschah, begann wie jeder andere. Jon versuchte Zeitung zu lesen, bevor ihm die Augen zufielen, und ich saß am Fußende des Betts und legte Wäsche zusammen. Wir sprachen abends nicht mehr viel miteinander, weil wir beide wussten, dass wir sowieso nur noch an Autismus dachten, und wir wollten nicht auch noch vor dem Schlafengehen darüber reden.

»Wir müssen eine Organisation gründen, die die wissenschaftliche Forschung fördert«, verkündete Jon und blickte von seiner Zeitung auf, um meine Reaktion zu sehen. »Ich denke schon eine Weile darüber nach«, sagte er. »Wenn wir Dov helfen wollen, müssen wir genau das machen.«

Dieser Einfall war typisch für Jon; er dachte sich ständig irgendwelche Sachen aus, die andere Leute für völlig unmöglich halten würden. Das war eine der Eigenschaften, die ich an ihm liebte.

»Wir müssen den Staat dazu bringen, Geld in die Autismus-Forschung zu stecken«, fuhr er fort, als wüsste ich, wovon er spreche. Natürlich gibt es Geld vom Staat für die Erforschung von Krankheiten, dachte ich. Selbstverständlich arbeitet man schon am Thema Autismus – oder etwa nicht? Doch, bestimmt. Aber Jon war in letzter Zeit oft um fünf Uhr morgens aufgestanden, um mit Leuten von den *National Institutes of Health* in Washington zu telefonieren. Es gab nämlich keine eindeutigen Angaben darüber, wie viel der Staat für die Autismus-Forschung ausgab, und die einzige Möglichkeit, wie Jon zu einer Schätzung kommen konnte, bestand darin, irgendwelche Buchhalter ans Telefon zu bekommen und Zeile für Zeile die Budgets der verschiedenen Institute durchzugehen. Es gab vier Institute, die angeblich die Autismus-Forschung finanzierten, und er hatte deren Zahlen zusammengerechnet. Folglich entfielen auf den Autismus jährlich etwa fünf Millionen Dollar Forschungsgelder. »Damit du dir eine Vorstellung machen kannst, nenne ich dir zum Vergleich den Jahresetat für Alzheimer: 60 Millionen, Brustkrebs: 600 Millionen, Aids: 900 Millionen!«

»Aber sie müssen doch am Autismus forschen«, sagte ich schockiert.

»Es gibt kein ›sie‹«, sagte Jon und stieß jedes Wort mit dem gleichen Maß an sorgfältig verteiltem Zorn hervor.

Eine ganze Weile saßen wir schweigend da, während ich diese Information immer noch zu verarbeiten versuchte. So hatte ich Jon noch nie erlebt. Er war von einem brennenden, leidenschaftlichen Zorn erfüllt, als sei in seiner Seele ein uraltes rabbinisches Feuer entzündet worden. Ich fühlte, dass etwas Schicksalhaftes mit uns geschah. Es lag in der Luft, es war geradezu mit Händen greifbar.

Wir sollten mit unserem Leben weitermachen, hatten die Ärzte uns immer wieder gesagt – und jetzt konnten wir es endlich. Denn jetzt wussten wir, was zu tun war. Es war das Jahr 1995; wir gründeten die Forschungsstiftung *Cure Autism Now (CAN)* (»Heilt Autismus jetzt«) und verschrieben uns von diesem Moment an der Aufgabe, nach Behandlungsmethoden und Heilverfahren für den Autismus zu suchen.

Auf diese Weise hielten Jon und ich an unserem Traum fest, an der Hoffnung auf ein besseres Leben für Dov – oder vielleicht auch einfach an der dickköpfigen Überzeugung, dass es irgendwann möglich sein würde, Dov sogar zu heilen. Bestimmt kam es vielen Leuten absurd vor, dass wir so hartnäckig auf dieser Möglichkeit bestanden. Man warf uns auch vor, dass wir mit der Wahl des Slogans »Heilt Autismus jetzt« falsche Hoffnungen bei den Eltern autistischer Kinder weckten. Wir waren verblüfft, welcher Widerstand uns aus dem Kreis der Fachleute und Experten entgegenschlug, doch noch mehr von der unerwartet bitteren Ablehnung durch Eltern, deren autistische Kinder bereits erwachsen waren. Sie waren schon zu oft enttäuscht worden; sie wollten die alten Wunden nicht wieder aufreißen oder den schmerzlichen Funken Hoffnung, der in ihren Herzen schließlich erloschen war, erneut entfachen. Falls es jemals eine Heilung geben sollte, würde es für ihre Kinder zu spät sein, und deshalb wollten sie nichts davon wissen und sich nie wieder Hoffnungen machen.

Wenn man Eltern sagt, sie sollten ihr Kind aufgeben, weil es ein aussichtsloser Fall sei, dann sollte man einen verdammt guten Grund dafür haben – am besten einen unumstößlichen Beweis dafür, dass dieser entsetzliche Rat auf unwiderlegbaren wissenschaftlichen Tatsachen beruht.

Ich musste sehr schnell feststellen, dass es so gut wie keine wissenschaftlichen Untersuchungen zum Autismus gab. Er war ein unbeschriebenes Blatt, und das zu einer Zeit, in der die Entdeckung neuer Behandlungs- und Heilmethoden für andere Krankheiten tagtäglich Schlagzeilen machte. Man wusste inzwischen mehr über das Gehirn, über Entwicklungsbiologie, Biochemie, Genetik und fast alle anderen Forschungsgebiete, als man sich noch zehn Jahre zuvor hätte träumen lassen. In der Geschichte der Naturwissenschaften und der Medizin hatte es noch nie so gute Voraussetzungen gegeben, um Ursachen und Behandlungsmöglichkeiten von Krankheiten zu entdecken. Für den Autismus galt das in besonderem Maße, weil er ein völlig unerschlossenes Forschungsgebiet war, das nur auf Entdeckungen wartete. Je mehr ich las und verstand, desto weniger konnte ich begreifen, warum man mir geraten hatte, die Hoffnung für mein autistisches Kind aufzugeben.

Wenn eine Interessengruppe eine Stiftung gründet, um die wissenschaftliche Forschung zu fördern, sieht das normalerweise so aus: Man wirbt Gelder ein, gibt sie weiter an eine höhere Instanz (die Wissenschaftler) und stellt keine Fragen. Für mich war das kein Modell, dem ich mein Leben unterordnen konnte.

Schließlich waren es eben diese Wissenschaftler gewesen, die uns erklärt hatten, Dov sei geistig zurückgeblieben und man könne auf keine Weise an ihn herankommen, weswegen wir ihn aufgeben sollten. Es schien uns nicht sehr erfolgversprechend, eine Gruppe von Experten zu unterstützen, deren wissenschaftliche Konzeptualisierung von Autismus sich mit dem Wort »unheilbar« zusammenfassen ließ.

* * *

Ich war mir also darüber im Klaren, dass ich mir selbst fundierte Kenntnisse von den Grenzen und Möglichkeiten der Wissenschaft im Hinblick auf den Autismus aneignen musste, wenn ich den Kampf aufnehmen wollte. Auf andere konnte ich mich nicht verlassen.

Jon und ich fühlten uns von Anfang an zu unterschiedlichen Aufgabenbereichen von *CAN* hingezogen; er nahm sich die Politik vor und ich verschrieb mich der Wissenschaft und Forschung – obwohl ich mich bis dahin nie damit beschäftigt hatte. Wir mussten nicht lange diskutieren, sondern arbeiteten Hand in Hand, weil wir beide dasselbe Ziel verfolgten: Dov zu helfen, gesund zu werden.

Weil wir die Regierung dazu bringen wollten, mehr Geld für die Autismus-Forschung auszugeben, musste Jon von nun an oft nach Washington fahren. Außer der Rolle des Ernährers, Vaters und Ehemanns übernahm er nun auch noch die Rolle eines Lobbyisten. Er verbrachte einen Großteil seiner Zeit im Gespräch mit Senatoren und Mitgliedern des Repräsentantenhauses, er lud ganze Busladungen von Eltern und autistischen Kindern in den Büros ihrer jeweiligen Abgeordneten ab und er brachte seine berühmten Freunde aus Hollywood dazu, vor dem Kongress über die Notwendigkeit der Autismus-Forschung zu sprechen. Jon nahm jetzt regelmäßig an politischen Veranstaltungen teil, deren Reinerlös wohltätigen Zwecken zukam, und war sogar auf dem Golfplatz anzutreffen. Abends rief er mich aus seinem Hotelzimmer an, wo er mit einer Mischung aus Nervosität und Begeisterung die Zeit absaß, bis er sich mit irgendwelchen Kongressabgeordneten traf, die er nie im Leben gewählt hätte.

Jon arbeitete mit Feuereifer daran, sich in Washington beim Senat und Repräsentantenhaus, bei den *Institutes of Health* und allen anderen maßgeblichen Stellen als notorische Nervensäge zu erweisen, als mahnende Stimme, die sich nicht zum Schweigen bringen ließ – und hatte einen Heidenspaß dabei. Der politische Druck an der Autismus-Front nahm entsprechend zu und schließlich gewannen Jon und *CAN* sogar die Unterstützung des Berufslobbyisten Craig Snyder, dem früheren Stabschef von Senator Arlen Specter. Im Jahr 2001 wurde der »Pediatric Health Act« verabschiedet, ein Gesetz, durch das neue Fördergelder in Millionenhöhe in die Autismus-Forschung flossen.

Meine erste Erfahrung als Mitbegründerin einer Forschungsstiftung war, dass sich mein winziges Ein-Zimmer-Büro, das zwei Blocks von unserem Zuhause entfernt lag, in die Hauptgeschäftsstelle von *Cure Autism Now* verwandelte.

Ich verbrachte mehr und mehr Zeit in den medizinischen Bibliotheken der Universitäten *UCLA* und *USC* (*University of Southern California*), wo ich die Regale durchforstete und Artikel aus wissenschaftlichen Zeitschriften kopierte. Ich sammelte Vierteldollarmünzen, als hinge mein Leben davon ab, denn die rumpelnden alten Münz-Kopierer stellten die einzige Möglichkeit dar, Wissen aus den Universitäten nach Hause zu tragen. Ich las alles, was vielleicht in irgendeiner Weise mit Autismus-Forschung zu tun hatte. Damals, 1995, gab es erst eine einzige Zeitschrift zu diesem Thema – leider hatten die Universitätsbibliotheken sie nicht abonniert.

Bald wurde mein ganzes Leben von der Lektüre wissenschaftlicher Aufsätze beherrscht. Bei ungefähr jedem zweiten Wort, das ich las, hatte ich nicht die leiseste Ahnung, was es bedeutete. Deshalb besuchte ich die Fachbuchhandlung der medizinischen Fakultät und kaufte Lehrbücher und Nachschlagewerke. Manchmal brauchte ich mehrere Tage oder sogar Wochen, um den Inhalt eines einzigen Forschungsberichts zu verstehen. Ich trug die kopierten Seiten mit mir herum, bis sie Eselsohren hatten, fast jeder Satz unterstrichen oder mit einem Textmarker hervorgehoben war und die Ränder mit meinen Fragen und Notizen übersät waren. Die Sache wurde allerdings zunehmend einfacher, je größer mein neuer Wortschatz wurde.

Aber trotz meiner Fortschritte wurde mir bald klar, dass ich noch einmal ganz von vorn anfangen musste. Ich konnte mir nicht länger erlauben, nicht zu wissen, was ein Molekül ist. Es gab keinen Zweifel, dass ich solche Sachen im Schlaf beherrschen musste, wenn ich überhaupt eine Chance haben wollte, den Ursachen des Autismus auf die Spur zu kommen.

Aber ich hatte keine Zeit, noch einmal ein Hochschulstudium zu absolvieren. Schließlich wurde die Zeit für Dov immer knapper. Wenn die Wissenschaft ihm jemals helfen sollte, musste es auf dem Gebiet der Autismus-Forschung schnell vorangehen.

Leider war ich mein Leben lang eine absolute Niete in Mathe und Naturwissenschaften gewesen und hatte nur in Kunst geglänzt. Ganz im Gegensatz zu meiner Schwester Lenore, die in diesen Fächern hervorragende Noten gehabt hatte. Tatsächlich war sie inzwischen Ärztin, Kinderpsychiaterin, um genau zu sein. Und dann kam mir der rettende Gedanke: Lenore hatte mit Sicherheit alles, was ich jetzt wissen musste, während ihres Studiums gelernt und war zum Glück erst vor kurzem nach Los Angeles gezogen. Ich heckte meinen Plan aus und musste lächeln.

Ich unterdrückte alle alten Überreste von Geschwisterrivalität und überredete Lenore, sich jeden Sonntag mit mir zu Kaffee und Donuts zu treffen, um mich in die Grundlagen der Naturwissenschaften einzuführen, also in das ganze Zeug, das ich im Biologieunterricht gelernt hätte, wenn ich die Highschool nicht vorzeitig verlassen hätte, um die *Swinging Sixties* auszukosten. Es dauerte einige Wochen, in denen ich nicht nur Zimtröllchen und Latte macchiato ausgesetzt war, sondern auch Molekülen, Atomen, Elektronen und Neutronen und schließlich Neuronen und Synapsen. Endlich verfügte ich über eine Art von hierarchischem Verständnis der Systeme, die unsere physische Welt ausmachen. Doch ich erlernte diese Systeme ohne Kontext. Ich kannte immer noch nicht den Unterschied zwischen einem Verdauungsenzym und einem katalytischen Enzym, ebenso wenig wie die feinen Unterschiede zwischen Signalmodifikationssystemen wie Prenylierung, Ubiquitinylierung, Glykolysierung oder Phosphorylierung. Ebenso wenig verstand ich, auf welchen Ebenen diese Systeme interagierten. Ich wusste nicht, was ich von einem Polymorphismus im Zusammenhang mit einem Gen oder Chromosom halten sollte. Doch diese Unzulänglichkeiten sah ich mir nach. Immerhin war es noch nicht so lange her, dass die einzige mir bekannte Art von Eiweiß-Faltung beim Schlagen von Eiweiß zu Baisers stattfand. Und ein naturwissenschaftliches Fach hatte ich zuletzt in der siebten Klasse belegt.

Um auf ein höheres Niveau zu gelangen, suchte ich mir einen Nachhilfelehrer in Molekularbiologie. Er hieß Tony, hatte schon einen Doktortitel erworben und studierte weiter an der *UCLA*. Wir trafen uns einmal in der Woche abends, in einem vollgestopften kleinen Seminarraum, wo er Diagramme auf die Tafeln zeichnete und mir geduldig Molekulargenetik und sekundäre Botenstoffe erklärte. Diese Nachhilfestunden waren der Höhepunkt meiner Woche, denn jeder neue Verständniszuwachs war ein Triumph und bestärkte mich in dem Glauben an meine eigenen Fähigkeiten und Möglichkeiten im Umgang mit dem Problem Autismus. Dies war meine Version einer Selbsthilfegruppe. Solange ich etwas unternahm, das mit Autismus zu tun hatte, konnte ich weiterleben.

Es ist kaum zu glauben, dass vor noch gar nicht so langer Zeit grüne Buchstaben auf schwarzen Computerbildschirmen leuchteten und es Stunden dauerte, um mit antiquierten Programmen wie *Gopher* oder *Fetch-it* einen einzigen wissenschaftlichen Aufsatz herunterzuladen. In meiner Informationsgier heuerte ich einen jugendlichen Hacker namens Karl an und machte mir mit seiner unschätzbaren Hilfe nach und nach ein Bild vom Stand der Autismus-Forschung. Wenn es einen Gott gab und wenn Wunder geschehen konnten, dann erlebte ich eines: Nicht einmal ein Jahr nach meinem ersten Ausflug in die Autismus-Forschung tauchte *Netscape* auf und beendete mein Leben als Hackerin. Kurz darauf stellte die *National Library of Medicine* »*Pubmed*« ins Netz, eine für den Nutzer unentgeltliche Datenbank mit freier Suchfunktion, die jedermann offen stand.

Sie enthielt alle wichtigen wissenschaftlichen Zeitschriften in elektronischer Version.[3]

Mit Hilfe der *Pubmed*-Datenbank machte ich schon bald meine erste Entdeckung: Es gab eine kleine Anzahl von genetischen Studien aus den 1970er und 80er Jahren, die in verschiedenen Laboren in verschiedenen Teilen des Landes und an unterschiedlichen Patientengruppen durchgeführt worden waren und die, wenn man sie im Gesamten betrachtete, etwas Erstaunliches ergaben. Diese Studien zeigten nämlich, dass Autismus bei eineiigen Zwillingen in der Mehrzahl der Fälle bei beiden Geschwistern auftrat. Das bedeutete, dass die Gene beim Autismus eine wie auch immer geartete Rolle spielten. Dies war der erste stichhaltige Anhaltspunkt, den ich fand. Unter der Schirmherrschaft von *CAN* arrangierten wir ein Treffen einer kleinen Gruppe von Wissenschaftlern und fragten sie, was wir tun könnten, um das Tempo der Autismus-Forschung zu beschleunigen. »Verwalten Sie die Daten selbst«, hieß es. »*CAN* sollte eine Genbank gründen«, lautete ein weiterer Ratschlag. »Nur dann können Sie sicher sein, dass die Forschung Zugang zu den Daten hat.«

Damals gab es nur eine Hand voll Wissenschaftler, die sich mit den genetischen Aspekten des Autismus befassten. Jeder von ihnen hatte seine eigene Sammlung von Blutproben aus »multiplexen« Familien (d.h. Familien mit mehr als einem autistischen Mitglied). Die einzelnen Sammlungen waren nur klein, und keiner der Forscher stellte seine Proben auch anderen zur Verfügung. Infolgedessen hatte auch keiner eine genügend große Stichprobe zur Verfügung, um eine aussagekräftige Studie durchzuführen. Doch wie wir zu unserer Bestürzung feststellen mussten, hatten diese Wissenschaftler es auch keineswegs eilig, auf diesem Gebiet zu forschen. Sie hatten keine Kinder, die autistisch waren! Sie konnten in Ruhe abwarten, bis sie genügend Familien für ein Forschungsprojekt beisammen hatten, in Ruhe abwarten, bis sie ihre bahnbrechende Entdeckung machten, in Ruhe abwarten, bis sie ihre Lebensstellung an der Uni oder den Nobelpreis bekamen. Wir jedoch konnten ruhigen Gewissens nicht einen einzigen Tag warten. Und daher nahmen wir, mit Zittern und Zagen, ein enormes Projekt in Angriff und gründeten die *Autism Genetic Resource Exchange* (*AGRE*), die Autismus-Genbank von *CAN*.[4]

Kurz darauf reisten Jon und ich nach Washington zum *National Institute of Mental Health*, um an der ersten Tagung zum Thema »Genetik des Autismus« teilzunehmen. Wenn es stichhaltige Beweise dafür gab, dass Autismus von genetischen Faktoren beeinflusst wurde, warum war die Forschung noch nicht weiter? Diese Frage stellten wir dieser eher defensiv auftretenden Gruppe. Das Problem sei, so hieß es als Antwort, dass es nicht genügend multiplexe Familien gebe. Man verfüge über zu wenige DNA-Stichproben, um zu statistisch relevanten Ergebnissen bei einer Studie zu gelangen. Jede der auf dieser Tagung vertretenen Gruppen schien nur eine erstaunlich kleine Sammlung von DNA-Proben zu besitzen, und anscheinend hatte es Jahre gedauert, bis man sie zusammenbekommen hatte.

An diesem Punkt der Diskussion stand Jon auf und gab stolz bekannt, dass *CAN* eine frei zugängliche Genbank zur Erforschung des Autismus gründen werde. Wir würden multiplexe Familien ausfindig machen, ihre DNA mitsamt hochwertigen klinischen Daten an einer zentralen Stelle zusammenbringen und alles der gesamten Wissenschaft zur Verfügung stellen. Doch statt der von uns erwarteten zustimmenden Reaktion auf unsere Ankündigung stießen wir auf eine Mauer des Schweigens. Schließlich platzte ein Wissenschaftler wütend heraus: »Wollen Sie damit sagen, dass Sie die Proben einfach so aus der Hand geben wollen?« Und ein anderer entrüsteter Forscher rief vorwurfsvoll: »Wollen Sie etwa zulassen, dass irgendein Pharmahersteller einfach die Proben mitnimmt und die Gene bestimmt?« Ich blickte Jon an und sah, wie sich ein eigenartiger Ausdruck auf seinem Gesicht ausbreitete – eine ausgewogene Mischung aus Unglauben und Wut. »Hören Sie mir gut zu«, drohte ein anderer Wissenschaftler, »wenn Sie die Proben jedem x-Beliebigen zur Verfügung stellen wollen, dann ziehen wir uns aus diesem Forschungsgebiet zurück.«

Ich war gespannt, was Jon darauf entgegnen würde. Was

hatte er vor? Er zog ein Foto aus seiner Brieftasche. Eines von Dov, natürlich. Er gab Dovs Foto dem pikierten Wissenschaftler neben ihm und sagte, er solle es weitergeben. Während das Foto um den Tisch wanderte, fing Jon an zu sprechen.

»Hier haben wir sechs Leute wie Sie«, sagte er ganz ruhig, »aber da draußen warten fünfhunderttausend wie er. Was sollen wir Ihrer Meinung nach tun?«

Wie sich später herausstellte, gab es keine 500 000 Autisten in den Vereinigten Staaten. Es waren eineinhalb Millionen! Und als *CAN* sein zehnjähriges Bestehen feierte, wurde bei einem von 166 Kindern die Diagnose Autismus gestellt.[5]

Nicht lange nach der Gründung von *CAN*, als die Genbank *Autism Genetic Resource Exchange* noch im Aufbau war, hörte ich von einer Konferenz der *Society for Neuroscience*, der weltweit größten Zusammenkunft dieser Art. Einmal im Jahr trafen sich Neurowissenschaftler aus der ganzen Welt – es war zweifellos die größte Ansammlung von Gehirnzellen, die jemals an einem Ort zusammenkam. Ich bin mir noch nie so schick vorgekommen wie damals bei meiner Ankunft in einer Stadt, die von 30 000 zerstreuten Professoren überschwemmt war. Dass ich einen schwarzen Ledermantel trug, reichte aus, um Aufmerksamkeit zu erregen und als glamourös eingestuft zu werden. Dass ich im sechsten Monat mit Gabriel schwanger war, tat dem offenbar keinen Abbruch.

Es war das Jahr 1996, das erste Jahr, in dem wir einen Stand für *Cure Autism Now* beim Treffen der *Society for Neuroscience* aufbauten und uns aufführten wie die Jahrmarktsschreier. Wir, das waren eine Reihe von verzweifelten Eltern, die unsere Forschungsstipendien feilboten und versuchten, Wissenschaftler auf unser Feld zu locken, mit Hilfe von handgemalten Schildern mit der Aufschrift: *Free Money* – Geld gratis! Wir waren damals noch so viel jünger, hatten weniger graue Haare und mehr unverbrauchte Energie und unsere Kinder waren noch so klein, dass man sie tragen konnte. Heute kommt es mir so vor, als sei das hundert Jahre her …

Im Laufe der Zeit ergab sich für mich bei *CAN* die Rolle der Talentsucherin für die Autismus-Forschung. Ich rekrutierte Spitzenforscher aus angrenzenden Gebieten, graste Labor nach Labor ab, überall in den USA und auf der ganzen Welt. Ich hatte gelernt, ihre Sprache zu sprechen, und zusätzlich konnte ich ihnen aus erster Hand berichten, wie es ist, einen Sohn wie Dov zu haben.

Im Jahr 1999, als Dov sieben war, liefen bei *CAN* schon mehr Anträge auf Forschungsstipendien ein, als wir finanzieren konnten; die Anzahl hatte sich in der kurzen Zeit vervierfacht und es beteiligten sich viele hochkarätige Wissenschaftler. *CAN* stand inzwischen an der Spitze der nichtstaatlichen finanziellen Förderungsangebote in der Autismus-Forschung. Die *Autism Genetic Resource Exchange* von *CAN* war mittlerweile die größte Autismus-Genbank der Welt und ermöglichte es Hunderten von Wissenschaftlern, auf diesem Gebiet zu forschen. Und auch wenn es aus unserer Sicht nur schrecklich langsam voranging, äußerten Wissenschaftler und Politiker uns gegenüber, dass sie noch auf keinem anderen Forschungsgebiet ein derart schnelles Wachstum erlebt hätten.

Doch trotz der großartigen Leistungen von *CAN* und der Tatsache, dass ich in naturwissenschaftlichen Fragen inzwischen einigermaßen versiert war, sah ich mich plötzlich mit einem Phänomen konfrontiert, auf das ich mir überhaupt keinen Reim machen konnte: Tito Mukhopadhyay.

Das von Tito verfasste Buch, von dem mir Francesca Happé erzählt hatte, war zunächst nicht aufzutreiben. »*Beyond the Silence: My Life, the World and Autism*« (dt. »*Der Tag, an dem ich meine Stimme fand. Ein autistischer Junge erzählt*«) war von der *National Autistic Society of the United Kingdom* im Selbstverlag veröffentlicht worden. Deren Leiter Richard Mills war von Tito derart begeistert gewesen, dass er Titos Buch selber lektorierte und eine kleine Auflage finanzierte.

Doch einige Wochen später erhielt ich mit der Post einen

handschriftlich adressierten Umschlag mit einem schmalen Taschenbuch. Vom Deckblatt starrte mich ein hübscher Junge an. Ich begann sofort zu lesen.

Männer und Frauen wundern sich über alles, was ich tue. Meinen Eltern und denen, die mich lieb haben, ist mein Verhalten peinlich, und sie machen sich deswegen Sorgen. Die Ärzte verwenden unterschiedlichste Terminologien, um mich zu beschreiben. Ich staune bloß.

Konnte Tito das wirklich geschrieben haben? Ich blätterte zu der Anmerkung des Herausgebers:

Um die Authentizität von Titos Aufzeichnungen zu wahren, wurde nur wenig in den Text eingegriffen. Die Stimme der Stille hat Tito mit acht Jahren verfasst, und Jenseits des Schweigens *schrieb er als Elfjähriger.*

Ich kehrte zur ersten Seite von Titos Aufzeichnungen zurück und las weiter.

Die Gedanken sind zu groß, als dass meine Ausdrucksfähigkeit ihnen Gestalt geben könnte. Jede Bewegung, die ich mache, vermittelt, wie hilflos ich bin, wenn ich zeigen will, wie sehr ich mich im kontinuierlichen Strom der Ereignisse gefangen fühle. Die Ereignisse geschehen in solcher Weise, dass sie die Kontinuität von Ursache und Wirkung zeigen. Die Wirkung einer Ursache wird zur Ursache für eine weitere Wirkung. Und ich staune …

Es ist nicht allein Staunen, sondern auch ein Grund für meine Sorge. Ich denke über den kleinen Jungen nach, der sich auf eine bestimmte Weise ausdrückte, nicht durch Sprache, sondern durch frustrierte Wutausbrüche. Die Sprache war ihm zwar bekannt, aber sie hatte zu nichts Bezug.

Wie konnte jemand mit schwerem Autismus so schreiben? Es schien unmöglich zu sein. Entweder war Tito nicht wirklich autistisch oder Francesca Happé hatte in Bezug auf sein niedriges Entwicklungsniveau gewaltig untertrieben.

Wie als Antwort auf meine Frage erhielt ich eine Woche später noch ein Päckchen, diesmal mit einem Video. Es war der von der BBC gedrehte Dokumentarfilm über Titos Leben, der noch schwerer zu finden gewesen war als sein Buch.

Ich setzte mich und ließ das Video laufen.

Tito verhielt sich tatsächlich ziemlich ähnlich wie Dov. Die meiste Zeit verbrachte er mit eintönigen Wiederholungen: Er wedelte mit den Händen, schaukelte mit dem Oberkörper vor und zurück oder drehte blitzschnell einen Bleistift vor seinen Augen hin und her. Genau wie Dov versuchte Tito zu sprechen, doch man konnte seine Worte nicht verstehen. Aber damit endete die Ähnlichkeit auch schon, denn Tito konnte kommunizieren. Ich sah, wie er auf einer Tafel mit einem handgemalten Alphabet auf einzelne Buchstaben zeigte, die dann Wörter und Sätze ergaben, die seine Mutter laut vorlas. Und Tito konnte auch mit der Hand schreiben. Seine Schrift war sehr schlecht, aber sie ließ sich entziffern. Es bestand kein Zweifel, dass Tito mit den Buchstaben, die er so mühsam hinkrakelte, seine eigenen Wörter formte.

Wie hatte seine Mutter ihm das nur beigebracht?

Bis zu diesem Augenblick hatte es nicht den geringsten Beweis dafür gegeben, dass jemand mit einem so abnormen Verhalten wie dem von Dov möglicherweise über echte Intelligenz verfügte.

Der Dokumentarfilm zeigte weitere Szenen: Tito bei der Untersuchung durch die britischen Psychiater zur Erstellung der Diagnose. Tito, als er seinem Therapeuten mitteilt, er habe Angst, man könne ihn als »Irren« betrachten. Tito bei sich zu Hause, in einer winzigen Wohnung in Bangalore, wo er unter der strengen Aufsicht seiner Mutter Soma seinen täglichen Aufsatz verfasst. Tito mit schaukelnden Bewegungen unter dem Deckenventilator, wie hypnotisiert von den sich drehenden Flügeln …

Es war alles wahr, was mir Francesca von Tito berichtet hatte.

Das bedeutete, dass man mit Titos Hilfe einen absolut einmaligen Einblick in den Autismus gewinnen konnte. Aber wenn das so war, wie hatte es dann geschehen können, dass man ihn nach Indien zurückgeschickt hatte, ohne ihn umfassend zu untersuchen?

3. Der indische Poet

Kurz nachdem ich das BBC-Video angesehen hatte, erhielt ich eine E-Mail von der *National Autistic Society of the UK*, in der man mir mitteilte, dass Soma wieder mit ihnen Kontakt aufgenommen habe. Inzwischen hatten Tito und seine Mutter eine E-Mail-Adresse bei Yahoo und waren in den Internetcafés von Bangalore zu erreichen.

Ich schrieb umgehend eine E-Mail an Soma und war außer mir vor Freude, als sie mir antwortete. In diesen ersten kurzen, unbeholfenen E-Mails konnte ich kaum an mich halten vor Begeisterung, doch ich wollte Soma nicht mit meinem wilden Enthusiasmus erschrecken. Sie sollte nicht merken, dass ich glaubte, ihr Sohn könne sozusagen der Rosettastein für den Autismus sein. Jedenfalls nicht sofort.

Denn in Wirklichkeit wusste ich nicht, wie ich weiter verfahren sollte. Ich war über eine Goldmine gestolpert, einen verborgenen Schatz: jemanden, der fähig war, Auskunft über die innere Welt eines Menschen zu geben, der unter schwerem Autismus litt und kaum sprechen konnte.

Manchmal taucht eine Idee so plötzlich auf, dass man gar nicht mehr weiß, wie man auf sie gekommen ist. So muss es wohl auch gewesen sein, als ich in meiner nächsten E-Mail Tito, einen autistischen Jungen, der nicht sprechen konnte, unversehens als Hauptredner zu einer *CAN*-Tagung zum Thema *Innovative Technology for Autism* (ITA) (»Technische Innovationen für Autisten«) einlud, die im Herbst 2000 im Silicon Valley stattfinden sollte.

Ich hatte die *ITA*-Initiative bei *CAN* ein Jahr zuvor gestartet, weil ich glaubte, wenn man es heute mit Hilfe der Technik schaffte, dass ein Blinder sehen und ein Tauber hören konnte, dann könne man die Wissenschaftler auch vor die Aufgabe stellen, sich den scheinbar unlösbaren Problemen des Autismus zu widmen. Die betroffenen Kinder konnten weder stillsitzen noch sprechen, geschweige denn nur auf etwas zeigen – wie konnte man diesen Kindern beibringen, auf einer Schreibmaschinentastatur zu tippen? Ich wusste, dass mehr dazu gehörte als eine spezielle Hightech-Tastatur. Aber ich wusste auch, dass viele dieser Kinder sich auf unerklärliche Weise von Computern angezogen fühlten wie Motten vom Licht. Und manche autistischen Kinder lernten auf mysteriöse Weise schon als Kleinkinder Lesen und Schreiben, ohne je darin unterrichtet worden zu sein. Warum sollten wir nicht die ganze Supertechnologie, die für Dinge wie *Palm Pilots* und *Gameboys* entwickelt worden war, für das Leben von Menschen mit Autismus nutzbar machen?

Soma und Tito waren von der Einladung entzückt. Sie waren noch nie in den Vereinigten Staaten gewesen und hatten Indien auch nur das eine Mal verlassen, als Tito elf war und sie nach England gereist waren.

An dem für die *ITA*-Tagung anberaumten Tag flogen Jon und ich von Los Angeles nach Walnut Creek in Nordkalifornien. Ich hatte das Gefühl zu träumen oder ein Märchen zu erleben – es war alles einfach zu schön, um wahr zu sein. Endlich würde ich Tito und Soma persönlich kennenlernen. Aber Jon machte sich Sorgen. Was wäre, wenn Tito ausflippte und überhaupt nichts zustande bringen konnte? Er war der Hauptredner! Ich beruhigte ihn damit, dass ich ja noch das Video der BBC hatte. Wenn gar nichts klappte, würde ich es vorführen. Aber Jon ließ nicht locker: Aber was wäre, wenn Tito doch nicht »echt« war und das Ganze sich als Schwindel entpuppte? Was für ein Licht würde das auf *CAN* werfen?

Unser Taxi hielt vor dem *Oracle Building* und ich sprang sofort hinaus und überließ es Jon, den Fahrer zu bezahlen. Drinnen wurde ich von *CAN*-Mitarbeitern begrüßt, die mich auf den neuesten Stand bringen wollten. Aber ich konnte ihren

Ausführungen kaum folgen, weil ich mit den Augen die Lobby nach Soma und Tito absuchte. Sie waren noch nicht eingetroffen. Die Tagung war gut besucht, zum größten Teil von Therapeuten und betroffenen Eltern, aber es waren auch einige typische Vertreter der Silicon-Valley-Intelligenzia dabei sowie eine Hand voll Neurowissenschaftler von der *University of California* in San Francisco.

Schließlich waren es nur noch wenige Minuten, bis die Tagung anfangen sollte, und Soma und Tito waren immer noch nicht da. Ich ging in den Saal. Als Erstes würde ich den zweiten Redner vorstellen und weiter hoffen, dass Tito und Soma bald eintrafen. Mindestens 200 Leute saßen bereits auf ihren Plätzen. Würde Tito vielleicht ausflippen, mit den Armen flattern und weglaufen? Jetzt fing auch ich an, mir Sorgen zu machen. Verlangte ich zu viel von ihm? Würden die »Experten« unter den Zuschauern sich fragen, was um alles in der Welt ich mit Titos Beitrag beweisen wollte? Ich stieg auf das Podium, stellte mich neben das Rednerpult und sah in ein Meer erwartungsvoller Gesichter. Vielleicht hatte Jon doch Recht gehabt.

Plötzlich erblickte ich die beiden. Eine kleine indische Frau mit kurz geschnittenem dunklem Haar, die einen Sari und darüber einen Skipullover trug, eilte den Mittelgang hinunter und trieb ihren Sohn vor sich her. Tito sah größer und älter aus als auf dem Foto auf dem Buchumschlag; er war Soma inzwischen über den Kopf gewachsen. Während die beiden sich dem Podium näherten, wedelte Tito die ganze Zeit mit den Händen an seinem Gesicht herum.

Es wurde totenstill im Saal, als Soma Tito auf die Bühne manövrierte, wo er einen Augenblick stocksteif stehen blieb, als würde er von den Lichtern hypnotisiert. Soma stieß ihm den Ellbogen in die Seite, damit er sich hinsetzte, dann nahm sie neben ihm Platz und schenkte dem Publikum ein strahlendes Lächeln. Ich begrüßte die beiden als unsere Ehrengäste und beschrieb Tito als einen brillanten jungen Mann aus Indien, der nicht sprechen könne und schwer von Autismus betroffen sei, zugleich aber auch ein sprachgewandter Schriftsteller mit einem IQ von 185. Als ich wieder zu ihnen hinüber blickte, sah ich, dass Tito fast die Augen aus dem Kopf fielen, während er so heftig vor und zurück schaukelte, dass sein metallener Klappstuhl quietschte. Inzwischen hatte Soma eine Papptafel mit dem Alphabet beschriftet und reichte sie mir. Ich legte die Buchstabentafel unter den Lichtstrahl des Overheadprojektors, von wo sie auf die riesige Leinwand über unseren Köpfen übertragen wurde. Tito schielte inzwischen so stark, als hätte er etwas Fesselndes im Inneren seines Gehirns entdeckt. Sein Schaukeln und Händeflattern hatte sich dermaßen gesteigert, dass es aussah, als würde er im nächsten Augenblick abheben und davonfliegen. Soma jedoch schien das nicht weiter zu beachten, stattdessen blickte sie immer noch lächelnd ins Publikum. Es war mir unangenehm, Tito mit meiner ersten Frage zu stören, aber ich stellte sie dennoch: »Tito, gibt es etwas, was du unseren Zuhörern mitteilen möchtest?«

Tito setzte seine Schaukelbewegungen und sein Händeflattern ungerührt fort, als hätte er mich nicht gehört, und stierte weiter vor sich hin. Ich dachte bereits an den BBC-Dokumentarfilm, den ich in petto hatte, falls gar nichts mehr ging, denn es sah jetzt schon ganz danach aus.

»Mach schon!«, rief Soma plötzlich mit einer so schrillen, lauten Stimme, dass die Zuhörer zusammenfuhren und Tito tatsächlich aus seinem abwesenden Schaukeln und Flattern gerissen wurde. Er zeigte nacheinander auf einige Buchstaben auf der Alphabettafel und der Saal verfolgte schweigend seine Bewegungen auf der Leinwand. Kaum hatte er ein *»Hallo«* getippt, sprangen die Anwesenden auf und spendeten ihm donnernden Applaus. Mitzuerleben, dass jemand wie Tito überhaupt etwas mitteilte, war für uns, als entfalte sich vor unseren Augen ein Wunder à la Helen Keller.

Tito starrte ziellos in das Rampenlicht und fing an, blitzschnell einen Bleistift vor seinen Augen hin und her zu drehen, unterbrach sich dann aber kurz, um *»Es ist mir eine Ehre, hier zu sein«* auf der Tafel anzuzeigen.

Dem Publikum stand ein Mikrofon zur Verfügung. Eine

Mutter stand auf und stammelte: »Mein Sohn ist neunzehn. Ich habe immer gewusst, dass er da drin ist…« Sie kam ins Stocken, weil sie gegen ihre Tränen ankämpfte. »Was soll ich zu ihm sagen?«

»Was kannst du uns über unsere Kinder erzählen?«, fragte eine andere Mutter.

»Glaubt an eure Kinder«, buchstabierte Tito.

Ein Wissenschaftler fragte: »Was können wir Forscher für dich tun, Tito?« Ohne im Geringsten zu zögern, tippte Tito: *»Ich brauche eine künstliche Stimme.«* Und als jemand anders fragte: »Was erhoffst du dir von der Zukunft?«, antwortete er: *»Besorgt mir einen Verleger.«* Wie ich noch erfahren sollte, gab es für Tito nichts Wichtigeres auf der Welt als die Veröffentlichung seiner Gedichte.

In der nächsten halben Stunde wurde er mit Fragen überhäuft. Mit Ausnahme des Moments, als ihm sein geliebter Stift aus der Hand flog und er sich nicht darüber beruhigen konnte, dass dieser unerreichbar unter dem Podium gelandet war, hielt sich Tito tapfer und ging mit Witz, Humor und Mitgefühl auf alle Fragen ein.

Ich hatte etwas in dieser Art noch nie erlebt und wusste, dass es allen anderen ebenso ging. In meinem Kopf überschlugen sich die Fragen – wie gern hätte ich Tito über alles, was ich schon immer über Autismus hatte wissen wollen, ausgequetscht und endlich Antworten auf die Fragen bekommen, die ich Dov nur in meinen Träumen gestellt hatte.

Als die vorgesehene Redezeit um war, stiegen Soma und Tito unter Beifallsstürmen vom Podium und hasteten den Mittelgang in der gleichen Weise zurück wie bei ihrer Ankunft. Ich musste mich sehr beherrschen, um nicht gleich hinter ihnen herzurennen. Stattdessen stellte ich den nächsten Redner vor. Dann wollte ich mich zu den Referenten des Tages setzen, doch auf meinem Weg dorthin entdeckte ich Mike Merzenich.

Vom blauen Licht des Bildschirms seines stets aufgeklappten Laptops beleuchtet, saß er als stiller Beobachter im Hintergrund des halbdunklen Saals, ein wohlwollend blickender Mann mit zerknittertem Hemd und Brille auf der Nase. Nichts an seinem bescheidenen Auftreten und seiner freundlichen Art deutete darauf hin, dass es sich bei ihm um einen der fähigsten, geachtetsten und bekanntesten Forscher auf dem Gebiet der Neurowissenschaft handelte. Ich war erstaunt und begeistert gewesen, als er zugesagt hatte, bei unserer Tagung zu sprechen; jetzt war ich noch überraschter, dass er sich sogar die anderen Redebeiträge anhörte.

Ich setzte mich neben ihn, stellte mich vor und dankte ihm für sein Kommen. Und dann tat ich etwas, was mir öfter passiert, wenn ich einen von mir hochverehrten Wissenschaftler kennenlerne – ich platzte vollkommen unüberlegt mit meiner neuesten Hypothese zum Autismus heraus. »Junge Mäuse, die einem Nahrungsmangel ausgesetzt sind, leben länger als solche, die einen Mangel an Berührungen erleben. Vielleicht gibt es beim Autismus eine periphere Neuropathie in der frühen Kindheit. Vielleicht wird dadurch die Entwicklung unterbrochen. Es könnten die Merkel-Scheiben sein, oder vielleicht die Pacini-Korpuskeln.« Ich hielt inne und bedauerte im selben Augenblick schon alles, was ich eben herausgesprudelt hatte. Was ich Mike Merzenich wirklich hätte sagen sollen, war, dass ich seine sämtlichen Forschungsaufsätze gelesen und ein paar vielleicht sogar ein bisschen verstanden hatte. Doch ich hatte mich zum Narren gemacht und in eine Ecke manövriert, aus der ich mich nicht wieder herausreden konnte. Warum konnte ich nicht einfach den Mund halten und zuhören, wenn ich es mit einem so brillanten Kopf wie Mike Merzenich zu tun hatte? Einem Mann, den wir dringend in der Autismus-Forschung brauchten, damit er »Umlernstrategien« für das Gehirn entwickelte – und ich benahm mich so peinlich …

Mike Merzenichs Mund verzog sich zu einem amüsierten Lächeln, wodurch eine sympathische Lücke zwischen seinen Schneidezähnen sichtbar wurde. Er lehnte sich zurück und fixierte mich über seine Brille hinweg, als wolle er sich ein ganz genaues Bild von mir machen. Ich spürte, wie sich meine Augenbrauen unwillkürlich zusammenzogen – mir war nur allzu bewusst, was für einen komischen Eindruck er von mir haben musste. Nach einem langen Augenblick sagte er: »Ich glaube, ich habe noch nie einen Laien getroffen, der den Begriff Merkel-Scheibe benutzt hat.«

Mike blieb den ganzen Tag. Er war wohl der klügste Mensch, den ich je getroffen hatte. Nur war der Autismus bedauerlicherweise ganz und gar nicht sein Gebiet, auch wenn ich der Ansicht war, dass sich das unbedingt ändern sollte, seit ich vor einem Jahr seinen Vortrag über neuronale Plastizität bei einem Symposium der *Society of Neuroscience* gehört hatte. Merzenich hatte bahnbrechende Arbeiten zum Thema Formbarkeit des Gehirns geleistet – das heißt zu der Frage, wie sich das Gehirn als Reaktion auf die Umwelt verändern und Neues lernen kann.[6] Er hatte seine Forschungsergebnisse bereits mit Erfolg umgesetzt und ein computergestütztes Gerät zur Behandlung der Dyslexie entwickelt, das auf ein »neuronales Umlernen« zielte. Sämtliche Interessengruppen, die sich mit Hirnstörungen beschäftigten, waren hinter ihm her. Er war zwar so freundlich, mit mir zu telefonieren, als ich ihn im Anschluss an das Symposium der *Society for Neuroscience* kontaktiert hatte. Aber er war auch brutal ehrlich gewesen. Sein nächstes größeres Projekt sei es, die Abnahme der kognitiven Leistungsfähigkeit im Alter zu erforschen, sagte er mir. Er habe keine Zeit, sich um irgendetwas anderes zu kümmern, schon gar nicht um etwas so Kompliziertes und Missverstandenes wie Autismus.

Er hatte also bereits schon einmal Nein gesagt, aber dies war vielleicht die letzte Gelegenheit, um Mike Merzenich für uns zu gewinnen. War ihm denn nicht bewusst, dass seine Arbeit die absolut besten und viel versprechendsten Ansätze bot, um Behandlungsmethoden und Unterrichtsmittel für Autisten zu entwickeln? Während er seine Papiere wegräumte und seinen Laptop zuklappte, blickte er auf. »Der Autismus scheint ein unlösbares Problem zu sein«, erklärte er geduldig. »Niemand weiß, an welcher Stelle man dabei überhaupt ansetzen soll.« Ich erwiderte nichts, sondern lächelte, während ich innerlich innerhalb einer einzigen Sekunde von Verzweiflung zu Wut und schließlich zu hartnäckiger Entschlossenheit katapultiert wurde. »Ich melde mich demnächst bei Ihnen«, sagte ich zuversichtlich, während wir uns zum Abschied die Hand gaben.

Draußen in der Lobby standen die Eltern immer noch Schlange, um von Tito Antworten auf die Fragen zu erhalten, die sie ihren eigenen Kindern nicht stellen konnten. Auch in meinem Kopf schwirrten Fragen über Fragen in Bezug auf Dov. Aber da sah ich auch schon, dass Jon sich einen Platz an der Spitze der Warteschlange erkämpft hatte.

»Warum flatterst du mit den Armen und wiegst dich hin und her?«, wollte Jon wissen. *»Ich fühle mich verstreut, wenn ich meinen Körper nicht spüren kann. Ich muss die Arme bewegen, um meinen Körper zu spüren«*, erwiderte Tito. Der Anflug von Zweifel, den ich zuvor in Jons Augen bemerkt hatte, war verschwunden, stattdessen sah ich, dass er Tito so fasziniert anblickte, als sei ihm gerade klar geworden, dass dieser Junge ihm einen Zugang zur inneren Welt seines eigenen Sohnes eröffnen könnte.

Nach vorherrschender Überzeugung besaßen Menschen mit Autismus weder Gefühle noch Einfühlungsvermögen und hatten kein Bedürfnis nach sozialen Interaktionen, waren also gar nicht in der Lage zu verstehen, was in den Köpfen und Herzen anderer Menschen vorging. Aber wenn das, was Tito uns sagte, stimmte, dann waren diese Annahmen offenbar falsch.

Den Tränen nah, standen die Eltern weiter um Tito und seine Mutter herum und überschütteten sie mit endlosen Fragen: »Wie hat Tito schreiben gelernt?«, »Kann Tito lesen?«, »Welche Zukunftswünsche hast du, Tito?«, »Glaubst du, dass andere Autisten intelligent sind?«, »Glaubst du, dass mein Sohn verstehen kann, was ich zu ihm sage?«

In der folgenden Woche verbrachte ich so viel Zeit wie möglich mit Soma und Tito. Ich befragte Tito immer wieder nach seinen Verhaltensweisen und Gefühlen und danach, wie sein Denken funktionierte. Und auch Soma stellte ich immer neue Fragen – wie sie Tito zu kommunizieren gelehrt hatte und wie er als kleines Kind gewesen war. Die ganze Zeit über hoffte ich natürlich, dass Dov ein bisschen wie Tito wäre. Jeder, der ein autistisches Kind hatte, musste insgeheim diese Hoffnung hegen, sobald er Tito kennengelernt hatte.

Viel zu schnell kam der Tag, an dem Tito und Soma wieder nach Indien zurückkehren mussten. Als ich die beiden zum Flughafen von Los Angeles fuhr, versuchte Tito plötzlich mitten auf der Autobahn die hintere Tür meines Wagens zu öffnen und hinauszuspringen. Ich schrie ihn an. Es war so schwierig, mit Tito umzugehen – welche Rolle spielte ich ihm gegenüber, welche Beziehung hatte ich zu ihm? Eben hatten wir noch über Existenzialismus diskutiert und im nächsten Augenblick musste ich ihn jäh zur Ordnung rufen, als wäre er ein zweijähriges Kind. Es war mir unangenehm, dass ich ihn angeschnauzt hatte, aber ich wusste nicht, was ich sonst hätte tun sollen. Es war, als sei Tito gleichzeitig ein Dreizehnjähriger und ein Kleinkind, alles im selben Körper. Als wir am Flughafen vorfuhren, unterhielten wir uns gerade über Namen. Der Vorname Soma bedeutete Mond auf Bengalisch. Tito mischte sich vom Rücksitz ein und ich verstand etwas wie »Deiner stammt aus dem ›Kaufmann von Venedig‹«. Das war richtig, mein Name Portia stammte aus dem Shakespeare-Drama. Aber woher kannte Tito den »Kaufmann von Venedig«? Hatte er das Stück gelesen? Hatte man es ihm vorgelesen? Ich fragte Soma danach. »Nein, er hat nur davon gehört«, antwortete sie. Es erschien mir nur normal, dass jemand, der lesen kann, bei irgendeiner Gelegenheit davon gehört hatte. Aber ich konnte den impulsiven, ungebärdigen Tito einfach nicht mit dem anderen Tito, der wusste, dass mein Name aus einem Stück von Shakespeare stammt, in Zusammenhang bringen. Doch wenn er wirklich so intelligent war, dann musste es doch eigentlich möglich sein, dass Tito in Begleitung eines Betreuers ein College besuchte und ein normales Leben führte. Wenigstens hatte Tito jetzt zum ersten Mal einen eigenen Computer; *CAN* hatte ihm während der *ITA*-Tagung einen Laptop geschenkt.

Im International Terminal des Los Angeles Airport waren Tito und Soma schnell in dem Menschengewühl aus aller Herren Länder verschwunden. Es fiel mir schwer, mich zu konzentrieren, weil ich von Minute zu Minute trauriger wurde. Das Gefühl eines großen Verlusts – wie wenn man weiß, dass man jemanden zum letzten Mal sieht – wurde immer stärker in mir. Solange ich die Möglichkeit gehabt hatte, mit Tito zu kommunizieren, war ich in Hochstimmung, ja, fast überdreht gewesen. Aber wie sollte es weitergehen? Würde Tito wieder in der Tiefe Indiens verschwinden, um sein Leben als autistischer Dichter und heiliger Narr zu beschließen? Noch wichtiger war mir die Frage: Wie konnte ich das, was Tito repräsentierte – die Entwicklungsmöglichkeiten, das Wissen, die Informationen, die Hoffnung, die er uns für kurze Zeit gegeben hatte – in die Autismus-Forschung einbringen?

Als ich auf der dunklen Autobahn zurückfuhr, war meine Stimmung so schwarz wie die Straße vor mir. Für kurze Zeit hatte ich mir für meinen Sohn Dov und alle anderen autistischen Kinder eine hoffnungsvolle Zukunft ausmalen können, aber damit war es wieder vorbei. Ich empfand ein ungewohntes, tiefes Gefühl der Einsamkeit für Dov, weil Tito jetzt fort war. Ich nahm mir vor, Mutter und Sohn auf irgendeine Weise wieder in die Vereinigten Staaten zu holen. Ich würde Tito den Wissenschaftlern vorstellen und dann würden wir mit Titos Hilfe endlich beginnen, den Autismus zu verstehen.

Nichts hatte sich verändert, aber alles war anders.

Dov war noch immer derselbe nonverbale, schwer autistische Junge, der weder auf etwas zeigen noch mit dem Kopf nicken konnte, um uns seine Wünsche mitzuteilen. Und doch sah ich ihn jetzt mit ganz anderen Augen.

Egal, an wen ich mich bislang gewendet hatte, es war immer das Gleiche gewesen. Immer hieß es, ich sei eine Fantastin, und meine Besessenheit, ihm helfen zu wollen, ihn zu ändern und zu heilen, sei unrealistisch oder sogar destruktiv. Wieder und wieder hörte ich, dass es für Dov keine Chance gäbe. Nicht die geringste. Es gäbe keinen Grund, weiter daran festzuhalten, dass er doch noch eine Zukunft hätte. Er sei nun mal retardiert, geistig behindert. Ich solle für ihn nicht meine Ehe aufs Spiel setzen und das Leben meiner anderen Kinder zerstören, da meine Aktivitäten sowieso zu nichts führten. Dov sei nun einmal chancenlos geboren und er würde in seinem ganzen Leben chancenlos bleiben. An diesen Gedanken solle ich mich endlich gewöhnen – je eher, desto besser für alle Beteiligten, Dov eingeschlossen.

Aber jetzt hatte ich durch die Begegnung mit Tito zum ersten Mal einen konkreten Beweis dafür erhalten, dass ein Mensch wie Dov aussehen und sich wie Dov verhalten konnte und trotzdem über einen intakten Geist, eine intakte Gefühls- und Gedankenwelt verfügte. Jeder hatte gesagt, etwas derart Paradoxes sei unmöglich, und doch hatte ich diesen lebenden Widerspruch mit eigenen Augen gesehen und wusste endlich, dass zumindest eine Möglichkeit tatsächlich bestand.

Die englischen Fachleute waren sich darin einig gewesen, dass Tito schwer autistisch war und trotzdem über eine bemerkenswerte Intelligenz verfügte. Sie hatten jedoch kein Hehl daraus gemacht, dass sie Eltern wie mich davor warnen wollten, sich falsche Hoffnungen zu machen und zu glauben, dass unsere Kinder vielleicht auch über eine derartige verborgene Intelligenz verfügten, denn Tito sei höchstwahrscheinlich ein absoluter Einzelfall. Aber wenn Tito tatsächlich alle Kriterien der Diagnose Autismus erfüllte, warum sollten wir dann nicht hoffen dürfen? Tito war der lebende Beweis, dass es zumindest eine klitzekleine Chance gab, dass auch unsere Kinder intelligent waren und wir sie vielleicht doch noch erreichen konnten.

Da schwer autistische Menschen nach allgemein herrschender Meinung geistig behindert sind und nicht mit anderen kommunizieren können, ist es leicht nachzuvollziehen, weshalb Fachleute einen schwer autistischen Menschen, der trotzdem kommunizieren, denken und fühlen kann, sofort zu »einem unter Millionen« erklären. Doch es war Soma, die Tito beigebracht hatte, zu lesen und zu schreiben, Rechenaufgaben zu lösen, zu denken und zu kommunizieren – vielleicht war Soma die Eine unter Millionen! Vielleicht gab es eben doch noch weitere Menschen wie Tito. War das nicht zumindest möglich?

Aber dies auch nur als entfernte Möglichkeit in Betracht zu ziehen, war anscheinend nicht tolerierbar. Lag es daran, dass es einfach undenkbar war, dass die Experten Tausende von autistischen Kindern fälschlicherweise als hoffnungslos retardiert bezeichnet und den Eltern geraten hatten, ihr Kind aufzugeben – in Gegenwart dieses Kindes? Musste man sich vielleicht so entschieden gegen diesen Gedanken wehren, weil alles andere bedeuten würde, dass das Kind zugehört und alles verstanden hatte – weil es die ganze Zeit sehr wohl Gedanken und Gefühle gehabt hatte? So etwas über so viele Jahre hinweg praktiziert zu haben, wäre sicher eine grausame Sache – falls die Experten sich tatsächlich geirrt hatten.

Vielleicht hielten sie deshalb auch so eisern an der Ansicht fest, Tito sei ein absoluter Einzelfall, weil allein die Tatsache seiner Existenz bedeutete, dass sie sich geirrt haben *könnten*!

Am meisten beschäftigte mich die Frage, was Tito uns über das Wesen des Autismus erzählen konnte. Das unerklärliche Rätsel, das er verkörperte, verstärkte nur meinen Wunsch, mehr über ihn zu wissen. Ich wollte über ihn so viel wie nur irgend möglich in Erfahrung bringen, ihn näher kennenlernen und verstehen, was in seinem Kopf vorging, wie er die Welt wahrnahm, wie er lebte. Ich wollte wissen, wie seine Denkvorgänge abliefen, wie er Gefühle erlebte, was er für Sinneseindrücke hatte, auf welche Weise er seine Gedichte und Geschichten schrieb und wie er es wahrnahm, autistisch zu sein. Ich würde nur so tief in seine Welt eindringen, wie er es zulassen würde. Aber es wäre eine einmalige Gelegenheit, um herauszufinden, was Autismus war.

In all den Jahren, in denen Jon und ich für *CAN* gearbeitet und für Dov gebetet hatten, waren wir hinsichtlich unseres Ziels, Behandlungs- und Heilungsmöglichkeiten für Autismus zu finden, nie ins Wanken geraten. Doch insgeheim hegten wir dieselbe Befürchtung wie alle Eltern: Was wäre, wenn man das Wundermittel erst entdeckte, wenn es für unser Kind bereits zu spät war? Wie viele Jahre dürfen vergehen, in denen es die »Meilensteine der kindlichen Entwicklung« nicht erreicht – von kognitiven und schulischen Fortschritten ganz zu schweigen –, bis der Schaden unabänderlich geworden ist? Wie soll unser Kind andere Kinder jemals einholen, wenn es sich sein Leben lang mit einem autistischen Hirn an die Welt anpassen musste? Würde es das Versäumte je aufholen können? Ist es vielleicht jetzt schon zu spät?

Aber nun hatte ich Tito gesehen. Einen Menschen, dessen bloße Existenz die Möglichkeit eröffnete, dass Dov und all die anderen autistischen Kinder vielleicht wirklich ein weit größeres Potenzial hatten, als man es sich jemals hatte vorstellen können. Und das bedeutete, dass tatsächlich die Chance einer Besserung bestand.

Als ich so über Tito nachgrübelte und dann an Dov dachte, der nun schon seit so vielen Jahren stumm war, unfähig, sich auszudrücken, fiel mir eine Begebenheit wieder ein, die einige Jahre zuvor durch die amerikanischen Medien gegangen war. Ein kleines Mädchen war in einen Brunnen gefallen und man hielt es für tot. Trotzdem arbeitete die Bergungsmannschaft rund um die Uhr, auch wenn nur eine Chance von eins zu einer Million bestand, dass das Kind noch zu retten war. Doch entgegen allen Erwartungen geschah so etwas wie ein Wunder – die Bergung war erfolgreich! In meiner Fantasie sah ich Dov vor mir, wie er als Einjähriger in einen tiefen Brunnen fällt und für tot gehalten wird. Und dann, Jahre später, fällt ein Lichtstrahl in den dunklen Schacht und plötzlich ist Dov zu sehen – und er lebt noch! Der Schock, das Erstaunen, die unglaubliche Freude und auch der unglaubliche Schrecken, ihn dort, nach all den Jahren, noch am Leben zu finden – diese Vorstellung war fast mehr, als ich ertragen konnte. Aber dann kommt der Augenblick, in dem wir ihn ganz behutsam, ganz langsam immer höher und höher aus dem Dunkel des tiefen Brunnens heben, bis er schließlich ans Licht kommt, das er seit so langer Zeit nicht mehr gesehen hat. Ja, ein Wunder.

Nach der Begegnung mit Tito war ich voller Hoffnung und erfüllt von dieser Energie, die uns ungeahnte Kräfte verleiht – so wie man zum Beispiel nach einem Unfall sogar ein Auto anheben kann, um einen verletzten Angehörigen zu befreien. Ich brauchte weder Schlaf noch Nahrung noch sonst etwas. Es reichte mir einfach zu wissen, was als Nächstes zu tun war.

Trotzdem vergingen kostbare Monate, in denen ich mit meinen Bemühungen, Soma und Tito noch einmal in die Vereinigten Staaten zu holen, kaum vorankam. Meine Überzeugung, Tito sei ein einzigartiges, unglaublich wertvolles »Fenster« zum Autismus, eines, das es vielleicht nie wieder geben würde, stieß auf Widerstand, wohin ich mich auch wendete, vom *CAN*-Vorstand bis zu den mir bekannten Wissenschaftlern. Niemand schien Titos Bedeutung zu verstehen.

Mir fielen tausend Fragen ein, die die Wissenschaftler Tito stellen sollten, aber eine lag mir besonders am Herzen: Warum war sein Verhalten trotz seines Sprachvermögens und der ganzen kognitiven Leistungen, zu denen er fähig war, noch immer so hochgradig autistisch? Genau genommen schienen Titos Geist und Titos Körper zwei verschiedene Leben zu führen. Wie war das nur möglich?

Schließlich brütete ich einen Plan aus. Eigentlich war alles, was ich brauchte, ein einziger hochkarätiger Wissenschaftler, der sich bereit erklärte, Tito zu untersuchen. Dann konnte ich beim Vorstand von *CAN* einen Antrag für ein Stipendium für Soma und Tito stellen, so dass die beiden zum Zweck dieser Untersuchung für mehrere Monate in die USA zurückkehren konnten. Ich zerbrach mir den Kopf, wer dafür in Frage kam. Merzenich wäre perfekt gewesen, wenn er nicht schon zwei Mal unmissverständlich abgelehnt hätte.

In den nächsten Monaten kontaktierte ich verschiedene Wissenschaftler und fing auch wieder an, mit Soma und Tito per E-Mail zu korrespondieren. Soma kam mir seltsam vertraut vor, als würden wir uns schon lange kennen. Dabei hatten wir, genau genommen, nicht viel gemeinsam außer zwei – allerdings sehr wichtigen – Dingen: Beide hatten wir einen schwer autistischen Sohn und teilten eine Philosophie, die Soma kurz nach unserer ersten Begegnung sehr schön formuliert hatte: »Wenn du einen sehnlichen Wunsch hast und du zulässt, dass dieser Wunsch ständig in dir weiterlebt, dann wird das ganze Universum dazu beitragen, dass dein Wunsch in Erfüllung geht.«

Natürlich wusste ich, dass es im Leben Dinge gibt, an denen keine noch so starke Willenskraft oder Zielstrebigkeit etwas ändern kann – wie zum Beispiel die Tatsache, dass mein Vater starb, als ich erst sieben Jahre alt war. Aber mit dem Autismus war es anders. Dov war am Leben, er lebte hier und heute, bei uns. Wo Leben ist, ist Hoffnung. Auch das wusste ich.

Ob die Hoffnungen und Träume, die wir für unsere Söhne hegten, logisch oder auch nur im Entferntesten realisierbar waren, das spielte – nein, das durfte keine Rolle spielen. Wie aus zwei so rationalen Menschen wie Soma und mir derart eigenwillige, dickköpfige und hemmungslose Traumtänzerinnen werden konnten, ist mir bis heute ein Rätsel.

Soma schrieb mir in einer Weise, als schriebe sie Tagebuch oder als säßen wir im gleichen Raum bei einer Tasse Tee zusammen. Wir wurden immer mehr zu Freundinnen.

Sie wirkte sehr einsam und isoliert. Dazu kam ein weiteres Problem: Offenbar wurde Tito gerade mit aller Macht von der Pubertät überrollt. Er verhielt sich seiner Mutter gegenüber aggressiv, ja sogar gewalttätig. Inzwischen war er einen ganzen Kopf größer als sie. Ich machte mir Sorgen, denn Soma hatte niemanden, der ihr zur Seite stand, und sie hatte keine Möglichkeit, Medikamente zu bekommen, die Titos Aggressivität regulierten. Erschwerend kam hinzu, dass in Bangalore ein massiver Wassermangel herrschte. Soma, die mit Tito allein lebte, musste jeden Morgen vor Sonnenaufgang die täglich benötigte Wassermenge viele Treppen hoch tragen. Soma wünschte sich verzweifelt, wieder in die USA zu reisen, und äußerte diesen Wunsch fast täglich in ihren E-Mails an mich.

Auch Tito schrieb mir jetzt. Er konnte das Warten nicht ertragen und empfand die Ungewissheit, ob sie noch einmal in die USA kommen würden, als ungeheuer quälend. Ich machte mir Sorgen, dass ausgerechnet die Aussicht auf eine Rückkehr für Tito und Soma alles nur noch schlimmer machte.

* * *

Im Frühjahr bekamen Somas E-Mails eine fast schon hysterische Note. Beim letzten Zwischenfall hatte Tito in plötzlicher blinder Wut versucht, sie aus einer fahrenden Motor-Rikscha zu stoßen. Wenn es Zeugen seines gewalttätigen Verhaltens ihr gegenüber gäbe, so schrieb sie, könne es dazu kommen, dass Tito ihr für immer weggenommen würde. Und dabei war das Durchstreifen der Straßen von Bangalore die einzige Gelegenheit für die beiden, einmal aus dem winzigen Apartment herauszukommen, in dem sie sonst ihre Zeit verbringen mussten. Kein Wunder, dass Tito unerträglich angespannt und deprimiert war.

Der April kommt morgen wieder
Überleg nur, Portia, was geschehen könnte
Wird die Welt wie eine Seifenblase schäumen
Und zerplatzen zu zerstörten Träumen?
Der April kommt morgen wieder
Doch ich weiß, alles bleibt, wie es ist
Portia, sag mir, wie ich ihn begrüßen soll
Der April sieht aus wie ein Autist.

Tito

Auch wenn sich meine Gedanken in erster Linie um Soma und Tito drehten, so spielten sich in meinem Leben doch gleichzeitig noch tausend andere Dinge ab. Jon und ich waren ständig im Auftrag von *CAN* unterwegs. Dabei bemühten wir uns, nie gleichzeitig wegzufahren, damit immer ein Elternteil zu Hause bei den Kindern war.

Zu der Zeit, als Miriam und Gabriel in die Schule kamen, wurde unser Leben bereits total von *CAN* bestimmt. Das war dem Familienleben nicht gerade zuträglich. Es waren zu viele Leute in unserem Haus; man hatte das Gefühl, dass wir jeden zersplitterten Teil unseres Lebens an Subunternehmer abgegeben hatten, damit wir in der Lage waren weiterzumachen. Während Jon nach Washington reiste und ich dafür sorgte, dass die Genbank von *CAN* in Gang kam und funktionierte, benötigten wir jede Menge Hilfspersonal, das die Kinder zur Schule brachte und für saubere Kleidung sorgte. Dazu kam noch das Heer von Therapeuten für Dov. Unser Leben war in finanzieller und emotionaler Hinsicht ein Fass ohne Boden.

Wieder einmal war ich mitten in den Vorbereitungen für eine Reise. Ich hatte einen frühen Flug nach New York gebucht, wo ich mich mit einigen der von *CAN* geförderten Wissenschaftler von der *Columbia University* treffen wollte. Es war schon nach Mitternacht, bereits in wenigen Stunden würde mich ein Auto abholen und zum Flughafen bringen. Ich räumte meinen arg strapazierten Koffer aus, der noch voll von Kleidungsstücken, Forschungsberichten und Visitenkarten mit handgeschriebenen Notizen war, die ich nach der letzten Reise noch nicht einsortiert hatte. Ich wusste nicht einmal, ob sich in meiner Kommode noch saubere schwarze Socken zum Mitnehmen befanden. Mein Mode-Repertoire hatte sich inzwischen auf ein einziges Glanzlicht reduziert, und das waren schwarze Socken; sie waren für mich zu einem Symbol geworden. Wenn ich keine sauberen schwarzen Socken mehr besaß, dann hieß das, dass ich mein Leben endgültig nicht mehr im Griff hatte. Schon die kleinste Sache kann einen in Verzweiflung stürzen, wenn man nah am Abgrund lebt.

In meinem Arbeitszimmer ließ ich mich auf meinen Stuhl

fallen, zu müde, um noch produktiv zu sein, und starrte die ungelesenen E-Mails auf meinem Bildschirm an. Ich hatte mir angewöhnt, einmal in der Woche die ganze Nacht aufzubleiben, um wieder auf den neuesten Stand zu kommen. Aber auch an den anderen Tagen bekam ich im Durchschnitt nur drei oder vier Stunden Schlaf. Ich hatte das Gefühl, mit Lichtgeschwindigkeit zu altern, und bei den seltenen Gelegenheiten, in denen ich in den Spiegel sah, fand ich dies durch mein Spiegelbild bestätigt. Aber nicht nur ich wurde älter, sondern auch Dov, und er war immer noch so autistisch wie eh und je.

Plötzlich schoss mir ein Gedanke durch den Kopf – wer sollte Tito untersuchen, wenn nicht der »König des Bewusstseins« selbst – Rodolfo Llinás? Er hatte das Bewusstsein geradezu erfunden. Aufmerksam geworden war ich auf Llinás durch einen Artikel von Sandra Blakeslee in der *New York Times* mit der Überschrift »Wie das Gehirn funktionieren könnte: Eine neue Theorie des Bewusstseins«. Ja, ich würde Rodolfo Llinás gleich nach meiner Ankunft in New York anrufen. Wer weiß, dachte ich, zu welch unglaublichen Erkenntnissen ein Mann wie er gelangte, wenn er von jemandem wie Tito erfuhr!

In den wenigen Stunden auf dem Flug nach New York konnte ich nur noch an eines denken, nämlich an das sogenannte »Bindungsproblem«, was so gut wie alles war, was ich über das Bewusstsein wusste. Das »Bindungsproblem« warf die Frage auf, was uns das Leben so erleben lässt, wie wir es erleben. Was hält all die vielen verschiedenen Einzelinformationen der Sinneswahrnehmung zusammen, die unser Gehirn erreichen? Wie können wir Bewusstsein als ein zusammenhängendes, fließendes Ganzes erleben, wenn doch alles, was wir sehen, hören, fühlen, riechen und schmecken, in Form von unzähligen Wahrnehmungsfragmenten in unserem Gehirn ankommt?

Als ich in meinem Hotel in New York aufwachte, war es vollkommen still, denn die Stadt war über Nacht unter einer dicken Schneedecke begraben worden. Ich öffnete das Fenster und ließ einen Zug eisiger Luft herein, was wohl nur jemanden aus Kalifornien begeistern kann. Von hier oben sah ich, dass sich nur wenige mutige Gestalten ins Freie wagten, doch die ersten Kinder zogen mit ihren Schlitten in den Central Park.

Es sei ein »Schneetag«, verkündete das Radio. Schulen waren geschlossen, Züge hatten Verspätung, ein Großteil der Innenstadt war lahmgelegt. Mein Mut schwand. An einem Schneetag würde Rodolfo Llinás wohl kaum in sein Büro gehen, aber trotzdem wählte ich seine Nummer. Ich war nicht darauf vorbereitet, wirklich jemanden zu erreichen, sondern höchstens, eine Nachricht auf dem Anrufbeantworter zu hinterlassen. Keinesfalls hatte ich damit gerechnet, dass Llinás selbst am Apparat sein würde. Doch offenbar waren solche weisen Kenner des Bewusstseins noch unerschrockener als Postboten – ein bloßer Schneesturm konnte sie nicht davon abhalten, der Bedeutung des Bewusstseins weiter nachzuspüren.

Keine Stunde später saß ich, noch ganz erhitzt von meinem Gewaltmarsch durch den Tiefschnee, Rodolfo Llinás gegenüber. Stumm vor Ehrfurcht. Wir hatten keine Zeit verloren und befanden uns bereits tief im Zentrum des Gehirns. Ich kam mir vor wie ein schrumpfendes Männlein aus einem Sciencefictionfilm, als ich zusammen mit diesem Mann, der nicht die geringste Angst davor zu haben schien, immer tiefer zum unbekannten Kern des Bewusstseins vordrang. Llinás hatte nicht nur eine Erklärung für das Bewusstsein, er hielt auch standhaft an seiner Überzeugung fest, dass sein Ansatz der zeitlichen Synchronisation neuronaler Aktivitäten, das sogenannte »Bindungsproblem«, eine feststehende Tatsache sei.

Was genau in diesem Zimmer geschah, während draußen Schneestürme durch die Straßen von New York tobten, kann ich nicht sagen, außer dass es sich um eine Reise handelte. Sie war traumhafter als jeder Traum, angefüllt mit ungewöhnlichen Eindrücken und Geräuschen, wie man sie im normalen Wachzustand niemals wahrnimmt.

Zum einen hatte ich selten einen derart häufigen Gebrauch des Wortes »Thalamus« erlebt. Llinás zufolge rasen Signale, die von Projektionen des Thalamus ausgehen, mit einer Frequenz von 40 Zyklen pro Sekunde über den Kortex und aktivieren dabei Neuronen in einem synchronen Muster, das all die vielen Einzelheiten der Wahrnehmung verbindet, so ähnlich wie die Einzelbilder eines Films zeitlich zusammengehalten werden, wenn sie an der Laterne des Projektors vorbeilaufen und dabei die Illusion einer ungebrochenen, kontinuierlichen Bewegung und einer zusammenhängenden Realität hervorrufen.

Llinás erklärte mir, dass das Gehirn die Umwelt in winzigen Fragmenten wahrnimmt, die sich, wenn sie in der Zeit miteinander verbunden werden, zu der scheinbar nahtlosen Wahrnehmung der Welt, wie wir sie erleben, zusammensetzen können. Diese Wahrnehmungsfragmente sind das Resultat einzelner Neuronen, die sich auf spezifische Merkmale, wie Orientierung, Schärfe, Farbe, Gestalt, Textur, Bewegung und noch viele andere, spezialisiert haben. Llinás' Theorien erklärten auf einleuchtende Weise, wie all diese scheinbar fragmentierten Wahrnehmungsstücke zusammengefügt werden konnten.

Zum ersten Mal hörte ich auch den Ausdruck »Bottom-up-Verarbeitung«. Wie ich bald erfahren sollte, bedeutete das einfach nur, dass Wahrnehmungsbruchteile von niedrigeren Ebenen ständig auf höheren Ebenen des Gehirns sortiert, organisiert und gebündelt werden. Es war schwer vorstellbar, wie schnell das alles passieren konnte und das, was wir als Bewusstsein erleben, zur Folge hatte.

Da ich keine Armbanduhr trug und es in Llinás' Büro nichts derart Profanes wie eine Uhr gab, war ich erstaunt, als ein Wachmann vorbeikam und verkündete, dass das Gebäude in einer halben Stunde geschlossen würde. Jetzt war der Zeitpunkt gekommen. Jetzt oder nie. Ich musste Llinás erklären, warum ich ihn aufgesucht hatte. Ich musste ihm von Tito berichten. Ich musste ihn fragen, wie es möglich war, dass jemand wie Tito, bei dem Geist und Verhalten derart auseinanderklafften, existieren konnte, denn ganz sicher würde dieser große Meister auf dem Gebiet des Bewusstseins irgendeine Erklärung dafür haben. Ich holte Luft und fing an von Tito zu erzählen.

»Unmöglich«, fiel mir Llinás ins Wort. »Ein purer Schwindel, nichts als Lug und Trug.«

Von Enttäuschung überwältigt, brachte ich kein Wort mehr heraus. Wo blieb die brillante Fantasie, die intellektuelle Kühnheit, die wagemutige Neugier, für die dieser Mann berühmt war? Aber mein Respekt vor Llinás war so groß, dass ich ihm nicht widersprechen konnte. Ich wusste, dass er sich in Bezug auf Tito irrte. Dennoch hatte er mir während dieser wenigen eingeschneiten Stunden so viel von sich gegeben. Er hatte eine Tür ins Bewusstsein aufgestoßen, die mir vor unserer Begegnung unbekannt gewesen war, eine Tür, die mir helfen würde, Tito zu verstehen, auch wenn Llinás selbst sich nicht vorstellen konnte, dass es ein Bewusstsein geben konnte, dass sich so sehr von unserem unterschied. Auch wenn Llinás Tito für einen Betrüger hielt und nicht daran interessiert war, ihn kennenzulernen.

Als die Drehtür mich in der weiten Lobby des Hotels ablieferte, wurde ich von Wärme und Erleichterung überflutet. Ein freundlicher Portier grüßte mich mit einem Nicken und warf mir ein Lächeln zu, was meine Bruchlandung zurück in der Wirklichkeit etwas abmilderte. Meine seltsame Reise war zu Ende.

Die alten Heizkörper in meinem Zimmer summten und ratterten, als brächten sie den Hitzegöttern ein Ständchen. Es war stickig heiß, aber doch angenehm, ein bisschen wie in einem Gewächshaus. Eigentlich wollte ich nur noch ins Bett, Zeitung lesen und einen Teller Haferbrei beim Zimmerservice bestellen, aber mir gingen Llinás' letzte Worte nicht aus dem Sinn. »Es wäre schrecklich für mich, einem Insekt etwas anzutun«, hatte er gesagt. Seine Stimme war erfüllt gewesen von Mitgefühl und existenzieller Angst, angesichts der herzzerreißenden Tatsache, dass es unser Schicksal ist, uns gegenseitig zu verletzen, trotz der erstaunlichen und wunderbaren Natur unserer Existenz, »denn wir leben im selben zeitlichen Verarbeitungsstrom.« Durch die Art, wie er das sagte, wurde mir klar, dass dieser Satz alles enthielt, was er wusste, dachte, war. Doch obwohl Llinás Mitgefühl mit einem niedrigen Insekt empfinden konnte, weil er glaubte, dass es eine Art von Bewusstsein mit uns gemeinsam hat, etwas, das er als »qualia« bezeichnete, konnte er trotzdem nicht glauben, dass ein Mensch, der sich wie Tito benahm, ein Bewusstsein wie wir besitzen konnte.

Am nächsten Tag kam die Sonne heraus und der Schnee begann zu schmelzen. In den folgenden Tagen besuchte ich die Wissenschaftler, mit denen ich mich verabredet hatte, und wohin ich auch kam, hörte ich gute Neuigkeiten – von der genetischen Front, von der Front der bildgebenden Verfahren und von der Bioinformatik-Front. Aber trotzdem konnte ich die Mutlosigkeit nach meinem Treffen mit Llinás nicht abschütteln.

Ich hatte vorgehabt, Llinás zu überzeugen, dass Autismus vielleicht die erste je zu beschreibende Bewusstseinsstörung sein könnte. Aber in der Präsenz seiner Genialität hatte ich vergessen, die Idee zu erwähnen.

Und ich hatte nicht erreicht, dass all das, was Tito uns anzubieten hatte, endlich ernst genommen wurde.

4. So tun als ob

Ich weiß eine Blume zu schätzen, aber ihre Schönheit offenbart sich mir eher, wenn man sie mir beschreibt.

Tito

Es war ein strahlender, typisch kalifornischer Sommernachmittag, als ich aus New York zurückkam und mich schließlich die massiven Stufen zum ersten Stock hochschleppte. Ich packte meine Sachen aus und warf einen Schwung Schmutzwäsche übers Treppengeländer. Einige Hundert E-Mails erwarteten mich, als ich meinen Computer einschaltete. Die Briefpost stapelte sich auf meinem Schreibtisch, daneben einige Faxe und Dutzende von Telefonnotizen, aufgespießt auf einer Spindel, die jeden Moment umzufallen drohte. Ich sah aus dem Fenster und fühlte mich wie gelähmt vor Erschöpfung. Ich war todmüde. Ich wollte im Garten arbeiten, einkaufen gehen, einen Spaziergang machen – alles, nur nicht weiter für *CAN* arbeiten. Ich wollte mein Leben zurück.

Der Termin, an dem ich dem *CAN*-Vorstand meinen Antrag für Somas und Titos erneute Reise in die USA unterbreiten musste, rückte in rasantem Tempo näher. Vielleicht würde es trotz all meiner Mühe nicht klappen. Ich war wütend und fühlte mich hilflos. Unfähig, mich zu bewegen, blieb ich auf meinem Stuhl sitzen und starrte ins Leere. Vielleicht war es an der Zeit, mich einmal ordentlich auszuweinen, so wie früher in der Kindheit, wenn meine Mutter mich einfach in den Arm nahm, mir über den Rücken streichelte und tröstend flüsterte: »Ist ja gut. Lass alles raus.« Die Kinder waren noch in der Schule, und Jon war bei der Arbeit. Niemand war zu Hause.

Der Zeitpunkt war so gut wie jeder andere. Ich ließ mich gehen und heulte Rotz und Wasser. Ich weiß nicht mehr, wie lange ich weinte, aber nach einer Weile wurde mir leichter ums Herz und die Verzweiflung legte sich allmählich wieder – wie der Schneesturm in New York.

Ich konnte kaum noch etwas erkennen, als ich auf die Uhr blickte. Die Kinder mussten jede Minute aus der Schule kommen. Ich atmete tief durch und fühlte mich besser. In diesem Moment entdeckte ich die E-Mail von Tito mit der Überschrift: *»Antwort auf deine Frage.«*

Tito war so ein produktiver Dichter, dass sich jeder Gedanke wellenförmig ausbreitete und Metapher um Metapher erzeugte. Im ersten Moment ist man nur erstaunt und hocherfreut über den Schwall der Worte, der aus einer Person heraussprudelt, die nach außen hin überhaupt kein Sprachverständnis zu besitzen scheint. Ich brütete über seinen langen Wortketten, versuchte, ihren Sinn zu entschlüsseln, so wie man versucht, einen Traum zu deuten. Doch diese endlosen Strophen, so schön sie waren, sagten mir nicht, was ich wissen wollte: Wie war es, autistisch zu sein? Wie erlebte Tito tatsächlich seine Umgebung? Wie sah, hörte, fühlte er? Wieder und wieder richtete ich die schriftliche Bitte an Tito, mir einfach einen kleinen Vorfall zu beschreiben und mir zu schildern, wie er ihn erlebte. Ich bat ihn, einen einzelnen Moment so ausführlich wie möglich darzustellen. In meinem elektronischen Briefkasten gingen kurze Gedichte und Kurzgeschichten, Kapitel seiner vielen Bücher, Strophen langer Gedichte und sogar Essays ein. Selbst profanste Fragen, die eigentlich ganz einfach und direkt zu beantworten waren, lösten bei Tito einen Ausbruch an rätselhaften, kryptischen Versen aus, deren tatsächliche Bedeutung genauso unentschlüsselbar war wie ein japanisches Haiku auf die Frage: »Wie gefällt dir dein neuer Computer?«

Zunächst hielt ich die neue E-Mail für ein weiteres erstaunliches und komplexes Stück Prosa aus dem Labyrinth Titos geheimnisvoller Gedankengänge, aber dieser Text war anders. Plötzlich war meine Müdigkeit wie weggeblasen. Meine Lebensgeister kehrten zurück. Ich las die E-Mail immer wieder, als ob ich mir selbst beweisen wollte, dass das, was ich las, tatsächlich auch da stand. Ja, das war es, was ich gewünscht und erhofft und inständig herbeigefleht hatte – Titos Versuch, einen einzelnen Moment seines Lebens ganz genau zu beschreiben.

Liebe Portia,

Autismus ist ein Zustand des totalen Chaos, das weiß ich aus eigener Erfahrung und durch die Beobachtung anderer.

Chaos in dem Sinn, dass wir die Dinge auf eine Weise wahrnehmen, die uns unvollständige Informationen über die Gesamtsituation gibt. Ich benutze das kollektive »wir«, weil ich meine Erfahrungen verallgemeinere. Und vielleicht irre ich mich. Aber vielleicht liege ich auch richtig.

Um meine Aussage zu verdeutlichen, will ich dir ein Beispiel für eine einfache Situation geben:

»Wasser fließt aus einem Hahn und füllt einen blauen Eimer.«

Auf wie viele Substantive muss ich mich konzentrieren und eine Verbindung zwischen ihnen herstellen? Drei. Wasser, Eimer und Hahn. Die bewegliche Sache ist das Wasser, das den Hahn und den blauen Eimer verbindet. Wasser wird von dem Hahn zu dem Eimer geleitet, der blau ist.

Eine ganz einfache Situation.

Die Situation ist aber auch noch mit einem Ton verbunden. Dem Klang von Wasser.

Und außerdem hat die Situation noch einen Kontext. Wo befindet sich der Hahn? Garten? Waschbecken?

Jetzt konzentriere ich mich auf den Klang des fallenden Wassers und erkenne ihn, weil ich für Töne besonders empfänglich bin.

Ich begreife, dass das Wasser bestimmt nicht etwas Kleines wie ein Trinkglas füllt, sondern den Eimer, und erkenne dann, dass die blaue Farbe eine Eigenschaft des Eimers ist.

Bis ich versuche, die Gesamtsituation zu verstehen, ist der Eimer bereits gefüllt und der Hahn zugedreht.

Der zugedrehte Hahn, die Stille und der gefüllte blaue Eimer ergeben eine neue Situation. Die wiederum eine genaue Untersuchung erfordert.

Die genaue Analyse jeder einzelnen kleinen Situation ist zu viel für mich.

Das Ergebnis ist, dass jeder Autist dazu neigt, ein bestimmtes Sinnesorgan, durch das er eine Situation zu erfassen sucht, besonders stark ausbildet. Ich habe meinen Hörsinn stärker entwickelt als meine anderen Sinne. Ich habe gelernt, dass ich mich auf diese Weise wohl fühle, weil der Versuch, alle Sinne zu nutzen, ein totales Chaos auslöst.

Wenn ich aufgefordert werde, meine Augen zu schließen und Kartoffeln aus einem Gemisch von Kartoffeln und Zwiebeln auszuwählen, wäre ich dazu nicht in der Lage, weil mein Tastsinn schlecht ausgebildet ist. Deshalb macht es mir nichts aus, wenn Leute wie Tom, der einen empfindlichen Tastsinn hat, mich umarmen. Mein Tastempfinden beschränkt sich auf Stoffarten. Ich mag keine Wolle.

Ich erkenne dich eher an deiner Stimme als an deinen Gesichtszügen.

Die Welt hat ein getrenntes Bild für dich und ein getrenntes Bild für mich.

Du kannst das ›schrecklich‹ nennen, aber ich nenne es eine ›Gabe der Natur‹. Und Gaben können in jeder Form auftreten.

Tito

Ja, das war es. Titos Beschreibung zufolge sieht er zunächst, wie Wasser aus einem Hahn in einen blauen Eimer läuft. Doch einen Augenblick später erklärt er: *»Die Situation ist aber auch noch mit einem Ton verbunden.«* Dann fragt er sich, während er dem Klang lauscht – wo fließt das Wasser hinein, wo findet das ganze Geschehen statt?

Aber hatte er nicht gerade einen Moment zuvor die Farbe des Eimers beschrieben, während er ihn betrachtete?

Ich las Titos Beschreibung noch einmal. Das Herz klopfte mir bis zum Hals. Tito offenbarte hier etwas, das noch niemand je gehört, gedacht oder auch nur geahnt hatte. Genau genommen hatte es absolut nichts mit den allgemeinen Überzeugungen in Bezug auf Autismus zu tun. Es hatte nichts mit dem Fehlen normaler menschlicher Antriebskräfte wie Geselligkeit, Empathie oder mentaler Alltagspsychologie zu tun.

Tito berichtete, dass er nicht gleichzeitig sehen und hören konnte. Wenigstens nicht, wenn er sich auf etwas konzentrierte.

Tito zufolge versank die Welt für ihn in einem *»totalen Chaos«*, wenn er seine Sinneswahrnehmung nicht auf einen einzigen Kanal beschränkte.

Mehr noch – Tito äußerte die Vermutung, dass jeder Mensch mit Autismus dazu neigt, ein Sinnesorgan stärker auszubilden als die anderen, weil die Konzentration auf eine einzelne Sinnesmodalität die Möglichkeit bietet, bessere Informationen aus der Umgebung zu erhalten – die Möglichkeit, die Welt besser zu verstehen.

Fragen über Fragen kamen mir in den Sinn. War das bei Tito

von Geburt an so gewesen? Oder hatte er sich angepasst und versucht, die Welt so gut wie irgend möglich zu verstehen? Konnte Tito seine Aufmerksamkeit immer nur auf eine Sinnesmodalität zur Zeit richten? Und was genau war dieses »totale Chaos«?

Doch vor allem fragte ich mich: Gab es andere Menschen mit Autismus, die so waren wie Tito? Im Laufe der folgenden Monate korrespondierte ich fast jeden Tag mit ihm. Es war eine der aufregendsten Phasen meines Lebens. Wenn ich morgens aufwachte, fühlte ich mich wie eine Archäologin, die gerade bei einer Ausgrabung auf eine unentdeckte Zivilisation gestoßen ist.

Ich nahm mir noch einmal Titos Buch *Der Tag, an dem ich meine Stimme fand* vor und las es mit ganz neuen Augen. Jetzt erkannte ich, dass Tito seitenlang seinen singulären Modus der Sinnesverarbeitung beschrieb.

Der Bewusstseinsbaum

Vielleicht ist es Nacht
Oder vielleicht auch Tag
Ich kann es nicht mit Sicherheit wissen
Weil ich die Hitze der Sonne noch nicht spüre
Ich bin der Bewusstseinsbaum
Ich erinnere mich sehr deutlich an »seine« Stimme,
Als ich dieses Bewusstsein zum Geschenk erhielt
Dir habe ich ein Bewusstsein gegeben
Als Einziger sollst du damit leben
Kein Baum wird dir jemals gleichen
Bewusstseinsbaum, so sollst du heißen
Ich kann weder sehen noch sprechen
Doch ich kann mir etwas vorstellen, ich habe Fantasie
Ich habe Hoffnungen und Erwartungen
Ich kann Schmerz empfinden, aber nicht weinen
Also kann ich nur sein, einfach sein, und warten, dass der Schmerz nachlässt
Ich kann nichts anderes tun als warten

Meine Sorgen und Kümmernisse
Sind irgendwo in meinen Tiefen gefangen
Vielleicht in meinen Wurzeln
Vielleicht in meiner Rinde
Wenn er, der mir mein Bewusstsein schenkte,
Das nächste Mal kommt, werde ich ihn um
Die Gabe des Sehens bitten
Ich habe Zweifel an seiner Rückkehr und
Hoffe doch darauf
Vielleicht kommt er
Vielleicht auch nicht

Aus: Jenseits der Stille
Tito Mukhopadhyay

An diesem Abend saß ich an Dovs Bett und betrachtete ihn. Seine Augen waren auf eine Ecke der Zimmerdecke gerichtet; sein Mund stand offen, eine Hand hing schlaff zur Seite, die andere umklammerte seinen derzeitigen Lieblingsstein, ohne den er an diesem Tag nicht leben konnte. Dovs Zimmer mit den blassgelben Wänden, den therapeutischen Spielen, Spielsachen und Büchern würde mir für immer im Gedächtnis bleiben. Während der zahllosen, schwer zu ertragenden Momente, in denen wir wieder einmal vergebens eine neue Therapie ausprobiert hatten, während der vielen Stunden, die ich neben ihm gesessen und nicht gewusst hatte, ob er unter Zahnschmerzen oder bösen Träumen litt, hatte es sich mir für alle Zeiten eingeprägt.

Inzwischen war Dov zu einem hoch aufgeschossenen, mageren Jungen herangewachsen und bei seinem zarten, zerbrechlichen Anblick musste ich zugeben, dass es ihm in gewisser Hinsicht schlechter ging als je zuvor. Wenn ich es mir erlaubte, die schreckliche Verzweiflung zuzulassen, die immer direkt unter der Oberfläche lauerte, müsste ich stundenlang weinen, um mich von der aufgestauten Traurigkeit zu befreien. Es war schwer, einen Ort zu finden, an dem ich meinen Tränen freien Lauf lassen konnte, weil ich nicht wollte, dass irgendjemand mich weinen sah. Ich war der optimistische Dickkopf, der niemals aufgab. Wer sollte die Hoffnung für Dov aufrechterhalten, wenn ich der Verzweiflung nachgab?

Wenn ein Gehirn in früher Kindheit vom normalen Entwicklungsweg abweicht, so heißt das nicht, dass die normale Entwicklung vollständig abbricht. Das Kind passt sich weiterhin an und entwickelt sich, so gut es kann.Doch auf seinem Weg durch die unterschiedlichen Entwicklungsphasen verstärkt sich die ursprüngliche Abweichung immer weiter. Man kann es sich so ähnlich vorstellen wie bei einem Stein, der durch eine tiefe Furche im Berghang nach unten rollt. Die meisten Steine rollen durch diese Furche den Berg hinunter. Wenn das Gehirn vom normalen Entwicklungsweg abweicht, ist es, als ob der Stein außerhalb der Rinne landete und einen anderen Weg nähme. Je mehr Zeit vergeht und je weiter der Stein den Berg hinunterrollt, desto weiter entfernt er sich vom üblichen Kurs. Und das Gleiche gilt beim Autismus. Auch das Gehirn, das sich abnorm entwickelt, muss sich anpassen und mit der Umwelt interagieren, und so bilden die Schaltkreise ein Muster, das mehr und mehr vom Normalen abweicht.

Im Laufe der Jahre hatte ich immer weniger Zeit mit Dov verbracht. Es war einfach zu schmerzlich. Ich wusste nicht, was ich tun sollte, wenn wir zusammen waren. Keine der Therapien schlug an. Dennoch fand ich immer wieder etwas Neues zum Ausprobieren. Ich dachte mir meine eigenen Therapien aus, und während dieser Phasen verbrachte ich mehr Zeit mit Dov, angespornt selbst durch die entfernteste Möglichkeit einer Besserung für ihn. Doch die Jahre vergingen und nichts klappte. Dennoch konnte ich nicht akzeptieren, dass dies sein Leben sein sollte, dass dies alles sein sollte, was er je erreichen würde. Ich liebte ihn so sehr, dass ich es nicht ertragen konnte, tatenlos mitanzusehen, wie er in seinem Autismus gefangen war, während ich ihm nichts anderes anbieten konnte als eine Umarmung und ein paar Worte, die er, nach allem was ich wusste, nicht einmal verstehen konnte.

Und jetzt saß ich also neben dem neunjährigen Dov in seinem Zimmer und betrachtete das Spielzeug in den Regalen, das sich seit seinen frühesten Kindertagen nicht sehr viel geändert hatte. Da waren die einfachen Puzzles für Kleinkinder, Plastikringe zum Aufstapeln und all die anderen Spielsachen, die er nie anrührte. Da waren die Bücher, die wir ihm vorlasen, ohne zu wissen, ob er uns verstand, all die Überreste von zahllosen gut gemeinten Ideen, die nicht gefruchtet hatten – wie unsere Versuche, ihm das Lesen beizubringen, das Als-ob-Spiel und viele andere Fähigkeiten der frühen Entwicklungsstadien, die ein Kind erreichen oder in Dovs Fall verfehlen konnte. Dann waren da die Bauklötze, die Murmeln und die Steine – die ganzen Gegenstände, die Dov wie besessen für seine Stereotypien verwendete, wenn man es zuließ. In endloser Wiederholung schlug er die Steine gegeneinander, schüttete die Murmeln aus oder steckte die Bauklötze in den Mund.

Wir hatten uns nicht vorstellen können, dass er heute noch immer so sein würde. Nein, als Dov zwei Jahre alt war, konnten wir uns nicht vorstellen, dass er mit neun noch immer auf Bauklötzen kauen und Steine zusammenschlagen würde, dass sein Zustand tatsächlich viel schlimmer sein würde als mit zwei. Wir hätten nicht geglaubt, dass er immer noch nicht fähig wäre zu sprechen oder in irgendeiner Form zu kommunizieren, mit Spielsachen zu spielen oder mehr als einige Minuten allein zu bleiben, ohne sich selbst zu gefährden.

Ich blickte wieder zu dem neben mir sitzenden Dov, der mit einem leichten Lächeln im Gesicht starr geradeaus sah. Ich wusste nicht, ob er zufällig lächelte oder weil ich neben ihm saß – es gab keine Möglichkeit, es herauszufinden. Seine Augen waren dunkel wie die seines Vaters, und er hatte diesen abwesenden Blick, als sei sein Bewusstsein auf einem anderen Planeten. Wir kannten einander kaum.

Dann lehnte ich mich zu ihm hinüber und nahm ihn in die Arme wie so viele Male zuvor. Er schien es zu genießen, als ich ihn sanft vor und zurück schaukelte und seinen Rücken streichelte, wie ich es schon getan hatte, als er ein Baby war. Das war etwas, was wir zusammen tun konnten, einer der seltenen

Augenblicke, in denen wir nicht getrennt, sondern wie in einer normalen Mutter-Kind-Beziehung verbunden waren. Wenigstens hatten wir diese kostbaren Momente, von denen ich wusste, dass sie nicht selbstverständlich waren. Manche Eltern hatten ein autistisches Kind, das Berührungen nicht ertragen konnte, und diese Eltern mussten sogar diese wenigen Augenblicke stiller Nähe entbehren.

Meine Gedanken kehrten zu Titos E-Mail zurück. Ich war in Dovs Zimmer gekommen, um ihm davon zu berichten. Ich wollte Dov erklären, warum den »normalen« Leuten manche Dinge so leichtfielen, die ihm schwerfielen, warum es ihn so große Mühe kostete, die kleinsten Aufgaben zu bewältigen, Dinge zu verstehen, die andere mühelos verstanden, oder simple Handlungen auszuführen, wie in einen anderen Raum zu gehen und einen verlorenen Gegenstand wiederzufinden.

Aber ich wusste nicht, ob Dov ein einziges Wort, von dem was ich sagte, verstand. Was war, wenn sein Gehirn genauso intakt war wie das von Tito und er sich einfach nicht mitteilen konnte? Es war ein ebenso schrecklicher wie wunderbarer Gedanke. Denn wenn Dov intelligent war, dann war es unerträglich, an all die Jahre zu denken, die wir vergeudet hatten, und an die vielen Situationen, in denen wir seine Gefühle verletzt hatten, weil wir ihn behandelten, als ob er kaum etwas verstünde. Hatten wir ihn womöglich jahrelang mit Therapien getriezt, die weit unter seinem kognitiven Niveau lagen, um jetzt zu entdecken, dass er in Wahrheit intelligent war?

»Dov«, fing ich langsam an. Ich kam mir albern vor, so als ob ich einen Text vor einem imaginären Publikum aufsagen wollte. Dies war die ultimative Form des »So tun als ob«, eine Art Populärpsychologie, die besagt, dass etwas wahr wird, wenn du so tust als ob. Doch was hatte ich zu verlieren? Wir waren allein in diesem Raum, niemand konnte uns hören – und wenn Gott irgendwo in der Nähe war, würde er nicht über uns lachen, dachte ich. Er würde es vollkommen in Ordnung finden, dass ich mit Dov redete, als könne er dieses Mal fast alles, anstatt wie sonst üblich, fast nichts verstehen.

»Es gibt etwas, worüber ich mit dir reden möchte.« Ich zögerte. »Ich habe dir doch von Tito erzählt, dem Jungen aus Indien, der schreiben kann – der kommunizieren kann.« Bildete ich mir das ein oder verbreiterte sich das Lächeln von Dov, der mich immer noch nicht ansah. Einen Augenblick blickte ich forschend in sein Gesicht, drückte ihn dann zärtlich an den Schultern, während ich fortfuhr. »Na ja, er hat mir erklärt, wie er Dinge erlebt, wie er seine Umgebung wahrnimmt. Es ist anders, Dov. Der Rest von uns erlebt Dinge anders.«

Dov drehte den Kopf und warf einen flüchtigen Blick in die Richtung meines Gesichts. Ich umfasste seine kindlichen Pausbacken mit den Händen und zog ihn dichter zu mir heran. Er mied meinen Blick, starrte ausdruckslos auf einen unbestimmten Fleck direkt neben meinem Gesicht. »Weißt du, Dov, dir ist das vielleicht nicht klar, aber für andere Menschen ist alles viel leichter … weil wir gleichzeitig sehen und hören und fühlen können.« Für mich selbst klangen meine Worte immer noch verrückt, aber ich redete trotzdem weiter. »Tito hat mir erzählt, dass er meine Stimme nicht hören kann, wenn er mir in die Augen sieht. Er sagt, er kann nicht etwas ansehen und gleichzeitig zuhören. Er hat mir erzählt, er kann seinen Körper nicht spüren.«

»Dov«, fuhr ich fort, »vielleicht treffen einige dieser Dinge auch auf dich zu. Ich weiß es nicht. Tito sagt, er muss sich anstrengen, um etwas zu verstehen. Er sagt, alles ist Chaos für ihn, die Eindrücke sind überwältigend und schwer einzuordnen. Er muss sich große Mühe geben, um die Bedeutung einer Situation zu verstehen, und wenn es ihm endlich gelingt, ist die Situation für alle anderen schon vorbei, und er ist mit seiner Wahrnehmung wieder allein. Er sagt, er stützt sich fast ausschließlich auf sein Gehör. Er sagt, seine Augen benutzt er fast gar nicht. Dov, ist das bei dir genauso? Dov? …« Ich verstummte. Sogar wenn es zutraf, konnte Dov es mir nicht sagen.

Plötzlich sah Dov mir direkt in die Augen, mit einem unmissverständlichen Blick, mit einer Intensität, die mir, obgleich sie nur einen Sekundenbruchteil währte, deutlich machte, dass er mich verstand. Eine Träne lief mir über die Wange und ich versuchte, sie zu verbergen, indem ich ihn fest an mich drückte. Eine ganze Weile blieben wir so sitzen und schaukelten auf seinem Bett vor und zurück.

5. Loopings um unser Haus

In den Monaten, in denen ich auf die Rückkehr von Soma und Tito wartete und hoffte, korrespondierte ich mehrmals in der Woche mit Tito. Wenn niemand sonst daran interessiert war, Tito zu untersuchen, konnte ich wenigstens selbst versuchen, ihn zu befragen und mehr über Autismus zu erfahren.

Die Möglichkeit, mit ihm zu kommunizieren, war ein unglaubliches Geschenk: Es kam mir vor, als hätte ich die Enzyklopädie des Autismus gefunden – ein vormals verbotenes Buch, das alle Definitionen und Erklärungen enthielt und damit plötzlich einen direkten Zugang zum Phänomen Autismus eröffncte. Obwohl ich Titos Gedichte sehr bewunderte, wollte ich vor allem erfahren, wie sein Verstand arbeitete – das interessierte mich sogar noch mehr als sein reiches, ungeheuer komplexes und sehr menschliches Gefühlsleben. Und Tito erklärte es mir:

Ich erinnere mich an Dinge durch Assoziation.
Ich neige dazu, alles, was ich erlebe, mit einer zuvor gemachten Erfahrung zu verknüpfen. So nach dem Motto, dass die Zahl drei existiert, weil die Zahl zwei existiert. Und die Zahl zwei existiert, weil die Eins existiert.
Mein visuelles Erleben ist nie so spontan wie mein akustisches Erleben. Ich muss die Farbe oder Form mit einer früher wahrgenommenen Sache von der gleichen Farbe oder Form verbinden. Und das dauert eine Weile.
Und jetzt, liebe Portia, komme ich zu deiner Frage, wie ich Menschen erkenne.
Die Antwort ist einfach: »Ich erkenne sie nicht.«
Hast du je erlebt, dass ich Blickkontakt herstelle?

Also, liebe Portia, ich erkenne deine Stimme, deine Wortwahl und eine Person, die dem Foto ähnelt, das ich oft gesehen habe und das ich wie alles Konstante besser erfasse als Veränderungen.
Jedes Gesicht wird zu einer Mischung aus Augen, Nase, Mund und anderen Partien. Doch die Längen und Größen dieser Teile unterscheiden sich von Person zu Person. Kannst du dir vorstellen, was für ein riesengroßes Durcheinander entstünde, wenn ich anfangen würde, Gesichtsteile miteinander zu verbinden, mit diesen ganzen Details, von denen jedes einen anderen Ausdruck hat, einen besorgten oder heiteren oder traurigen oder verwirrten Blick?
Wie viele Verknüpfungen müsste ich wiedererkennen, wenn Portia mich anlächelt? Kannst du dir die Anstrengung vorstellen?
Die nächste Frage lautet: Woher weiß ich, ob ich Situationen schnell oder langsam erkenne? Wie kann ich beurteilen, ob ich schnell oder langsam bin, wenn ich nicht erlebt habe, wie ein normaler Mensch Bilder und Töne verarbeitet?

Das habe ich meiner Mutter zu verdanken.
Sie hat mich Biologie gelehrt. Alles über den menschlichen Körper und seine wichtigsten Systeme.
Sie hat mich Physik gelehrt. Die Gesetze, nach denen die Welt um uns herum funktioniert.
Deshalb weiß ich, »was sein sollte« und was ich erlebe.
Ich vergleiche beides miteinander und komme zu dem Schluss, dass ich mehr Zeit zum Verarbeiten brauche, um das vollständige Bild zu erhalten.
Und sicherlich ist da ein Unterschied, Portia.
Warum sollte ich mich anders verhalten als andere, wenn es keinen Unterschied gäbe?
Und warum um alles in der Welt sollte man mich autistisch nennen, wenn da kein Unterschied in meinem Verhalten wäre?

Tito

Es wurde immer deutlicher, dass Tito nicht fähig war, die Welt über das nahtlose Zusammenspiel aller Sinnesorgane wahrzunehmen, wie es die meisten Menschen tun. Tito stützte sich offenbar fast ausschließlich auf seinen Hörsinn, um die Welt zu begreifen – und zwar in einem Ausmaß, das ihn beinahe zu einem Blinden machte. Ich fing an, mich zu fragen, ob andere stumme Autisten die Welt genauso wahrnahmen wie Tito und als geistig behindert abgestempelt wurden, obwohl sie die Welt vielleicht still und hilflos über ihren Hörsinn wahrnahmen und keine Möglichkeit hatten, sich auszudrücken.

Je gründlicher ich mich mit Titos erstaunlichen Antworten befasste, desto mehr hatte ich den Eindruck, dass seine Sinne voneinander getrennt waren, dass er buchstäblich nicht gleichzeitig sehen und hören konnte.

Am Ende des Tages saß ich wieder auf Dovs Bettkante. Wenn er sich nicht seinen Stereotypien hingab oder von einem manischen Anfall erfasst wurde, hatte Dov das Gesicht eines Engels. Er würde eines Tages ein sehr attraktiver Mann sein. Aber jetzt nahm ich seine kleinen Hände in meine und brachte den Mut auf, mit ihm zu reden, als ob er mich verstehen könnte. Ich erzählte ihm, so gut ich konnte, alles, was ich über Tito in Erfahrung gebracht hatte. Mir war bewusst geworden, dass niemand Dov je erzählt hatte, wie »normale« Menschen die Welt erleben. Vielleicht wusste er es gar nicht.

In den folgenden Wochen und Monaten studierte ich Titos Buch, korrespondierte weiterhin per E-Mail mit ihm und war immer fester davon überzeugt, dass wir von Tito mehr über Autismus erfahren konnten als von jedem anderen Menschen auf der Welt, weil er in den tiefsten, dunkelsten Abgründen des Autismus lebte und dennoch mit uns kommunizieren konnte. Ob man die Wissenschaftler davon überzeugen konnte, stand auf einem anderen Blatt. Jeden Tag fasste ich mir erneut ein Herz und griff ein weiteres Mal zum Telefonhörer, traf mich mit einem weiteren Forscher, schrieb einen weiteren Brief. Warum konnte ich nicht wenigstens einen einzigen anerkannten Wissenschaftler davon überzeugen, dass Tito eine wahre Goldgrube an Informationen bot, durch die man zu einem ganz neuen Autismusverständnis gelangen und mit den alten Mythen aufräumen konnte? Ein Grund war zweifellos, dass die meisten mich für verrückt hielten.

Die Autismusexperten fragten mich, inwiefern Tito sich denn von jenen Autisten unterschied, die vor etwa einem Jahrzehnt die inzwischen diskreditierte Methode der *Gestützten Kommunikation* angewendet hatten.

Die Wahrheit war, dass ich gar nichts von dem Phänomen der *Gestützten Kommunikation* (*Facilitated Communication, FC*)[7] mitbekommen hatte, als es einige Jahre vor Dovs Geburt aufgetaucht war. Und bis man die Diagnose bei Dov stellte, war die *Gestützte Kommunikation* bereits wieder von der Bildfläche verschwunden und fand im Autismus-Jargon überhaupt keine Erwähnung mehr. Als ich schließlich doch davon hörte, wurde sie als *Hand-auf-Hand-Methode* der Kommunikation beschrieben, die man bei Autisten eingesetzt hatte, bis sie ihren Nimbus verlor. Von einzelnen Autisten, die das Verfahren der *Gestützten Kommunikation* angewendet hatten, waren Vorwürfe eines sexuellen Missbrauchs erhoben worden, mit tragischen Folgen für einige Familien, was letztlich dazu führte, dass die Methode selbst auf die Anklagebank geriet. Versuche, ihren Wert zu belegen, seien gescheitert, berichtete man mir, und seither werde sie von niemandem mehr praktiziert.

Trotzdem fragte ich mich, ob nicht vielleicht doch die klitzekleine Möglichkeit bestand, dass ein Teil der Kommunikation authentisch gewesen war.

»Ach, das ist bloß ein Hexenbrett-Effekt«, erklärte Ed Cook, ein allgemein anerkannter Autismusforscher, mit Bestimmtheit und einer Spur Besorgnis, als ich ihn fragte, was er von der gestützten Kommunikation hielt.

Das hinderte uns allerdings nicht daran, es auszuprobieren. Als Dov etwa sechs war und kaum Fortschritte machte, ganz gleich welche Therapie wir anwendeten, wagten wir einen halbherzigen Versuch mit diesem verpönten Ansatz. Die Methode bestand darin, dass man die Hand des Kindes hielt und einen körperlichen Widerstand bot, damit das Kind Gegendruck ausüben konnte. Die Grundidee war, dass man dem Kind auf diese Weise half, seine Bewegungen so weit zu steuern, dass es in der Lage war, auf Buchstaben auf einer Tafel zu deuten und dadurch zu kommunizieren. Ich hielt versuchsweise Dovs Hand und ließ ihn gegen meine drücken. Langsam, mühevoll tippte er auf die Buchstaben D-Z-N-E.

»Disney!«, rief die liebenswürdige, lächelnde Dame aus. »Er möchte nach Disneyland fahren!«

Ich wollte ihr gern glauben, aber bis zu diesem Zeitpunkt hatten wir keinerlei Anhaltspunkte dafür, dass Dov buchstabieren oder lesen konnte oder auch nur das Alphabet beherrschte. Er konnte noch immer nicht verlässlich Buchstaben oder Zahlen zuordnen, nicht einmal, wenn man ihm nur zwei Wahlmöglichkeiten gab. Wenn er eigenständig auf das Wort gedeutet hätte, wäre ich vielleicht bereit gewesen, »DZNE« als Disneyland zu deuten, ich hätte meine persönlichen Zweifel beiseitegeschoben und wissenschaftliche Bedenken ignoriert. Aber das Problem war, dass ich nicht exakt sagen konnte, was von mir und was von Dov ausging. Man konnte einfach nicht erkennen, wer auf die Buchstaben deutete, weil unsere Bewegungsabläufe beim Anzeigen der Buchstaben so stark miteinander verschmolzen. Und wie nicht anders zu erwarten, konnte Dov ohne eine Person, die ihm dabei half, auf überhaupt nichts deuten.

Aber Tito war anders. Zum einen konnte er handschriftliche Notizen anfertigen. Seine Handschrift war krakelig und schwer lesbar, aber man konnte sie lesen. Und was er schrieb, ergab Sinn. Er brachte schlüssige Gedanken und Ideen zum Ausdruck, er bildete gut konstruierte Sätze und hatte einen beeindruckenden Wortschatz, wenn auch eine mitunter gewöhnungsbedürftige Grammatik. Und Tito versuchte häufig, die Wörter laut auszusprechen, während er sie schrieb, auch wenn fast niemand ihn verstehen konnte. Doch vor allem war es die Tatsache, dass seine Mutter ihn nicht berührte, während er schrieb oder auf Buchstaben deutete, welche seine Form von Kommunikation von der gestützten Kommunikation unterschied. Es stimmte, dass Soma Tito mündlich anfeuern und ihn durch ihre Stimme aus vorübergehenden Lähmungsphasen befreien musste, aber sie fasste weder seine Hand noch seine Schulter an und berührte ihn auch sonst in keiner Weise, außer dass sie ihn gelegentlich mit einem schnellen Klaps auf Arm oder Knie ins Hier und Jetzt zurückholte. Tatsächlich konnte niemand, der Tito beim Schreiben oder Tippen beobachtete, daran zweifeln, dass es Tito war, der kommunizierte, und nicht seine Mutter.

Etwa um diese Zeit herum besuchte mich meine Freundin Elaine mit ihrem autistischen Sohn Steve. Steve war um die zwanzig und rein physiologisch in der Lage zu sprechen, hatte aber eine stark eingeschränkte, zwanghafte Sprechroutine, die jede echte Kommunikation zu verhindern schien. Er lief immer von einer Person zur anderen und redete mit eindringlicher Stimme über sein Lieblingsthema.

»Lebt dein Großvater noch?«, fing er an, unabhängig von der Tatsache, dass er mir diese Frage in den letzten fünfzehn Minuten bereits ein Dutzend Mal gestellt hatte. »Nein, er ist gestorben.« »Wo ist er begraben?«, fragte er als Nächstes. »Chicago«, antwortete ich zum wiederholten Male. Und dann setzte Steve zu einem detailreichen Monolog über den Bahnhof von Chicago an. Er hatte offenbar umfangreiche Kenntnisse von jedem Bahnhof in den Vereinigten Staaten. Doch wieso ging er auf diese Weise vor? War es einfach eine wenig subtile Strategie, um die Leute auf sein Lieblingsthema Bahnhöfe zu lenken? Oder waren es die einzigen Worte, die sein Mund äußern konnte, wenn er zu sprechen versuchte? Er konnte tadellos sprechen, dennoch konnte er diese Fähigkeit nicht einsetzen, um sinnvoll zu kommunizieren. Es war unheimlich. Es war, als ob Steve besessen wäre und mit ihm zu interagieren hatte etwas Gespenstisches, als befände man sich in Gesellschaft eines geisterhaften Wesens.

Steve erinnerte mich an Brian, einen weiteren autistischen Teenager, den ich kennengelernt hatte. Brian war ein gut aussehender Junge im Highschool-Alter mit dem Körperbau eines Footballspielers, bei dem die Mädchen weiche Knie bekommen hätten, wenn da nicht sein Autismus gewesen wäre. Während meines Besuches raste Brian von einem Ende des Hauses zum anderen, legte auf jeder Runde einen abrupten Stop bei mir ein und rief, wenige Zentimeter von meinem Gesicht entfernt: »Portia! Hast du den Prinz von Ägypten gesehen, Portia?« Ohne meine Antwort abzuwarten, rannte er wieder los und zog eine weitere kreisförmige Bahn durchs Haus. »Er meint den Film ›Der Prinz von Ägypten‹«, erklärte seine Mutter. Offenbar hatte Brian den Film gesehen und besaß auch mehrere Bücher darüber. Als ich Brian kennenlernte, stellte er seit einem Jahr jeder Person, der er begegnete, diese Frage.

Ich hatte weitere Kinder wie Steve und Brian getroffen, genau genommen hatten viele Autisten, die sprechen konnten, dasselbe Problem: Obwohl sie Wörter artikulieren konnten, trug diese Fähigkeit wenig zu ihrem Kommunikationsvermögen bei. Ich hatte oft erlebt, wie Eltern Hoffnung schöpften, weil ihr autistisches Kind mit drei Jahren zu sprechen begann, und dann die schmerzliche Erfahrung machen mussten, dass dasselbe Kind mit sieben Jahren dennoch nicht zur Kommunikation fähig war und häufig nur in repetitiven, sinnlosen Schleifen sprach.

Bis jetzt war mir noch nie der Gedanke gekommen, dass das Sprechen als solches ein abnormes Verhalten sein könnte, nutzlos für den Zweck der Kommunikation. Steve und Brian schienen keine willentliche Kontrolle über ihre Äußerungen zu haben. Wenn das zutraf, wären ihre gesprochenen Worte keine Sprache in dem Sinn, den wir normalerweise damit verbinden.

Wie konnte es sein, dass jemand wie Tito über eine hoch entwickelte, komplexe innere Sprache verfügte und dennoch unfähig war, zu sprechen, während jemand wie Steve, der alle erforderlichen körperlich-motorischen Voraussetzungen dafür besaß, nicht in der Lage war, seine klar artikulierten Worte zum Kommunizieren einzusetzen?

Noch verblüffender war die Tatsache, dass die Sprechversuche von Dov oder Tito sehr wohl der Kommunikation dienten, auch wenn ihre Bewegungsabläufe beim Sprechen gestört und ihre Äußerungen sogar für Familienangehörige schwer verständlich waren.

In meinem Kopf kristallisierte sich allmählich eine umfassendere Idee heraus, die mir wichtig schien, obwohl ich noch nicht wusste, was ich damit anfangen sollte. Autisten wie Steve und Brian waren stark visuell orientiert. Sie schienen sich auf ihre Augen zu verlassen, um die Welt zu verstehen, so wie Tito gesagt hatte, dass er sich auf seinen Hörsinn stützte, um seine Umwelt wahrzunehmen. In mir regte sich der Verdacht, dass es zwei Hauptgruppen beim Autismus gab: einen visuellen Typus mit besseren motorischen Fähigkeiten und der Fähigkeit zu sprechen, wie Steve oder Brian, und einen auditiven Typus wie Tito und vielleicht Dov, mit schlechten motorischen Fähigkeiten und dem physiologischen Unvermögen zu sprechen.

In der alten Volkssage »Die Steinsuppe« kommt ein ausgehungerter Junge in ein kleines Dorf, das gerade eine schwere Zeit durchmacht. Er behauptet, dass er nur einen einzelnen Stein brauche, um eine köstliche Suppe zu kochen. Die Dorfbewohner scharen sich um ihn und schauen zu, wie er versucht, sein Wunder zu bewirken. Die Suppe, sagt der Junge, wird die köstlichste sein, die sie je probiert haben, würde aber selbst einem Fürsten munden, wenn er nur ein oder zwei Möhren hinzufügen könnte. Sofort besorgen die Dorfbewohner die Extra-Zutat. Die Suppe ist ein Gedicht, ruft der Junge aus, als er davon kostet, würde aber sogar dem König munden, wenn er nur noch einige Kartoffeln hinzufügen könnte. Und so bringen die Dorfbewohner immer mehr Zutaten und beobachten staunend, wie der Junge eine wunderbare Suppe aus einem einzelnen Stein kocht, bis schließlich das gesamte Dorf an einem Festmahl teilnimmt und das Wunder der Steinsuppe feiert.

Wenn ich doch nur den Stein für meine Steinsuppe finden könnte! Ich brauchte nur einen einzigen bedeutenden Wissenschaftler, um den *CAN*-Vorstand zu überzeugen und andere

Wissenschaftler dazu zu bringen, Tito ernst zu nehmen. Ich wusste, dass man mir glauben würde, wenn es mir gelänge, einen dieser Wissenschaftler persönlich mit Tito zusammenzubringen. Doch bislang war der einzige amerikanische Wissenschaftler, der Tito persönlich kennengelernt hatte, der zwar geniale, aber pessimistische Realist und »Neinsager« Mike Merzenich. Mir wurde plötzlich klar, dass Mike Merzenich möglicherweise meine einzige Hoffnung war.

Also fasste ich schließlich all meinen Mut zusammen und rief ihn noch einmal an. Als er sich sofort persönlich meldete, presste ich den Hörer ganz fest an mein Ohr und umklammerte mit der anderen Hand einen Stift, einfach damit sie eine Aufgabe hatte. Ob er vielleicht in Erwägung ziehen würde, Tito in seinem Labor zu untersuchen, wenn es mir gelänge, Soma und Tito für einige Monate in die Staaten zu holen? Das Herz schlug mir bis zum Hals. Einerseits hoffte ich, dass Mike Merzenich zustimmen würde, andererseits graute mir bei dem Gedanken, dass er mir erneut erzählen würde, Autismus-Forschung käme für ihn nicht in Frage und er wolle damit nichts zu tun haben.

»Es wäre mir eine Ehre«, antwortete er, ohne zu zögern, und in seiner Stimme schwang tiefes, aufrichtiges Interesse mit.

Ich liebte Mike Merzenich.

Die Beteiligung von Mike Merzenich erwies sich als Wendepunkt beim *CAN*-Vorstand, der schließlich zustimmte, alle Kosten für einen viermonatigen Aufenthalt von Soma und Tito zu übernehmen, damit Merzenich mit Tito arbeiten konnte. Bald nachdem Merzenich zugestimmt hatte, Tito zu testen, erklärte sich ein halbes Dutzend weiterer Wissenschaftler bereit, Tito zu treffen und ebenfalls zu untersuchen.

Der Moment, in dem ich Soma und Tito die E-Mail mit der guten Nachricht schicken konnte, war einer der schönsten meines Lebens.

Dann tauchten die eher praktischen Probleme auf. Wo sollten sie wohnen? Man konnte sich kaum zwei ungewöhnlichere

Mieter vorstellen. Ich fand eine kleine möblierte Wohnung in *Park LaBrea*, einer ausgedehnten Wohnanlage, die von einer hohen Mauer umgeben mitten in Los Angeles liegt. Wenigstens konnte Tito hier nicht direkt auf die verkehrsreichen Straßen laufen. Die Wohnung hatte einen eigenen Eingang, im Erdgeschoss war eine Waschküche und draußen ein grüner Fleckenteppich aus kleinen Rasenflächen, die von blumengesäumten Fußwegen durchzogen waren. In der Nähe gab es einige Geschäfte, einen weitläufigen Park und eine öffentliche Bücherei, die Linienbusse hielten an der Ecke, und die anderen Mieter blieben für sich. Es schien ideal.

Ganz gleich, wie sehr ich mich bemühte, die Wünsche und Bedürfnisse von Soma und Tito zu erraten, es war unmöglich. Für die beiden bedeutete das Ganze eine ungeheure Veränderung. Tito war daran gewöhnt, an der Seite seiner Mutter durch die Straßen von Bangalore zu streifen, während sie ihm alles beschrieb, was an ihnen vorbeizog. Tito benutzte seine Augen so gut wie gar nicht und lernte die Welt in erster Linie durch die Beschreibungen kennen, die seine Mutter ihm laufend von ihrer Umgebung lieferte. Auf den Straßen fuhren nicht nur Autos, sondern auch Rikschas; man stieß auf heilige Kühe, die nicht gestört werden durften; man sah alte Männer, die in ihren kleinen Läden arbeiteten, Schneider und Bettler, streunende Hunde und Menschen, die religiöse Zeremonien abhielten. Es gab Sonne und manchmal Wolken, Wind, eine Regenzeit und eine Trockenzeit, Tag und Nacht, Dürre. All das erfuhr Tito von seiner Mutter, die ihm zunächst die Umgebung beschrieb und dann die grundlegenden Prinzipien und Gesetze der Phänomene erklärte. Tito wirkte wie ein Blinder, wenn er sich an den Arm seiner Mutter klammerte und sich von ihr durch die überfüllten Straßen Bangalores führen ließ. Wenn sie in Indien dann in ihre kleine Wohnung zurückkehrten, schrieb Tito über die Dinge, die seine Mutter ihm erklärt hatte.

Eines Tages, nach einem Sandsturm im Sommer, als alle anderen ihre Türen und Fenster geschlossen hatten, zog Soma Tito nach draußen auf die Terrasse, damit er sich am Wind freuen konnte. Später schrieb er den folgenden Text über das Erlebnis:

Überall um mich herum waren kleine Staubkörner zu sehen. Kleine, in der Luft verstreute Staubkörner trieben in ihrer eigenen vollkommenen Ruhe dahin. Kleine Staubkörner, ihre Ruhe jäh durchbrochen von den Rädern der Lastwagen, flogen in aufgeschreckter Wachsamkeit auseinander. Kleine Staubkörner in meinem Atem und natürlich kleine Staubkörner auf der Straße und am Straßenrand rückten dichter zusammen, um ein staubiges Überall zu erzeugen. Staubige Straße, staubige Luft, staubige Sträucher am Straßenrand, staubige Felder und natürlich ein staubiges Ich mit staubigen Füßen.

Aber Los Angeles war anders als Bangalore. Es gab viel mehr Verkehr, und ich machte mir Sorgen um Titos Sicherheit. Ich wusste, dass er gelegentlich ausriss und durch die Straßen von Bangalore lief, wo seine aufgelöste Mutter dann nach ihm suchte.

Als der Tag ihrer Ankunft näherrückte, verstaute ich Lebensmittel und Vorräte in ihrer Wohnung. Ich wusste nur, dass Soma für ihr Leben gern *Lipton*-Tee trank und Tito ganz wild auf Schokolade war. Falls alle Stricke reißen sollten, gab es ein indisches Restaurant in der Nähe, das man bequem zu Fuß erreichen konnte. Ich wusste, dass Soma noch nie in einem amerikanischen Mega-Supermarkt eingekauft hatte und dass diese Erfahrung überwältigend sein konnte. Soma hatte das Einkaufen in Bangalore beschrieben, wo sie bestimmte Waren in kleinen Spezialgeschäften direkt beim Ladenbesitzer erstand. Es gab einen Laden für Süßigkeiten, einen Laden für Gemüse, einen weiteren für Socken und noch einen weiteren für Hemden. In Indien ließ sie Tito nie in die Nähe eines Bonbonladens, aus Angst, er würde einen gewalttätigen Tobsuchtsanfall in der Öffentlichkeit bekommen. Wie sollte sie ihn in einem Supermarkt unter Kontrolle halten, wo alle erdenklichen Waren ausgestellt waren und sich auch noch direkt in Reichweite befanden? In den USA war alles anders. Ich fand Soma ungeheuer mutig.

Schließlich war der Tag gekommen, an dem Soma und Tito wieder in der Menschenmenge im International Terminal des *Los Angeles Airport* standen, diesmal auf der Suche nach meinem vertrauten Gesicht anstatt nach einem handschriftlichen Schild. Es war der 4. Juli 2001. Neun Monate waren seit ihrem ersten Besuch vergangen.

Und dann war es so wie in diesen Träumen, die aus Sehnsucht und dem Verlangen nach etwas Unmöglichem erwachsen: Plötzlich saß ich Soma in der kleinen möblierten Wohnung gegenüber, wo wir uns schüchtern anlächelten und beide nicht so recht wussten, was wir sagen sollten, während Tito mit einem Kopfhörer neben uns auf dem Sofa kauerte, hin und her schaukelte und den Blick anscheinend auf irgendeinen entfernten Planeten fixiert hatte. Endlich waren sie angekommen.

Es war Sommer in Los Angeles. Es war heiß, aber nicht annähernd so heiß, wie es in Indien sein konnte, teilte Soma mir mit. Und *Park LaBrea* verfügte über eine Klimaanlage, ganz zu schweigen von einem Geschirrspüler, einer Mikrowelle, einer Gemeinschaftswaschmaschine mitsamt Trockner und zahllosen weiteren Elektrogeräten, die Soma noch nie zuvor gesehen hatte. Ich traf Soma und Tito anfangs fast jeden Tag, obwohl ich nicht mehr weiß, wie ich das zwischen *CAN*, meiner Familie und vor allem Dov bewerkstelligt habe.

An diesem ersten Wochenende fieberten alle bei uns zu Hause dem Besuch von Tito und Soma entgegen. Der Verandatisch war mit Tee und Keksen gedeckt. Wir hatten einen Stapel Gedichtbände bereitgelegt, von denen Jon meinte, dass sie Tito gefallen könnten. Ich wusste, dass Tito gern Süßigkeiten aß und hatte mit Bedacht die Veranda für den Besuch ausgewählt: Dort konnte Tito ein paar Kekse mit uns essen, Tee trinken, die Gedichte anschauen, dann eine Weile auf der Buchstabentafel kommunizieren und durch den Garten stromern, wenn er unruhig wurde.

Dov hatte ich ja bereits seit Monaten von Tito erzählt. Meinen anderen Kindern, der achtjährigen Miriam und dem fünfjährigen Gabriel, hatte ich, so gut ich konnte, erklärt, dass wir einen sehr ungewöhnlichen Gast namens Tito erwarteten. Ich versuchte, ihnen verständlich zu machen, dass er sich unter Umständen ganz anders benahm, als er es selbst beabsichtigte, und sein Körper manchmal nicht so handelte, wie sein Kopf es wollte. Miriam und Gabriel sahen mich an, als ob sie nicht glauben könnten, dass ihre Mutter eine so fadenscheinige Ausrede für schlechtes Betragen akzeptierte, und als zögen sie in Erwägung, es auch einmal damit zu probieren.

Sobald Soma und Tito an der Haustür auftauchten, wurden alle ausgeklügelten Pläne mit einem Schlag hinweggefegt. Anstatt uns beim Tee auf der Veranda Gesellschaft zu leisten, wie ich es mir vorgestellt hatte, raste Tito schnurstracks durch die Eingangstür und fing an, in beunruhigender Weise im gesamten Haus umherzustreifen. Soma lief ihm nach, wobei sie sich abwechselnd entschuldigte und halbherzig ausrief: »Nein! Tito! Nein!« Tito rannte mittlerweile die Treppe hinauf und stürmte in jeden Raum, riss Schranktüren auf und zog Schubladen heraus, stellte alles, was sich öffnen ließ, auf den Kopf, kippte Körbe mit schmutziger Wäsche und Spielzeugkisten aus, zog Bücher und Papiere heraus und stieß sämtliche Möbel und andere Hindernisse um, die den Weg zum nächsten Objekt seiner Begierde versperrten.

Ich konnte kaum mit ihnen Schritt halten, als Tito wieder nach unten und in die Bibliothek raste, wo er mit Büchern und Papieren um sich warf, während Jon mit entsetztem Blick beobachtete, wie einige seiner kostbarsten Ausgaben krachend auf dem Boden landeten. Tito rannte weiter zur Küche, wo er die Schränke aufriss, sich eine Hand voll Brot grapschte, den Kühlschrank öffnete und Nahrungsmittel über den gesamten Boden verstreute, bevor er durch die Hintertür ins Freie schoss.

Draußen rannte Tito unbeholfen weiter, sprang in großen Sätzen um das Haus herum, während Soma und ich hinter ihm herjagten. Auf dem Weg in den Vordergarten erhaschte ich einen flüchtigen Blick auf Gabriel und Miriam, die das Beste aus der Situation machten und sich emsig so viele Plätzchen wie möglich in den Mund stopften, solange ihre Mutter anderweitig beschäftigt war. Ich hob drohend den Finger in ihre Richtung, während ich vorbeigaloppierte.

Tito lief durch die Vordertür zurück ins Haus und fing erneut an, nach Essbarem zu suchen. Das mit dem gemütlichen Zusammensitzen konnte ich mir abschminken, ebenso wie den Tee, die Kekse und die Gedichtbände. Es war schwierig, Zeit mit Tito zu verbringen. Genau genommen war es ziemlich erschöpfend.

»So Tito«, platzte ich außer Atem heraus, als ich ihn schließlich einholte. »Können wir einen Moment miteinander reden?« Tito ließ sich abrupt auf den Boden fallen und blieb mit gekreuzten Beinen sitzen, schaukelte sich vor und zurück und wedelte wie wild mit den Fingern seitlich an seinem Gesicht. Soma hielt ihm die Buchstabentafel hin. »Mach schon!«, forderte sie ihn auf. Tito ließ die Hände schlaff in den Schoß fallen, hörte mit dem Schaukeln auf und fing an, auf einen Buchstaben zu deuten, dann auf den nächsten. Während Soma jedes Wort laut vorlas, schaute Tito mit einem seltsamen schiefen Lächeln und hervorquellenden Augen abwechselnd auf die Tafel und ins Leere. Seine langen, spitz zulaufenden, extrem gelenkigen Finger tippten bedächtig die Wörter: *»Ich will über Shakespeare reden, aber stattdessen öffne und schließe ich eine Papiertüte. Ich will lachen und schnüffle an der Mauer.«* Genauso plötzlich, wie er mit dem Zeigen begonnen hatte, verfiel er wieder in das Händefuchteln und Schaukeln und fügte jetzt noch eine Reihe von lauten, kehligen Schnalzlauten hinzu. Ich wusste nicht, was ich sagen sollte.

Soma meinte, sie sollten jetzt gehen. Ich war zu erschöpft, um zu widersprechen. Doch vorher gab es etwas, das ich unbedingt tun wollte. Irgendwie bugsierten wir Tito schließlich in die Bibliothek, wo Jon gerade Dov etwas vorlas. Ich nahm Dov an der Hand und zog ihn zu Tito hinüber. Soweit ich es erkennen konnte, sahen die beiden einander nicht einmal an. Es schien, als ob sie nicht einmal die Existenz des anderen bemerkten.

»Dov, das ist Tito«, machte ich sie miteinander bekannt. »Tito, das ist Dov. Du bist ein Held für ihn, und ein großes Vorbild«, fuhr ich in eindringlichem Ton fort. Dov griff nach dem Ende von Titos Gürtel und fing an, es in stereotyper Weise hin und her zu bewegen. Ich hatte ihm verboten, andere Leute mit seinen Stereotypien zu belästigen, und ihm erklärt, dass sie dieses Verhalten verabscheuten, dass es sie kränkte und dass es ihnen das Gefühl gab, er behandle sie wie Gegenstände und nicht wie Menschen. »Hör auf!«, tadelte ich ihn und zog seine Hand von Titos Gürtel. Dov brach in ein irres Lachen aus, die Hände flogen vor sein Gesicht und die Augen verdrehten sich wie durch einen unbekannten elektrischen Spannungsanstieg.

Tito schien nichts von alledem zu bemerken. »Mach schon«, kam Somas inzwischen vertrautes Kommando, mit dem sie ihm die Buchstabentafel vorhielt. »Tito, gibt es etwas, das du Dov gern sagen würdest?«, fragte ich. Tito beugte sich mit dem Oberkörper leicht nach vorn und setzte zu einer heftigen Runde Flattern und Schaukeln an, als hätte er ein tiefes religiöses Erlebnis. »Glaubst du, dass Dov eines Tages genauso kommunizieren kann wie du?«, bohrte ich nach und wünschte, dass Tito Dov etwas Mut machen würde.

Als Soma meine Bitte hörte, intensivierte sie ihr Drängen: »Tito! Mach schon!«, forderte sie in so scharfem Ton, dass Tito sein Wedeln einstellte und anfing, auf die Buchstaben zu deuten. »Mach schon!«, wiederholte sie. Mit energischer, gleichmäßiger Stimme drängte sie ihn zum nächsten Buchstaben und dann zu einem weiteren. Soma las laut vor, was Tito anzeigte, bis sich schließlich ein Satz ergab, den Soma jetzt für ihren Sohn aussprach: *»Ich denke, das müsste er schaffen.«*

Ich wusste, was Tito meinte. »Siehst du«, sagte ich lachend zu Dov und schloss ihn fest in die Arme. »Tito glaubt, dass du eines Tages genauso kommunizieren kannst wie er.«

Ich war froh, dass sie nicht sahen, wie sich meine Augen dabei mit Tränen füllten, denn in diesem Augenblick stürmte Tito, dicht gefolgt von Soma, aus dem Zimmer und zum wartenden Taxi nach draußen.

6. Tee nippen

Ich hatte mich so sehr auf Titos ersten Besuch bei uns zu Hause gefreut und jetzt war er nur wie ein wildes Tier durchs Haus gerast und hatte alles kurz und klein geschlagen, was ihm in die Quere kam. Ich benutzte andere Worte, um sein Verhalten zu beschreiben, fragte ihn aber noch am selben Abend per E-Mail, was mit ihm los gewesen sei. Seine Antwort lautete:

Liebe Portia,

der Titel dieses Briefes lautet: »An Äpfel denken und Banane handeln«.

Ziemlich irre, nicht wahr?
Aber so passiert es. Und es passiert mit mir.
Vor allem wenn ich versuche, an etwas Emotionales zu denken und wenn das Gefühl zu groß wird, um es auszudrücken. Obwohl es gleichzeitig sehr wichtig wird, dass es zum Ausdruck kommt.
Aber was ist, wenn ein Lachanfall herauskommt, obwohl die Seele voller Tränen ist?
Und was ist, wenn sich der Ausdruck des Gefühls in Herumgerenne oder Beschnuppern des nächstbesten Gegenstandes zerschlägt?
Das Entscheidende ist, den Körper von der Gefühlslast zu befreien, die ihn so klein macht, dass er sie nicht länger tragen kann.
Und was ist, wenn Portia sich fragt: »Was stimmt nicht mit Tito?«

»Anstatt dankbar für die Rose zu sein, die ich geschickt habe, spielt er verrückt oder berührt Gegenstände oder öffnet und schließt die Tasche.«
Und Portia fragt sich, ob sie verärgert sein soll oder nicht.
Und Portia fragt sich, ob Tito ihre Rose überhaupt zu würdigen weiß.

Doch Tito nimmt wahr, wie er herumrennt oder vielleicht laut loskichert, und er weiß ganz genau, dass es nicht das ist, was er eigentlich tun will. Aber er kann nichts dagegen machen, weil er sich selbst nicht bremsen kann.

Und Tito fragt sich, ob Portia ihm je wieder Rosen schicken wird, weil sie die Botschaft erhalten hat, dass ihre Rosen nicht verstanden, geschweige denn gewürdigt wurden.
Kein Wunder, dass sie denkt, Tito lebt in seiner eigenen Welt.
Und weil »Tito in seiner eigenen Welt lebt, muss er in die Realität zurückgeholt werden«.

Und was ist mit dem Gefühl der Dankbarkeit, das versuchte, aus ihm herauszukommen?
Es wird aufgesaugt, die Sinne und die Gefühle trocknen aus.
»Was nützen die Gefühle, wenn du nicht weißt, wie du sie fühlen sollst?« Und der Kopf denkt wieder »Apfel«. Und der Körper macht wieder »Banane«.

Tito

Mir wurde klar, dass der Versuch, Tito bei mir zu Hause zu befragen, sehr schwierig werden würde. Deshalb fing ich an, Soma und Tito häufiger in ihrer Wohnung zu besuchen. Dort konnten Soma und ich wenigstens bei Tee und Plätzchen zusammensitzen und miteinander reden. *Lipton*-Tee galt in Indien als etwas ganz Besonderes, und Soma kostete diesen Luxus hier in vollen Zügen aus. Sie setzte eine Kanne schwarzen Tees mit einer großen Portion gesüßter Kondensmilch und noch mehr Zucker auf und ließ ihn so lange kochen, bis er sich in ein heißes, koffeinhaltiges Zuckergetränk verwandelt hatte.

Soma hob ihre Tasse an, sog den berauschenden Duft des *Lipton*-Tees ein, und wenn sie dann zum ersten Mal daran nippte, verengten sich ihre Augen und verschleierten sich vor Wonne. Dann bot sie mir Kekse und Pralinen an und gönnte sich selbst auch ein paar. Ich aß der Höflichkeit halber immer mit, wohl wissend, dass diese süßen Versuchungen der eingeschworene Feind meiner Low-Carb-Ernährungsphilosophie waren. Doch ungerecht wie das Leben nun einmal ist, wog Soma trotz solcher jahrelangen Diätsünden ungefähr halb so viel wie ich.

Falls Soma sich durch meine unaufhörlichen Fragen gelangweilt fühlte, ließ sie es sich jedenfalls nie anmerken. Stattdessen ging sie, umflossen von ihrem schimmernden Sari, in der winzigen Wohnung auf und ab und hielt wunderbare Vorträge, berichtete ausführlich von ihren Bemühungen, eine Unterrichtsmethode für ihren Sohn zu finden, von den klcinen Triumphen auf dem Weg dorthin und von ihrer eigenen Kindhcit und Jugend in Indien.

Soma hatte eine Klosterschule besucht. In ihrer Familie galt Bildung als das Wichtigste auf der Welt. Und von all ihren Brüdern und Schwestern und Cousins und Cousinen war Soma die Ehrgeizigste. Sie wollte unbedingt die Beste sein.

Ihr Zuhause war kein Ort, an dem Spielzeug oder kindlicher Übermut geduldet wurden. Das Leben galt als ernste Angelegenheit, aber wenn man klug war, konnte man überleben. Wenn man klug war, wurde man geliebt. Die Brüder und Cousins durften wenigstens an sportlichen Aktivitäten teilnehmen, aber von den Mädchen wurde erwartet, dass sie nach Erledigung aller Schulaufgaben ihre häuslichen und künstlerischen Fähigkeiten ausbildeten, die sie zu guten Ehefrauen machen sollten. Sie lernten traditionellen indischen Tanz und Kochen, Sticken und Häkeln, Malen und Zeichnen und erhielten Unterricht in klassischer indischer Musik auf dem Harmonium.

Doch Soma hatte sogar noch weniger Zeit als die anderen

Mädchen ihrer Familie. Ein spezielles Problem zwang sie, noch härter zu arbeiten als andere: Soma konnte nur verstehen, was sie las, wenn sie sich die Wörter aufschrieb und dabei laut aussprach. Das war eine mühsame Methode, den Lernstoff zu bewältigen. Deshalb kam die Mutter auf die Idee, die Lehrbücher für Soma schon lange vor Beginn des kommenden Schuljahres zu kaufen, damit sie ihrer Tochter alles im Voraus beibringen konnte. Durch diese sorgfältige Vorbereitung bestand Soma nicht nur all ihre Prüfungen, sondern entwickelte sich zu einer exzellenten Schülerin. Sie erzählte mir, dass sie ihrer Lehrerin häufig mit großem Vergnügen alle Fragen einer bevorstehenden Prüfung beantwortet hatte, bevor sie überhaupt gestellt worden waren. Vielleicht lag es an Somas eigenem Kampf und dem trotzigen Triumph über ihre Lernschwierigkeiten, dass sie eine so geduldige, gewissenhafte und außergewöhnlich begabte Pädagogin geworden war.

Ich hatte ein unstillbares Verlangen, von Soma zu lernen. Ich wollte alles darüber wissen, wie Soma Tito beigebracht hatte zu kommunizieren. Stunde um Stunde verbrachte ich damit, sie zu befragen, und mit der Zeit fand ich heraus, wie es Soma gelungen war, Titos Verstand zu schulen, obwohl jeder ihr versichert hatte, es sei unmöglich. Die Einzelheiten der Geschichte erfuhr ich nicht nur von Soma in unseren stundenlangen Gesprächen, sondern auch von Tito, der mir seine Erfahrungen in einer ausgedehnten E-Mail-Korrespondenz schilderte.

Wie Soma mir berichtete, war Tito als Säugling schwer zu betreuen gewesen: Er war leicht reizbar, schrie unablässig und schlief sehr schlecht. Es gab Zeiten, in denen Tito überhaupt nicht schlafen konnte, außer wenn er im Schoß seiner Mutter lag. Während dieser Episoden, die monatelang anhalten konnten, schlief Soma im Sitzen, gegen eine Wand gelehnt. Es war erschöpfend, und ihr Rücken schmerzte. Sie lebte mit der Großfamilie ihres Mannes zusammen und ihre Fähigkeiten als frisch gebackene Mutter wurden scharf beobachtet, was die Ängste im Hinblick auf Titos Reizbarkeit zusätzlich verstärkte.

Als Soma mir erzählte, wie Tito sich im Alter von vier Monaten in ihren Armen versteifte, wenn sie in einem Lied das falsche Wort benutzte, fragte ich mich, ob Tito sich vielleicht daran erinnern konnte. Ich fragte mich auch, wie weit sein Gedächtnis überhaupt zurückreichte, und bat ihn deshalb, mir von seinen frühesten Erinnerungen zu berichten. Etwa eine Woche später fand ich ein außergewöhnliches, 56 Seiten umfassendes Dokument in meinem Posteingang, das den schlichten Titel »Erinnerungen und mehr ...« trug. Das Bemerkenswerte war, dass Tito sich tatsächlich daran erinnerte, wie seine Mutter ihm vorgesungen hatte, als er ein Baby war. Dieses beeindruckende Dokument begann folgendermaßen:

Meine Erinnerung

Erinnerung ist, wenn eine Verbindung entsteht
Die sich einprägt, dunkler als Tinte, und nicht vergeht
Erinnerung ist, was meine Geschichte vollständig macht
In meinen Momenten des Rückzugs und der Andacht.

Meine Erinnerungen an das Leben sind zwölf Jahre alt.
Ich bin zwölf, geboren am 30. Juli 1988.
Wusste ich, dass ich zu einem Autisten heranwachse
und es mein Leben lang bleibe?
Immer wieder versuche ich, meine Erinnerung zu befragen.
Aber meine Erinnerung bleibt stumm.
Also durchsuche ich die Familienfotos, auf denen mein vier
Tage altes Babygesicht mich anblickt,
aber keinen Hinweis auf die Prognose gibt.
Mein Morgen hat mir nicht gezeigt, was mein Tag mir
bringen wird.

Meine Erinnerung versucht, den kleinen Schatten im größeren Dunkel zu finden. Dort sind Schreie, die aus mir herauskommen, und der Klang einer anderen Stimme, Mutters Stimme, die mir etwas vorsingt, um mich zu beruhigen.

Meine Erinnerung findet, wie ich mich langsam beruhige, als ich mich auf die Melodie konzentriere und auf die Worte, die sie begleiten. Ich kannte alle Töne und Wörter »auswendig«, die zu der Melodie gehörten, die Mutter sang.

Ich wollte dieselbe Melodie und dieselben Wörter wieder und wieder hören, wurde ihrer Wiederholung niemals leid. Mutters Schoß ersetzte den Schatten, während alles andere durch die Worte ihres Liedes ersetzt wurde, die mich meiner Anwesenheit versicherten.

Ich lebte mit weit offenen, aufmerksamen Ohren
Für all die Klangereignisse um mich herum
Für den Klang der Lieder und der ganzen Worte.

Ich fragte Tito nach den frühesten Erinnerungen, die er an die Wahrnehmung seines Körpers hatte, an die Empfindung, körperlich präsent zu sein. Auch diese Frage beantwortete er in seinen »Erinnerungen und mehr …«:

Ich hatte keine Vorstellung von meinem Körper. Also schenkte ich ihm niemals Aufmerksamkeit. Und es hat mir nie Vergnügen bereitet, ihn wahrzunehmen. Meine Hände waren bloße Gegenstände, die ich zum Werfen auswählte. Meine Hände, mit denen ich heute wedele wie mit einem Werkzeug, um Energie freizusetzen, waren damals eine bloße Erweiterung meines Schattens. Ich erinnere mich, dass ich beim Anblick meines Schattens die Hände ausstreckte, um den Schatten zu vervollständigen.

Mein Körper war eine bloße Reflexion im Spiegel. Wenn ich vor meinem Spiegelbild stand, erinnerte ich mich daran, dass ich es war. Denn es ähnelte einem Foto von mir, das ich häufig sah, weil ich auf die Gesichter im Familienalbum deutete, wenn Mutter mich fragte, welches Gesicht zu welcher Person gehörte. Wenn ich also auf mein eigenes Gesicht deuten sollte, wusste ich, dass ich auf das Gesicht deuten musste, das meinem Spiegelbild glich.

Als Tito zwei war, starrte er lieber auf den Kalender an der Wand anstatt zu spielen oder sich mit seinen Mitmenschen zu beschäftigen. »Er hatte sehr guten Blickkontakt mit dem Kalender«, erklärte Soma. Titos Faszination für den Kalender stieß auf allgemeines Unverständnis und wurde als anormales, sogar gestörtes Verhalten gedeutet. Doch anstatt Tito von seiner Kalenderbesessenheit abzubringen, beschloss Soma, diese eine Sache, die seine Aufmerksamkeit zu fesseln schien, positiv zu nutzen. Soma probierte aus, ob Tito, wenn er die Wahl zwischen einer richtigen und falschen Antwort hatte, anzeigen konnte, welche Zahl in die Lücke zwischen zwei andere Zahlen kam. Zum Beispiel welche Zahl zwischen eins und drei gehörte. Zu Somas Freude und Verblüffung gelang es ihm. Als sie bemerkte, dass Tito eine Sequenz wiedererkennen konnte, brachte sie ihm das Zählen bei und testete ihn, indem sie ihn nach der nächstfolgenden Zahl fragte. Auf diese Weise lernte Tito schnell alle Zahlen bis 100. Als Soma einmal erkannt hatte, dass Tito sich eine Reihe von Symbolen einprägen konnte, ging sie von Zahlen zur einfachen Arithmetik über.

Wenn Tito sich eine Zahlenfolge merken konnte, so Somas Schlussfolgerung, müsste das eigentlich auch mit Buchstaben funktionieren.

Und wie sich herausstellte, hatte Tito keine Probleme damit, die Abfolge von Symbolen, die wir als Alphabet bezeichnen, zu lernen. Er machte schnelle Fortschritte vom Alphabet zu einfachen Lautkombinationen und dann zu Wörtern. Ich war erstaunt, als mir klar wurde, dass die Methoden, die Soma angewendet hatte, um Tito die Buchstabenlaute und ihre Kombinationen beizubringen, große Ähnlichkeiten mit dem in Grundschulen üblichen Standardansatz des phonetischen Lesens hatten. Das bestätigte Somas Behauptung, dass die kognitiven Fähigkeiten eines autistischen Kindes intakt sind, ganz gleich wie dysfunktional sein äußeres Verhalten erscheinen mag.

Tito beizubringen, wie er durch Tippen mit dem Finger antworten konnte, erwies sich dagegen als äußerst mühsames Unterfangen, das ständiger Wiederholung bedurfte. Zunächst übte Soma mit ihm die rein mechanischen Bewegungsabläufe ein. Sie machte ihm vor, wie er seine Antworten anzeigen sollte, indem sie mit ihm gemeinsam die Bewegungen durchführte, die für das Deuten auf Buchstaben notwendig waren. Mit der Zeit schränkte sie diese körperliche Anleitung immer weiter ein, bis sie schließlich nur noch sein Handgelenk hielt, dann seinen Ellbogen und schließlich einfach einen einzelnen Finger auf seine Schulter legte. Auf diese Weise lernte Tito, auf Buchstaben zu zeigen, später sie zu schreiben und viel später, sie ohne jeden körperlichen Kontakt mit seiner Mutter in einen Computer einzutippen. Das unterschied Tito von anderen Autisten mit niedrigem Entwicklungsniveau, die kommunizieren, während eine andere Person ihre Hand stützt. Dieser Umstand überzeugte selbst die größten Skeptiker, wenn sie Tito kommunizieren sahen.

Zunächst dauerten Somas Unterrichtseinheiten nicht länger als zehn bis fünfzehn Minuten. Sie las Tito einen kurzen Absatz vor und stellte ihm nach wenigen Sätzen immer wieder Fragen, um sicherzugehen, dass er tatsächlich zuhörte. »Erst einpauken, dann abfragen«, taufte sie diesen Teil ihrer Methode. Es schien, dass Soma Titos Aufmerksamkeit für kurze Phasen fesseln und aufrechterhalten konnte, in denen sie ihm in kurzen Schüben kompakte Informationen vermittelte. Das galt damals und gilt trotz Titos intellektueller Fortschritte noch immer.

»Du musst schneller sein als die Stereotypien. Du selbst musst das stereotype Muster werden«, riet sie mir. Ich deutete ihren Rat so, dass es enorme Mühe kostete, die Aufmerksamkeit des autistischen Kindes zurückzugewinnen, wenn seine Sinne erst einmal auf all die falschen Reize in seiner Umwelt gerichtet waren.

Um Tito beizubringen, wie man zusammenhängend erzählt,

benutzte Soma Aesops Fabeln. Sie las eine dieser kurzen Geschichten laut vor und stellte Tito zwischendurch immer wieder Fragen dazu, wenn sie ein paar Sätze gelesen hatte. Später forderte sie Tito auf, ein Wort und dann einen Satz zu ergänzen. Schließlich bat sie ihn, sich selbst ein mögliches Ende für eine Fabel auszudenken. Mit der Zeit lernte Tito, seine eigenen Geschichten zu erfinden. In mir regte sich ein seltsamer Gedanke. Hatte Tito über das Buchstabieren von Wörtern, das Konstruieren von Sätzen und schließlich von Geschichten möglicherweise grundlegende Denkstrukturen aufgebaut? Hatte er womöglich so zu denken gelernt?

Man geht im Allgemeinen davon aus, dass Sprache sich im Dienst der Kommunikation entwickelt, worauf die Lese- und Schreibfähigkeit folgen kann, wenn auch nicht notwendigerweise. In Titos Fall schien es umgekehrt zu sein: Der Erwerb der Lese- und Schreibfähigkeit war das Gerüst, das Titos Welt mit der zum Kommunizieren erforderlichen Ordnung und aufgeschlüsselten Bedeutung versah. Lesen und Schreiben hatten Tito die Möglichkeit gegeben, auf sehr ungewöhnliche Weise mit der Welt in Kontakt zu treten. Soma hatte Titos Denken einen Weg in die Außenwelt gebahnt, einen dünnen, stark eingeschränkten Verbindungsfaden geknüpft, der im Grunde seinen Körper und sein Verhalten umging und davon abhing, dass Tito einige wenige Bewegungsabläufe beherrschte, also mit dem Finger auf Buchstaben deuten, schreiben und tippen konnte. Er konnte lesen, er konnte schreiben, er konnte kommunizieren. Das Einzige, was er nicht konnte, war, sich wie ein Durchschnittsmensch zu verhalten.

Soma hatte Tito, seit er ganz klein war, aus allen möglichen Büchern vorgelesen, egal ob klassische Literatur oder Sachbücher. Ich dachte an Dov und wie er seine Runden durchs Zimmer drehte, dabei Laute ausstieß und gar nicht zu bemerken schien, wenn Jon den Kindern Gutenachtgeschichten vorlas. Soma erzählte mir, dass Tito sich genauso, scheinbar völlig geistesabwesend, verhalten hätte. Was in aller Welt hatte Soma auf die Idee gebracht, dass Tito ihr zuhörte, wenn sie ihm in seinen ersten Lebensjahren, bevor er kommunizieren konnte, laut vorgelesen hatte? »Er ist nie aus dem Zimmer gegangen«, lautete ihre Antwort. Tito hatte den Raum nicht verlassen, wenn sie ihm vorlas – obwohl er die Möglichkeit dazu gehabt hätte. Soma bezeichnete dies als »Zuhörverhalten«. Ich dagegen hatte meine üblichen Kriterien angewandt – das Kind hört zu, wenn es still sitzen bleibt. Aber Soma hatte Recht. Als ich jetzt darüber nachdachte, wurde mir klar, dass es bei Dov genauso gewesen war. Auch er hatte den Raum nie verlassen, wenn wir laut vorlasen – obwohl er die Möglichkeit dazu gehabt hätte.

Irgendwann fing Soma an, Gedichte laut vorzulesen, vielleicht in erster Linie, um selbst bei Verstand zu bleiben, und Tito hörte zu:

Mutter hatte ein heimliches Hobby. Immer wenn sie allein war, sagte sie laut Gedichte auf.
Manchmal sagte sie sogar Gedichte auf, während sie kochte oder nähte.
Sie las laut Gedichte vor, vielleicht für sich selbst, vielleicht für mich. Ich bin nicht sicher.
Sie sagte, sie sei sich auch nicht sicher, als ich sie fragte, wem sie die Gedichte vorlas.
Alle diese Wörter mit ihrem Timbre und ihrem festen Platz wurden so sehr ein Teil meines stummen Verständnisses, dass ich versuchte, mein eigenes kleines Wortspiel mit ihnen zu machen.
Und ich sorgte dafür, dass diese ganzen Wörter – in meinen eigenen ähnlichen Konstruktionen – an ihren richtigen Platz kamen.
Ich wusste oder erkannte nie, dass ich meine eigenen Reime mit diesen Wörtern schuf.
Ich war mir nicht einmal bewusst, dass die Wörter, die Mutter rezitierte, Gedichte hießen.
Mutter merkte nicht, dass ich ihr zuhörte, tatsächlich darauf wartete, dass sie die Gedichte erneut aufsagte.
Für mich waren diese Gedichte Erweiterungen ihrer Lieder.

Als Tito vom Kleinkind zum kleinen Jungen heranwuchs, zeigte er weiterhin kein Interesse an anderen Kindern, und nichts deutete darauf hin, dass er im Begriff war, sprechen zu lernen. Soma versuchte alles, sie lockte die Nachbarskinder mit Süßigkeiten, damit sie bei Tito spielten, aber er schien sie gar nicht zu bemerken, und sobald sie laut wurden, flüchtete er zu einem ruhigeren Ort und gab sich wieder seiner Lieblingsbeschäftigung hin – schaukelte hin und her und betrachtete die rotierenden Flügel des Deckenventilators. Irgendetwas stimmte nicht. Als er drei war, schleppten Soma und ihr Mann Tito von Arzt zu Arzt auf der Suche nach Antworten. Auch das erinnerte Tito lebhaft in seinen »Erinnerungen und mehr ...«:

Die Diagnose ›Autismus‹ wurde bei mir gestellt, als der
Kalender 1992 zeigte.
Ich erinnere mich noch an die Worte des klinischen Psychologen, der meinen Eltern erklärte,
warum ich so war, wie ich war und was zu tun sei.
War ich traurig? Oder war ich glücklich? Ich weiß es nicht.
Damals war Glück für mich die Unmittelbarkeit der Umwelt.
Ich war glücklich, weil ich Schokolade aß.
Ich war glücklich, weil ich auf den Ventilator schaute.
Und ich war glücklich, weil ich sah, wie der Ventilator sich bewegte.
Ich war traurig, weil das Hemd neu war und der Körper sich unbehaglich fühlte.
Ich war traurig, weil mein Vater einen unbekannten Weg mit mir ging und mein Körper sich verstreut anfühlte.
War ich also traurig, als ich hörte, dass ich Autismus hatte?
Nein. Daran erinnere ich mich nicht.
Ich war zum ersten Mal sicher, dass ich etwas hatte.
Ich war mir noch einiger anderer Antworten sicher.
Antworten auf die Fragen, die man über mich stellte.
»Warum spricht er nicht?«
»Warum macht er flatternde Bewegungen mit den Händen?«
»Und warum spielt er nicht mit den anderen Kindern?«

All diese Fragen hatten eine Antwort.
»Weil er autistisch ist.« So einfach war das.
Ich fühlte mich ganz wohl mit der Antwort.
Doch als mein Vater enttäuscht aussah und Mutter weniger sang, machte ich mir Sorgen.
»Was ist falsch daran, autistisch zu sein?«
Daraus entstand die Vorstellung von richtig und falsch.
Aus der Krise, die plötzlich eindeutig vorhanden war.
Warum sonst sollte Vater so traurig aussehen? Und warum sonst riet man ihm, mich zu diesem Arzt zu bringen und dann zu jenem und dann noch zu einem weiteren?

Ich machte mir Sorgen, obwohl ich alle Antworten auf die Fragen über mich selbst und mein Handeln kannte.
Mein Selbst, das Autismus hatte, fing an, mich zu verfolgen.
Und dann fing ich an, mich für mich selbst zu schämen.
Einige Tage lang machte ich keinen Besuch bei meinem Spiegelbild. Ich hatte nicht einmal Lust, mit den Wörtern zu spielen, weil ich Mutter in den folgenden Wochen keine Gedichte aufsagen hörte.

Soma hatte studiert, um ihren Abschluss in Pädagogik zu machen, und Verwandte fingen an zu vermuten, dies sei der Grund für Titos abnormes Verhalten. Andere glaubten, er lerne einfach spät sprechen, und wieder andere meinten, ihm fehle eine strenge elterliche Hand. In dieser belastenden Zeit griff Soma nach jedem Strohhalm, probierte alles Mögliche aus, von Wunderheilung bis modernster Schulmedizin, und befolgte jeden Rat, den man ihr gab. Doch nichts funktionierte, und ihr Sohn entfernte sich immer weiter von ihnen.

Jeder neue Experte, der Tito untersuchte, verkündete ihnen das Gleiche: er sei geistig behindert und autistisch. Und nach jedem dieser vernichtenden Urteile kehrte Soma nach Hause zurück und war noch entschlossener, Tito alles beizubringen, was er wissen musste, um bei ihrem nächsten Arztbesuch diesen oder jenen speziellen Test zu bestehen. Soma versuchte sich einzureden, dass Tito nicht autistisch und geistig behindert wäre, wenn er den Test bestünde. Sie war von dem brennenden Wunsch erfüllt, Tito »in Ordnung zu bringen«.

Es war ein warmer Sommertag in Los Angeles, als Soma und Tito uns das nächste Mal zu Hause besuchten. Tito war ungewöhnlich ruhig und bereit, sich mit seinem Kopfhörer draußen auf die Hollywoodschaukel zu setzen und ein bisschen Musik zu hören. Jon saß mit Dov im Gras und versuchte wie so oft, ihn dazu zu bewegen, einen Ball zu fangen. Wie sie dort auf diesem idyllischen Grasstreifen zusammensaßen, hinter sich die leuchtenden Blüten der Passionsblumen auf den Weinranken, die die Backsteinmauer um unseren Garten überzogen, umgeben vom allgegenwärtigen Duft des Jasmins, wirkten sie wie ein beliebiges Vater-Sohn-Gespann, das sich an einem Sommernachmittag die Zeit vertreibt. Es hätte das Paradies sein können.

Ich sah, wie Dov die Hände ausstreckte. Jon feuerte ihn lebhaft weiter an, als ob genügend Ermutigung und Begeisterung Dovs Fähigkeiten verbessern könnten, als ob alles genauso wäre wie bei »normalen« Kindern. Jon war einfach ein typischer Vater, und wie jeder Vater musste er unbedingt versuchen, seinen Sohn einen Ball fangen zu lassen. Jon ermunterte, schmeichelte und gestikulierte so energisch, wie es jemandem möglich ist, der im Schneidersitz im Gras sitzt.

Doch Dov konnte keinen Ball fangen, weder jetzt noch je zuvor. Ich beobachtete die beiden aus der Distanz und wünschte mir von ganzem Herzen, dass Dov in der Lage wäre, den Ball zu fangen und ihn vielleicht sogar zurückzuwerfen. Mehr als alles andere erstaunte mich, dass Dov in dem Versuch, seinem Vater zu gefallen, immer noch die Hände in die Luft streckte, obwohl es ihm in all den Jahren nie gelungen war, einen Ball zu fangen. Warum er es trotz dieser fortgesetzten Misserfolge beharrlich weiter probierte, war mir ein Rätsel. Genauso rätselhaft wie die Frage, warum Kinder wie Dov oder Tito immer wieder zu sprechen versuchten, obwohl es ihnen so viele Jahre lang nicht gelungen war, sich verständlich zu artikulieren. Was trieb sie dazu, es immer wieder auszuprobieren, obwohl sie ihr Leben lang daran gescheitert waren?

Ich bemerkte erst, dass Soma den Platz neben mir verlassen hatte, als ich sie auf dem Rasen neben Jon und Dov auftauchen sah. Sie streckte Dov die Hand hin. Zu meiner Überraschung erwiderte Dov die Geste und erlaubte ihr, seine Hände in ihre zu nehmen. Genauso schnell zog er seine Hände wieder zurück und lächelte, drückte das Kinn auf die Brust, presste die Augen fest zusammen und verschränkte die Arme vor dem Gesicht, wie er es häufig tat, wenn er sich überwältigt fühlte. Soma wandte sich Jon zu und sie fingen an, sich zu unterhalten: Ich konnte nicht hören, was sie sagten. Jetzt hielt Soma eine von Titos Buchstabentafeln vor Dovs Gesicht. Bevor ich mich versah, war Dov auf Somas Schoß geklettert, saß dort, den Rücken fest in sie hineingedrückt, und schaute auf die Buchstabentafel. Ich hielt den Atem an.

Ich sah, dass Soma auf die Buchstabentafel tippte, wie sie es immer bei Tito tat, um seine Aufmerksamkeit zu wecken. Doch Dovs Augen blieben auf den Himmel gerichtet. Soma schüttelte die Tafel vor Dovs Gesicht hin und her, aber sein Blick blieb abgewandt, auf ein unbestimmtes Ziel fixiert, vielleicht auf ein flatterndes Blatt, vielleicht auch auf die Wassertropfen, die aus dem Gartenschlauch in den trockenen Boden sickerten. Man konnte nur Mutmaßungen anstellen.

Soma sagte etwas zu Dov, hob dabei seinen Arm hoch und führte seine Hand über die Tafel. »Mach schon!«, befahl sie, genauso wie sie es bei Tito zu tun pflegte. »Ja, sehr gut! So ist es richtig!« Sie ermutigte Dov wieder und wieder, aber seine Hand hing nur schlaff herunter, unfähig, auf etwas zu deuten, während seine Augen, wie immer, in die Ferne blickten.

»Okay!«, sagte sie mit ihrer fröhlichen, ermutigenden Stimme. »Ja, ja, ich weiß doch, dass du klug bist!«, fuhr sie lebhaft fort, während sie seine Schulter anstupste und dann erneut seine Hand nahm. »Wir haben einen Ball«, sagte sie, hielt jetzt den Ball und legte Dovs Hände darauf, drückte sie in die Oberfläche, als ob sie ihn dazu bringen wollte, die Verbindung zwischen dem Gegenstand und dem Wort herzustellen. »Einen Ball, B-A-L-L«, erklärte sie, führte seine Hand dabei über die Tafel und ließ seine Finger auf die entsprechenden Buchstaben tippen. »Sehr gut!«, lobte sie.

Vor meinem inneren Auge tauchte plötzlich ein Bild von Helen Keller und ihrer Lehrerin Annie Sullivan auf. Keller, vollständig blind und taub seit frühester Kindheit, verfügte im Grunde über keinerlei Sprachkenntnisse oder soziales Verhalten, bis zu dem bedeutsamen Durchbruch, als sie zum ersten Mal die Verbindung zwischen einer Wahrnehmung und einer Repräsentation davon herstellte. Das geschah eines Tages, als ihre Lehrerin Annie Sullivan Wasser über Helens Handfläche laufen ließ und immer wieder das Wort *Wasser* buchstabierte. Nach monatelangen Versuchen verstand Helen plötzlich, dass das Muster, das ihre Lehrerin ihr in die Handfläche buchstabierte, der taktilen Wahrnehmung des Wassers entsprach.

In wenigen Tagen hatte Helen Hunderte von Wörtern gelernt. Ihr Gehirn konnte die Verbindungen zwischen einem Wahrnehmungserlebnis und seiner Repräsentation herstellen, aber sie brauchte jemanden, der ihr half, diesen Zusammenhang zum allerersten Mal zu entdecken.

Ich fand es unglaublich, dass Helens Gehirn trotz des Fehlens der beiden grundlegenden Sinnesmodalitäten – Seh- und Hörvermögen – in der Lage war, ein komplexes und funktionales Repertoire mentaler Repräsentationen zu entwickeln. Dieses befähigte sie, ihre Erfahrungen mit anderen zu teilen und sowohl in intellektueller als auch in emotionaler Hinsicht am menschlichen Miteinander teilzunehmen. Ich spürte intuitiv, dass etwas Ähnliches auch beim Autismus galt. Autistische Kinder schienen zum Hören und Sehen fähig zu sein, und doch unterschied sich die Arbeit mit einem Kind wie Dov nicht grundlegend von der Arbeit mit Helen Keller, wie sie vor ihrem großen Durchbruch beschrieben wurde.

Ich beobachtete, wie Soma immer wieder versuchte, Dovs schlaffe Hand über die Buchstabentafel zu führen. »B-a-l-l! Ja!

Sehr gut!«, bis sie schließlich sagte, dass es für heute genug sei. Ich spürte wider besseres Wissen einen Stich der Enttäuschung. Was hatte ich erwartet? Soma hatte Jahre damit verbracht, Tito jeden einzelnen Tag intensiv zu unterrichten, um ihm die Art von Kommunikation beizubringen, die er heute beherrschte. Natürlich konnte Dov das Wort *Ball* nicht buchstabieren. Er kannte kaum das ABC, obwohl er jetzt neun Jahre alt und seit seinem dritten Lebensjahr darin unterrichtet worden war.

Doch das Bild von Soma, wie sie dort an diesem Sommertag in einem Meer smaragdgrünen Grases saß, mit Dov auf dem Schoß, und ihm die Buchstabentafel zeigte, brannte sich in mein Gedächtnis ein. So sehr ich mich auch bemühte, ich bekam es nicht mehr aus dem Kopf. Und eigentlich wollte ich das auch gar nicht.

* * *

Als ich Soma und Tito das nächste Mal in ihrer Wohnung besuchte, hörte ich auf mein Klopfen, wie ein Schlüssel gedreht und ein Vorhängeschloss zur Seite geschoben wurde. Ich hatte Soma darauf hingewiesen, dass dies gefährlich sei, weil ich wusste, dass sie den Schlüssel vor Tito in einem anderen Raum versteckte. Ich versuchte ihr zu erklären, dass sie im Fall eines Brandes nicht aus der Wohnung fliehen könnte. Mir schossen Zeitungsberichte über schreckliche Fabrikbrände an Orten wie Sri Lanka in den Sinn, bei denen Aberhunderte von eingeschlossenen Menschen in den Flammen umgekommen waren. Doch Soma hielt an ihrer Gewohnheit fest, weil Tito angefangen hatte, mitten in der Nacht allein aus der Wohnung zu gehen und im Park herumzuwandern. Wenn sie versuchte, ihn daran zu hindern, wurde er gewalttätig. Es war klar, dass Soma nicht mehr lange in der Lage sein würde, allein mit Tito fertig zu werden. Sie brauchte Hilfe.

Drinnen forderte Soma mich auf, Platz zu nehmen und bot mir Tee und Kekse an. Da die Wohnung so klein war, konnten wir uns problemlos unterhalten, auch wenn wir uns in verschiedenen Räumen befanden. Die offene Küche ging in einen Lförmigen Bereich über, der das Wohnzimmer und eine kleine Essecke umfasste. Das Schlafzimmer war der einzige Raum mit einer Tür, der eine Rückzugsmöglichkeit bot, und dieser Raum gehörte Tito. Darin verschwand er und knallte die Tür hinter sich zu, wenn die Situation im Hauptraum ihn überwältigte. Dort hörte er Musik oder beobachtete die sich drehenden Flügel des Ventilators, um seine Nerven zu beruhigen.

Heute saß Tito auf dem Sofa in dem kleinen Wohnzimmer und war gerade mit nichts Bestimmtem beschäftigt, als er plötzlich hochsprang und in die Küche rannte, wo er sich wenige Zentimeter vor dem Gesicht seiner Mutter aufbaute und eindringliche Geräusche machte. »Was ist los?«, fragte ich und gesellte mich zu ihnen. »Er hat gehört, dass ich die Kekspackung geöffnet habe«, kicherte Soma. Tito starrte fasziniert auf die Kekspackung, die sie in der Hand hielt. »Tito, setz dich hin. Ich bring dir welche«, befahl Soma, und Tito kehrte zum Sofa zurück. Soma trug den Tee und das Gebäck ins Wohnzimmer und gab Tito sofort mehrere Plätzchen, die er sich in den Mund schob.

Soma wollte mir etwas zeigen. Sie versuche, Tito beizubringen, sich selbst zu bestimmten Handlungen »zu zwingen«. Sie hoffte, dass derselbe Ansatz, mit dem sie ihm erfolgreich beigebracht hatte, Dreirad zu fahren, mit einem Löffel zu essen und mit einem Stift zu schreiben, auch dazu führen würde, dass er sein Verhalten unter Kontrolle bekam.

Soma erhob sich und stellte sich seitlich, etwas entfernt neben Tito, der im Schneidersitz auf dem Sofa saß. »Tito!« Er wandte den Kopf in ihre Richtung. »Zwing dich, in die Küche zu gehen!« Das hatte er gerade vor einigen Sekunden getan, dachte ich im Stillen.

Ohne den Blick von ihr abzuwenden, deutete Tito unbeholfen auf seine Nase. »NEIN!«, rief er und fing an, hin und her zu schaukeln, wobei er seine Mutter weiterhin im Auge behielt. »Was macht man zuerst?«, fragte sie. »Man steht AUF!«, erklärte sie und warf die Arme hoch in die Luft. Tito, den Blick immer noch auf sie fixiert, zog sich vom Sofa in eine stehende Position hoch. »Was tut man als Nächstes?«, verlangte sie zu wissen, während er wie erstarrt dastand und auf den nächsten Hinweis zu warten schien. »Man macht einen Schritt vorwärts!«, rief sie und stellte pantomimisch einen großen Schritt dar. Und langsam, mit Hilfe Dutzender solcher Kommandos und genauer Demonstrationen jeder einzelnen Bewegung, ging Tito tatsächlich Schritt für Schritt in die Küche. Obwohl ich nicht unbedingt behaupten würde, dass er »sich selbst dazu gezwungen hatte«. Genau genommen erinnerte mich der Anblick Titos bei dieser Übung sehr stark an den Golem der jüdischen Legenden – an jene Lehmfigur, die lediglich ausführt, was man ihr befiehlt, aber nicht eigenständig denken kann.

Mir begann zu dämmern, dass ich etwas Ähnliches auch schon bei Dov beobachtet hatte. So wie Tito gazellengleich in die Küche springen konnte, konnte Dov mit vollkommener Präzision einen winzigen Faden vom Teppich picken, aber keinen Stift in der Hand halten, geschweige denn damit schreiben. Auch Dov gab viele unverständliche Laute von sich. Tatsächlich brachte er spontan jeden für die gesprochene Sprache notwendigen Laut hervor – dennoch war er nicht in der Lage, diese Laute zum Sprechen zu benutzen. Wenn ich ihn aufforderte, einen Laut zu wiederholen, den er gerade spontan geäußert hatte, kam er in einem unverständlichen, heiseren Flüsterton heraus. Dov konnte Laute, die er nur Sekunden zuvor spontan ausgestoßen hatte, nicht willentlich wiederholen. Das war kein motorisches Problem, sondern hing mit seiner Organisation und Steuerung von Verhalten zusammen.

Seit ich Tito kennengelernt hatte, drängte sich mir verstärkt eine grundlegende Frage auf: Wenn Tito nicht geistig behindert war, wenn er über Sprachkenntnisse verfügte und kommunizieren konnte, wenn er Gefühle und sogar Empathie besaß – *was war dann Autismus?*

Was blieb, war eine Konstellation von unkontrollierten Verhaltensweisen, einige repetitiv, andere impulsiv, wieder andere obsessiv. Und die Unfähigkeit, ein willentlich gesteuertes, zielgerichtetes Verhalten hervorzubringen.

Die gute Nachricht daran war wohl, dass das Rätsel Autismus – zumindest theoretisch – viel leichter zu lösen sein müsste, als wir ursprünglich angenommen hatten, wenn geistige Retardation, sprachliche Defizite und fehlendes Gefühl aus der Gleichung herausfielen.

Dennoch stimmte mich das, was ich gerade gesehen hatte, alles andere als hoffnungsvoll.

Soma erzählte mir, dass man ihr in Indien ohne die entsprechenden Qualifikationen nie erlauben würde, die Techniken, die sie für Tito entwickelt hatte, bei einem anderen autistischen Kind auszuprobieren. »Wieso versuchst du es nicht mit Dov?«, schlug ich vor. Ich glaubte an Soma und an das, was sie für Tito getan hatte, und sogar wenn die Chance, dass es bei Dov funktionieren würde, verschwindend gering war, war ich dankbar, dass sie es probieren wollte.

Bald darauf fing Dov an, Soma einmal pro Woche für eine halbe Stunde zu besuchen. Ich wusste, dass die Zeit zu kurz war, um irgendwelche Ergebnisse zu erwarten. Tief in mir drin wollte ich glauben, dass in Dov eine ähnliche Intelligenz schlummerte wie in Tito, auch wenn mir klar war, dass Soma viele Jahre in den intensiven, speziell auf Tito ausgerichteten Unterricht investiert hatte, um seinen Geist zu schulen. Die Chance, dass ihre Methoden bei einem anderen Kind in einem wesentlich fortgeschritteneren Alter funktionierten, schien denkbar gering. Dov war schon neun Jahre alt und konnte noch nicht sprechen, nicht schreiben geschweige denn sich auch nur alleine anziehen. Er tat völlig verrückte, beunruhigende und unakzeptable Dinge, die kein normaler Mensch tun würde – und sei es nur, weil es ihm einfach zu peinlich wäre. Andererseits traf das auch auf Tito zu.

An dem Tag, an dem Dov zum ersten Mal Unterricht bei Soma nehmen sollte, trotteten Dov, seine persönliche Betreuerin Maria Lopez und ich beladen mit Ausrüstungsgegenständen die Betonstufen zu Somas Wohnung hoch. Dovs Rucksack war zum Bersten voll mit zusätzlicher Kleidung, Spielsachen für die Sinneswahrnehmung, Büchern, Puzzeln, pädagogischen Materialien, Reinigungstüchern, Medikamenten und speziellen Nahrungsmitteln. Ich wusste nicht, was Soma für ihre Arbeit mit Dov benötigen würde. Wie sich herausstellte, waren Papier und Stift alles, was sie je brauchen sollte.

Soma führte Dov zum Sofa und setzte sich neben ihn. Während sie ununterbrochen in fröhlichem Ton mit ihm sprach, versuchte sie zunächst Dovs Arm zu halten, dann sein Handgelenk, dann schließlich seine Hand und ihn dazu zu bringen, auf die Buchstabentafel zu deuten. Doch jedes Mal fiel seine Hand wieder schlaff in seinen Schoß zurück und sein Blick blieb wie immer nach oben, in eine Ecke des Zimmers gerichtet.

Maria brachte Dov weiterhin einmal die Woche zu Soma. Ich bat Maria, mich über jede interessante Entwicklung zu informieren. Ich sah keinen Sinn darin, diese Art von Hand-auf-Hand-Technik zu beobachten, solange sich kein Fortschritt zu einem eigenständigeren Handeln abzeichnete – und es sah nicht so aus, als ob das in absehbarer Zeit zu erwarten wäre.

7. Ein total verunglücktes Dinner

Dan Geschwind und Bruce Miller waren gute Freunde von uns, und jetzt sollten sie die allerersten Wissenschaftler sein, denen wir Tito und Soma vorstellten. Dan und Bruce, zwei renommierte Verhaltensneurologen und Genetiker an der *University of California*, *Los Angeles* und *San Francisco*, waren die wohl einflussreichsten Menschen in unserem Leben, als wir *CAN* gründeten. Im Laufe der Jahre waren sie zu Freunden und Vertrauten geworden. Da sie selbst Kinder hatten, waren sie sich schmerzlich bewusst, was Dovs Autismus für ihn und unsere Familie bedeutete.

Was sie nicht wussten, war, dass die Einladung zu einem simplen Abendessen eine gewaltige Unternehmung für uns war. Wenn Dov nicht gerade schlief, war es so gut wie unmöglich, irgendetwas anderes zu tun, als sich um ihn zu kümmern. Obwohl Dov jetzt neun Jahre alt war, musste er immer noch ständig beaufsichtigt werden wie ein Kleinkind. Und wie bei jedem kleinen Kind gab es nie die Chance, einmal auszuschlafen, mit der Familie in ein Restaurant oder ins Konzert zu gehen oder einmal Urlaub ohne die Kinder zu machen. Es gab keine Auszeit. Dov mochte nicht fernsehen, und es gab fast nichts, was er allein tun konnte. Der einzige Unterschied zu einem Kleinkind bestand darin, dass bei Dov kein Ende in Sicht war. Jedes soziale Ereignis wurde zu einem bitteren Konflikt über die Frage, ob wir Dov mitnehmen sollten oder nicht. Würden die Eindrücke ihn überwältigen? Oder würde er sich ausgeschlossen fühlen? Da wir die Antworten nicht kannten, taten wir unser Bestes, sie zu erraten.

An diesem Abend hatte ich den Tisch festlich gedeckt, meine

Teller mit Goldrand herausgeholt und ein Dutzend weißer Kerzen angezündet. Ich fand, es war der perfekte Rahmen für die, wie ich hoffte, geistige Begegnung zwischen meinen Wissenschaftlerfreunden und Tito. Ich hatte Dan und Bruce schon viel von Tito erzählt und wusste, sie standen der Möglichkeit, dass ein Autist mit solchen Fähigkeiten existieren konnte, skeptisch gegenüber.

Ich sah das Taxi mit Soma und Tito kommen und beobachtete, wie Tito aus dem Wagen sprang und über die Straße rannte. Er stürmte schnurstracks durch die Eingangstür und schubste mich beiseite, als ich versuchte, ihn Dan und Bruce vorzustellen. Er war nicht zu halten, als er wie wild zu seiner rasenden Runde durchs Haus ansetzte.

Es war ein langes und seltsames Abendessen. Tito saß am Kopfende des Tisches und schaufelte sich mit beiden Händen Essen in den Mund, während ich darauf wartete, dass Soma beginnen würde, Titos verblüffende Intelligenz zu offenbaren. Doch sie machte keinerlei Anstalten, uns zu zeigen, wie Tito kommunizieren konnte oder ihn an der Unterhaltung am Tisch zu beteiligen. Da keinerlei Form von Interaktion stattfand, war ich erstaunt, dass Tito überhaupt so lange bei uns am Tisch sitzen blieb, obwohl ich wusste, dass er unserem Gespräch zuhörte. Dan und Bruce sprachen über ihre jüngsten genetischen Entdeckungen und prahlten mit den Erfolgen ihrer Söhne beim Fußball, während unser seltsamer Gast am Kopfende der Tafel sich schaukelnd und mit flatternden Händen in eine erregte Raserei hineinsteigerte. Soma saß einfach still da und aß.

»Er ist müde«, sagte sie schließlich entschuldigend, schluckte den letzten Bissen herunter und tupfte sich den Mund mit einer der Servietten ab, die mit französischen Landschaftsmotiven bedruckt waren. Voller Optimismus hatte ich am Anfang des Abends den Tisch damit gedeckt, in der Hoffnung, eine lockere und fröhliche Atmosphäre zu schaffen. »Müde« war kaum die richtige Beschreibung für das außergewöhnliche Spektakel, das sich an Titos Ende der Tafel bot. Essensbrocken flogen in alle Richtungen, begleitet von Titos merkwürdigen Grimassen und Geräuschen, die durch Somas regelmäßiges »Tito! Nein!« untermalt wurden.

Wenn Soma Tito nicht zum Kommunizieren ermutigte, wie sollten Dan und Bruce dann je merken, dass er überhaupt irgendeine Form von Intelligenz besaß? War sie zu schüchtern? Hatte sie Angst, aufdringlich zu wirken? Fühlte sie sich durch die Wissenschaftler eingeschüchtert? Oder fürchtete sie, gegen eine uns unbekannte kulturelle Regel zu verstoßen? Was immer ihr Motiv sein mochte, es führte auf alle Fälle dazu, dass meine Beschreibung von Titos verborgener Intelligenz mich wie eine komplette Idiotin dastehen ließ.

Ich wusste genau, dass Tito einen scharfen Verstand besaß, aber sein Geist war an diesem Abend nicht an unserem Tisch. Ich wusste nicht, was ich dagegen tun sollte.

Ich schickte Tito noch in derselben Nacht eine E-Mail und fragte, warum er sich bei Tisch so benommen, nach Essen gegrapscht und sich aufgeführt hätte wie ein wildes Tier, auch wenn ich andere Worte dafür benutzte.

Liebe Portia,
du fragst mich, warum ich mich so verhalten und nach dem Essen gegrapscht habe.
Ich werde schnell über einen Grund nachdenken, der sich am besten für die Antwort eignet und der vielleicht auch mich zufrieden stellt.

Es klang so, als suche Tito genauso dringend nach einer Erklärung für sein Verhalten wie ich. Als Nächstes bot er mir einige logische, wenn auch unspezifische Gründe für sein Verhalten an:

Es gibt viele mögliche Antworten.
Ich bin generell ein gieriger Mensch.
Wegen meiner oralen Fixierung wollte ich das Essen unbedingt haben.
Ich habe instinktiv gehandelt und nicht mit Verstand.
Ich hatte Hunger.

Welchen dieser Gründe soll ich auswählen, um ihn dir zu nennen, wenn das Bild,
dass ich nach Essen grabsche, in mir einfach nicht wieder abläuft?

Tito hatte offenbar keine visuelle Erinnerung an seine eigenen Handlungen.

Ich werde die ehrlichste Antwort wählen und die ist, ich habe instinktiv gehandelt und nicht mit Verstand.

Denn wenn ich mit Verstand gehandelt hätte, wäre ich in der Lage gewesen, mich daran zu erinnern. Ich hätte das Bild noch einmal ablaufen lassen können.

Tito kam zu dem Schluss, dass er sich an sein Handeln erinnern könnte, wenn es das Ergebnis eines Denkprozesses gewesen und nicht rein impulsiv erfolgt wäre. Es sah allmählich so aus, als ob Tito häufig nur einen Bruchteil seines Verhaltens bewusst registrierte. Lag es daran, dass sein Verhalten so isoliert von seinen Denkprozessen ablief? War sein Körper so weitgehend »auf Autopilot« gestellt, dass sein Bewusstsein sich nicht darum kümmerte oder registrierte, was er tat? War so etwas möglich? Wie konnte der Geist den eigenen Körper und dessen Aktivitäten so vollständig ignorieren, dass nicht einmal die Spur einer Erinnerung zurückblieb?

Am nächsten Tag besuchte ich Soma und versuchte mit ihr darüber zu reden, was bei dem Abendessen geschehen war. Ich wollte Soma verständlich machen, dass Höflichkeit in solchen Situationen nichts nützte, dass ein Dinner wie das, was wir gerade ertragen hatten, unsere Glaubwürdigkeit bei Wissenschaftlern untergrub. Unser Ziel war es, das vorherrschende Autismusverständnis zu erschüttern. Wenn sie nicht dazu beitrug, dass die Wissenschaftler die verborgene Persönlichkeit ihres Sohnes erkannten, würden sie kein Interesse daran haben, Tito zu untersuchen und die ganzen Besuche in den Labors wären umsonst.

Ich wollte ihr nicht zu nahe treten, aber wenn wir Wissenschaftler aufsuchen wollten, musste sie ihnen Titos Intelligenz offenbaren, weil Tito selbst nicht in der Lage war, von sich aus die Initiative zu ergreifen. Ich hatte nie erlebt, dass Tito um seine Buchstabentafel oder ein Blatt Papier gebeten oder auch nur die Hand danach ausgestreckt hatte, wenn sie griffbereit neben ihm lagen. Er blieb vielmehr ganz ruhig sitzen, hörte zu, schaukelte und wedelte wie wild mit den Händen, bis Soma auf die Idee kam, ihm ein leeres Blatt Papier oder seine Tafel zu geben. Nur dann hatte er die Möglichkeit, seine Gedanken wiederzugeben. Er war vollständig davon abhängig, dass Soma erkannte, dass er etwas zu sagen hatte, und ihm half, sich auszudrücken.

Als Soma den Raum verließ, um eine weitere Kanne Tee aufzubrühen, versuchte ich selbst Kontakt zu Tito herzustellen. Es war seltsam. Ich wusste, er war da drin, hinter diesen leeren, starrenden Augen, hinter diesen wie verrückt flatternden Händen. Ich hatte den interessanten, intelligenten, humorvollen jungen Mann kennengelernt, der im Innern dieser äußerlich verrückt wirkenden Person lebte. Ich war dem Menschen, der in Tito steckte, zumindest ein wenig näher gekommen, und ich mochte ihn. Mir lag etwas an ihm, an seinen Gefühlen, an seiner Zukunft.

»Es freut mich, dich zu sehen, Tito«, fing ich an, in der Hoffnung, eine irgendwie normale Interaktion einzuleiten, als ich ihm die Buchstabentafel vorhielt, wie ich es bei Soma gesehen hatte. »Tito, wie geht es dir heute?«, fragte ich, auf die Tafel tippend. Nichts. Ich kam mir vor, als fragte ich einen Baum.

Ich wedelte mit der Tafel vor seinen Augen und schüttelte sie hilflos, wiederholte meine Frage immer wieder, als ob er taub wäre. »Tito, deute einfach auf *j* für ja, wenn es dir gut geht, oder auf *n* für nein, wenn nicht«, fuhr ich fort, verzweifelt bemüht, eine rudimentäre Verbindung zu der Person herzustellen, die vor mir stand und keinerlei Reaktion zeigte. Tito beugte sich mit dem Oberkörper ein wenig vor, fing an, sehr schnell vor und zurück zu schaukeln, und wedelte wie wild mit seinen langen, spitz zulaufenden Fingern seitlich von seinem Kopf. Seine Augen quollen hervor, und auf seinem Gesicht breitete sich ein fröhliches Grinsen aus, das in einem beunruhigenden, lauten Geräusch gipfelte, das sich wie das Quaken einer Ente anhörte.

»Tito!«, versuchte ich erneut, seine Aufmerksamkeit zu wecken, und erinnerte mich an Somas Definition von »Zuhörverhalten«. Er ging nicht aus dem Zimmer. Das war ein gutes Zeichen, versuchte ich mir einzureden.

Soma kehrte zurück und sah, was vor sich ging. »Tito, wie geht es dir?«, wiederholte ich, während ich die Buchstabentafel resignierend an Soma weitergab. »Tito!«, gebot Soma in scharfem Ton, der sofort seine Aufmerksamkeit erregte. Er hielt in seiner Schaukelbewegung inne, hörte auf, mit den Händen zu wedeln, und buchstabierte »Mir geht es gut«, bevor er sein stereotypes Bewegungsmuster wieder aufnahm.

Warum konnte Tito ausschließlich mit Soma kommunizieren?, fragte ich mich. Durch Titos Buch *Der Tag, an dem ich meine Stimme fand* und den BBC-Dokumentarfilm über sein Leben wusste ich, dass auch andere Menschen mit Tito gearbeitet hatten, als er jünger war, und dass einige einen wichtigen Beitrag dazu geleistet hatten, dass er zu kommunizieren lernte. Doch ich wusste auch nur zu gut, dass die Experten das Interesse verlieren, wenn ein Kind mit schwerem Autismus älter wird. Wenn klar wird, dass man aus dem Kind nie eine Erfolgsstory machen kann, lässt man die Eltern nach und nach allein mit der Aufgabe, sämtliche sozialen, emotionalen und therapeutischen Bedürfnisse ihres Kindes zu erfüllen, weil es sonst niemand tut. Nach den ersten Jahren der Intervention stellte auch Soma fest, dass sie mit Tito alleingelassen wurde. War Tito deshalb so vollständig abhängig von Soma geworden? Lag es daran, dass er in den späteren Jahren ausschließlich mit ihr kommuniziert hatte? Vielleicht waren er und Soma zu einem so eingespielten Team geworden, dass niemand sonst Verbindung zu ihm aufnehmen konnte. So kam es mir jedenfalls vor, wenn ich es versuchte.

In den Jahren, in denen Soma und Tito allein in Bangalore gelebt hatten, waren sie in sozialer Hinsicht bestimmt sehr isoliert gewesen. Ich habe nie verstanden, wie es Soma gelungen war, gemeinsam mit Tito von ihrem Mann und seiner Großfamilie wegzuziehen. In Indien verlässt eine Ehefrau nicht einfach ihren Mann und dessen Familie und zieht mit ihren Kindern in eine Stadt, die vier Busreisetage entfernt liegt. Soma erzählte mir, sie habe R.G. und den Verwandten erklärt, dass sie wegen der dort ansässigen Therapeuten mit Tito nach Bangalore ziehe, dass sie jedoch in Wahrheit nur die Möglichkeit haben wollte, ungestört mit ihrem Sohn zu arbeiten.

Und es gab weitere Gründe, warum sie die Familie verließ und nach Bangalore ging. Man erwartete von ihr, dass sie kochte und sauber machte und ihren Mann und seine Familienangehörigen bediente, obwohl der Umgang mit Tito und seinem seltsamen Verhalten jeden Monat schwieriger wurde. Die traditionelle Hausfrauenrolle ließ ihr einfach zu wenig Zeit, um ihren Sohn zu betreuen.

Hinzu kam, dass die Verwandten anfangs Somas beruflichen Ehrgeiz für Titos Störung verantwortlich machten und später anfingen, die beiden zu bedauern. Soma zufolge war der erstgeborene Sohn in Indien dafür zuständig, sich um die Mutter zu kümmern, wenn sie älter wurde, und folglich war aus Sicht der Familie ihrer beider Zukunft zerstört. Es gab nichts auf der Welt, was Soma mehr verabscheute als Mitleid. Mitleid stachelte nur ihren Ehrgeiz an.

Dann kam der Tropfen, der das Fass zum Überlaufen brachte: Somas Ehemann R.G. kam eines Tages sichtlich deprimiert nach Hause, weil er einen Zeitschriftenartikel gelesen hatte, in dem die Theorie der *Gestützten Kommunikation* für Humbug erklärt wurde. R.G. war jetzt überzeugt, dass Titos Kommunikation nicht authentisch sein konnte.

Als ich Titos Erinnerungen über das Geschehen las, verstand ich:

Eines Tages kam Vater aus dem Club nach Hause und ließ eine Zeitschrift auf den Tisch fallen.
Er sah sehr deprimiert aus. »Lies das«, sagte er zu Mutter.
Sie las es und dann stritt sie mit ihm über mein Kommunikationsvermögen.
Ich wusste sofort, dass die Zeitschrift einen Artikel enthielt, der etwas mit mir zu tun hatte.
Aber was konnte dort über mich stehen?
Offenbar irgendetwas Hoffnungsloses über Autismus.

Ich verstand die Botschaft.
Mein Vater glaubte nicht mehr daran, dass ich kommunizieren konnte.
Ich verstand die Botschaft.
Autismus war etwas, das die Menschen in deiner Umgebung an dir zweifeln lässt.
Ich verstand die Botschaft.
Ich sollte nicht stolz auf meine Kommunikation sein.
Weil man mir nicht glauben würde.
Danach hatte Mutter eine »Ich pfeife auf die ganze Autismusliteratur«-Haltung.
»Ich brauche keine Ärzte, die mir erklären, was Autismus ist, wenn ich es von meinem Sohn lernen kann«, erklärte sie mit ihrer entschlossensten Stimme.
Sie glaubte an mich und an sich selbst.
Sie unterrichtete mich weiter mit noch mehr Energie und Entschlossenheit.
»Finde einen Weg oder bahne dir einen Weg.«

Kurz nach dem Zwischenfall mit dem Zeitschriftenartikel zogen Soma und Tito nach Bangalore, und von jenem Tag an sahen die beiden R. G. nur noch drei bis vier Mal im Jahr, wenn er zu Besuch kam.

War sie nicht einsam? Vermisste sie ihren Ehemann nicht? Vermisste Tito nicht seinen Vater? Fühlte sie sich nicht davon überfordert, dass sie rund um die Uhr auf Tito aufpassen musste, ganz allein, ohne Hilfe von der Familie und ohne Ansprechpartner?

Sie hätte keine Zeit gehabt, sich einsam zu fühlen, erklärte Soma.

Ich glaube, in Wahrheit konnte Soma sich nie einsamer gefühlt haben als in der Zeit, bevor sie nach Bangalore zog.

Dort war sie endlich frei und hatte die Möglichkeit, jede wache Stunde in die Schulung von Titos Geist zu investieren. Und damit fing sie auf der Stelle an, arbeitete Tag und Nacht, experimentierte, beobachtete und setzte ihre brillanten selbsterdachten Lernprogramme um. Wenn es nach ihr ging, konnte ihr Sohn sich benehmen wie ein wildes Tier, aber sein Verstand würde dem eines Oxfordgelehrten in nichts nachstehen.

Soma wusste, dass sie Titos Aufmerksamkeit für etwa zwanzig Minuten am Stück aufrechterhalten konnte. Während dieser Sitzungen bombardierte sie Tito mit kurzen Informationsausbrüchen, gefolgt von Fragen über die Themen, die sie gerade behandelt hatten. Sie erzählte mir, dass sie nie mehr als einige Sätze hintereinander lese und dann wieder Fragen stelle, weil sie sonst nicht erkennen könne, ob er immer noch bei der Sache sei. Zwischen diesen Sitzungen gönnte Soma ihrem Sohn zehn Minuten Pause, in denen er herumrasen, sich seinen Stereotypien hingeben, schrille Schreie ausstoßen und sich so autistisch benehmen durfte, wie er wollte. Was er tat, wenn sie ihn nicht unterrichtete, interessierte Soma nicht im Geringsten, und auf diese Weise, im Wechsel von Geist und Körper, Kognition und Verhalten, gelang es ihr, Tito mehrere Stunden am Tag mit Wissensstoff zu füttern – und das jeden Tag über mehrere Jahre hinweg.

Soma stellte fest, dass Tito, wenn sie seine Aufmerksamkeit auf diese Weise fesselte, die Informationen, die sie ihm eintrichterte, für unbegrenzte Zeit im Gedächtnis behielt. Tatsächlich konnte sich Tito an fast alle Fakten, die Soma ihn je gelehrt hatte, erinnern. Doch wenn sie seine Aufmerksamkeit nicht unter Kontrolle hatte, blieb nichts haften. Viel später wurde mir klar, dass dies sogar darauf zutraf, wie Tito die einzelnen Augenblicke seines eigenen Lebens wahrnahm.

Zur Verblüffung und Freude seiner Mutter begann Tito im Alter von etwa sechs Jahren kurze Gedichte zu verfassen. Soma war nicht nur stolz auf Tito, sie war entschlossen, anderen Menschen zu beweisen, dass ihr Sohn intelligent war. Sie ging mit Tito und seinen Gedichten zu allen Leuten, die ihnen Einlass gewährten. Doch anstatt beeindruckt zu sein, hielten sie Soma für eine unter Wahnvorstellungen leidende Mutter, die ihren autistischen Sohn und einen Schulranzen voller Gedichte durch die Gegend schleifte und behauptete, er hätte die Texte geschrieben, obwohl die Handschrift eindeutig von ihr stammte.

Soma war nicht bereit aufzugeben und brachte Tito von Arzt zu Arzt in der Hoffnung, ihnen seine Intelligenz zu beweisen. Aber auch die Ärzte wollten ihr nicht glauben, nicht einmal wenn sie mit eigenen Augen sahen, dass Tito selbstständig auf die Buchstaben deutete. Das Deuten auf die Buchstaben spiele keine Rolle, sagten sie, wenn Tito nicht selbst schreiben könne.

Da Soma unbedingt beweisen wollte, dass Tito die Gedichte selbst verfasst hatte, machte sie sich schließlich an die herausfordernde Aufgabe, Tito das Schreiben beizubringen.[8] Dieses Unterfangen nahm etwa ein Jahr in Anspruch. Als Erstes brachte Soma ihrem Sohn bei, einen Bleistift zu halten. Als Nächstes lernte Tito in mühsamer, langwieriger Kleinarbeit, Schritt für Schritt, zunächst einen kurzen Strich zu ziehen und dann noch einen, bis er schließlich in der Lage war, eigenständig Buchstaben und Wörter hervorzubringen. Es war ein langer, mühsamer Prozess, aber die Mühe zahlte sich aus – endlich glaubten die Leute, dass Titos Texte seine eigenen waren. Titos Erinnerung daran war folgende:

Schließlich musste ich meine Wörter und meine Sprache aufschreiben.
Mutter hatte meine Kommunikationstafel neben ein Blatt Papier gelegt.

Sie bat mich, die Buchstaben von »cat« [Katze]
aufzuschreiben.
Ich deutete auf den Buchstaben »c« und kopierte ihn.
Als Nächstes deutete ich auf den Buchstaben »a« und kopierte ihn.
Dann deutete ich auf den Buchstaben »t« und kopierte ihn.
Das war der Anfang, und das war meine Legitimation,
mit der ich glaubhaft machen konnte, dass meine Wörter nur von mir stammen.
Ich schrieb meine Kompositionen und meine Antworten,
indem ich Buchstaben von meiner Tafel kopierte.
Aber ich schrieb sie.
Und was geschah danach?
Danach glaubte man meiner Mutter.
Und danach glaubte man mir.
Nicht nur Vater und die Onkel zu Hause, sondern Ärzte und Psychologen
die gern beweisen, dass sie Recht haben und du Unrecht hast.

Wie jedes Kind hatte Tito gute und schlechte Tage. Wenn er zu unruhig wurde und es in der engen Wohnung nicht mehr aushielt, streifte Soma mit ihm durch die Straßen von Bangalore. Sie stellte keine besonderen Ansprüche an die Unterrichtsumgebung und überall, wo sie hingingen, gab es Gelegenheit, Tito etwas beizubringen. Sie unterrichtete ihn, während sie durch die überfüllten Straßen der Stadt spazierten, erzählte ihm von den Schauplätzen und Geschehnissen, an denen sie vorbeikamen, und unterteilte ihre Erklärungen dabei in fassbare Einheiten, Kategorien und konkrete Fakten. Sie führte ihn in die Pflanzenkunde ein, wenn sie vor den Gemüseständen des lärmenden Marktes standen, sie brachte ihm etwas über die verschiedenen Gesellschaftsschichten bei, wenn sie an den Bettlern am Straßenrand vorbeikamen und sie unterrichtete Tito in Zoologie, wenn sie neben den Mangobäumen im Park saßen, wo Affen über ihnen in den Ästen kreischten und gelegentlich mit einer Frucht nach ihnen warfen. Die ganze Welt war ihre Schule.

Auf diese Weise arbeitete Soma über mehrere Jahre fast ganz allein mit Tito.

Als ich Soma fragte, worüber sie und Tito redeten, wenn sie ihn nicht unterrichtete, sagte sie: »Wir reden nie über etwas Persönliches.« Zuerst dachte ich, dies sei einfach eine weitere Floskel aus Somas förmlicher, fast viktorianisch anmutender Ausdrucksweise in Unterhaltungen mit anderen Menschen. Doch Soma hatte tatsächlich noch nie über irgendetwas Persönliches mit Tito gesprochen, seit er fünf Jahre alt gewesen war.

Dieses Eingeständnis schockierte mich. Und Tito tat mir leid. Wenn Soma der einzige Mensch war, mit dem Tito kommunizieren konnte, und wenn sie nie über etwas Persönliches sprach, musste Tito noch einsamer und isolierter sein, als ich angenommen hatte.

Ob aus Prinzip oder Gewohnheit – Soma handelte niemals willkürlich. Ich wusste, es musste einen Grund für ihre radikale Entscheidung geben. Es habe tatsächlich ein spezielles Ereignis gegeben, sagte sie, das sie zu der Entscheidung veranlasst hätte, nie wieder über etwas Persönliches mit Tito zu sprechen.

Vor einigen Jahren, als keiner an Titos Intelligenz glaubte und die ganze Welt gegen sie zu sein schien, ging R.G. einmal mit Tito zum Mittagessen in ein Restaurant und als sie zurückkehrten, fragte Soma ihren Sohn, was er gegessen hätte. Später erfuhr sie von R.G., dass Tito ihr eine falsche Antwort gegeben hatte – er hatte ein Gericht genannt, das er früher einmal, aber nicht an diesem Tag mit seinem Vater gegessen hatte.

Soma fand das zutiefst beunruhigend. Man zweifelte bereits an ihrem Sohn und hielt sie für verrückt. Wenn Tito eine einfache Frage wie die, was er zu Mittag gegessen hatte, nicht richtig beantworten konnte, bestand keine Hoffnung, irgendjemanden von der Authentizität seiner Kommunikation zu überzeugen. Es gab nur eine Möglichkeit, wie Soma sichergehen konnte, dass Tito Fragen korrekt beantwortete, und zwar, indem sie sich an die Fakten hielt, von denen sie genau wusste, dass er sich an sie erinnerte. Von diesem Moment an schwor sie sich, dass sie sich an Fakten und ausschließlich Fakten halten würde, wenn sie mit Tito kommunizierte. Warum Tito korrekt antworten konnte, wenn man ihn nach dem Premierminister von Japan oder nach dem ersten Newton'schen Gesetz fragte, aber häufig nicht sagen konnte, was er zum Frühstück gegessen hatte, blieb noch lange Zeit ein Rätsel. Kein Wunder, dass Tito anfing, Gedichte zu schreiben. Sie waren nicht einfach nur Metaphern für Titos Gefühle. Gedichte waren die einzige Form, in der Titos Gefühle existieren durften.

Laut Tito fand das großartigste Ereignis in seinem Leben statt, als er im Alter von elf Jahren von der britischen *National Autistic Society* entdeckt wurde und ein Buch mit seinen Gedichten erschien. Seit jener Zeit träumte Tito ständig davon, ein weiteres Buch zu veröffentlichen. Es war die absolut wirkungsvollste Methode, um die größtmögliche Anzahl von Menschen von Titos Intelligenz zu überzeugen. Tito dabei zu helfen, ein weiteres Buch zu veröffentlichen, war wahrscheinlich das Bedeutungsvollste, was ich persönlich für ihn tun konnte.

Ich brachte es nicht übers Herz, Tito zu erzählen, dass ich bereits bei allen kleineren Verlagen, die Bücher von und über Autisten veröffentlichten, angefragt und nicht einmal eine Reaktion zu seinen Gedichten erhalten hatte.

Nach einigen Besuchen bei uns zu Hause entwickelte Tito das zwanghafte Bedürfnis, eine feste Rennstrecke durch das Haus und über das Grundstück zu absolvieren, eine Spur der Verwüstung hinter sich herziehend, und niemand, nicht einmal Soma, konnte ihn davon abhalten. Er müsse diese Runde acht Mal hintereinander drehen, erklärte Tito, und könne nichts dagegen machen.

Es war deprimierend, sich eingestehen zu müssen, dass es für einen Menschen wie Tito vielleicht doch nicht so leicht sein würde, ein College zu besuchen, ganz gleich wie herausragend seine Intelligenz sein mochte. In meiner Naivität hatte ich angenommen, dass Tito aufs College gehen könnte, wenn man für einige einfache Unterstützungsmaßnahmen sorgte, zum Beispiel eine Betreuungsperson einstellte, die ihn zu den Kursen begleitete, neben ihm saß und ihm half, sich auf die Vorlesung zu konzentrieren. Doch diese ersten Besuche bei mir zu Hause hatten die fatale Wirkung von Titos zwanghaften Verhaltensweisen und seiner unkontrollierbaren Impulsivität gezeigt, die in Null Komma nichts in Aggressivität umschlagen konnten – sogar gegenüber Soma, die ihn liebte und ihr ganzes Leben nur auf ihn ausgerichtet hatte. Ich bekam eine Ahnung von dem erschreckenden Ausmaß von Titos Einschränkungen, und das machte mich traurig.

Doch das hielt mich nicht davon ab, Tito weiter zu mir einzuladen. Die beiden mussten aus ihrer Wohnung raus und unter Menschen kommen. Sie brauchten Kontakte. Sie waren lange genug allein gewesen.

Diesmal war ich darauf vorbereitet, Tito mit Block und Stift durch Haus und Garten zu verfolgen, um bei jeder sich bietenden Gelegenheit eine Unterhaltung mit ihm zu führen. Diesmal dachte ich, ich wüsste, was mich erwartete.

Wie üblich stürmte Tito durch die Eingangstür, bevor ich ihn auch nur begrüßen konnte. Und wie üblich rannte Soma hinter ihm her, während er durch das Haus stürmte und auf den Kühlschrank zuraste, dem ersten Halt auf dem schrecklichen Zwangsparcours, den er zurücklegen musste. Er riss die Kühlschranktür auf und wühlte ungestüm in den Lebensmitteln. Ein Kuchen, den ich extra für Dov gebacken hatte, landete mit der Glasurseite nach unten auf dem Boden. »Mit dieser Art von Verhalten wirst du nie einen Verleger finden!«, kommentierte ich mit leiser Stimme, woraufhin Titos Augen sich in wütendem Verständnis weiteten.

Er rannte durch die Hintertür nach draußen und auf das Haus des Nachbarn zu. Ich holte ihn ein und versuchte, ihn zu beruhigen, als er anhielt und sich mir zuwandte. Plötzlich sah ich einen rasenden, mörderischen Blick in seinen Augen. Er packte mich am Kragen meiner Bluse und schnürte mir die Luft ab. Schwer atmend funkelte er mich an, in den Augen ein Ausdruck kochender, überschäumender Wut, den ich noch nie zuvor bei ihm gesehen hatte. Tito war mit seinen dreizehn Jahren bereits genauso groß wie ich, und er war kräftig. In diesem Moment wirkte er wie von einem Dämon besessen.

Ich blieb stocksteif stehen, während er weiter an meinem Kragen zerrte, bis ich kaum noch Luft bekam. Der Anfall würde nicht lange dauern, sagte ich mir und versuchte, meine Angst nicht zu zeigen. Soma hatte mir von solchen Episoden berichtet. Jetzt versuchte sie, Tito von mir wegzuziehen. »Nein! Tito! Nein!«, beschwor sie ihn, während sie sich bemühte, seinen Griff an meinem Kragen zu lockern. Aber sie war Tito nicht gewachsen.

Plötzlich ließ Tito los. Ich wich vor ihm zurück und zupfte an meinem verdrehten Kragen. Ich atmete tief durch, rieb mir den Hals und versuchte, einen ruhigen Eindruck zu machen. Doch dann sah ich, wie Tito in einem erneuten Wutanfall auf seine Mutter losging. Er fletschte regelrecht die Zähne, zerrte an ihrem Haar und riss sie zu Boden. Sie hatte einen verzweifelten Ausdruck in den Augen, sagte aber nichts. Ich wusste nicht, was ich tun sollte. Dann ließ er sie plötzlich genauso unvermittelt los, wie er es bei mir getan hatte, und stürmte zurück in Richtung Haus.

Wir fanden ihn in der Küche, wo er sich eine Hand voll Kuchen in den Mund stopfte, bevor er wieder aus der Hintertür stürzte, wahrscheinlich um seine Runde fortzusetzen.

Wir liefen ihm nach, während er schnurstracks auf das Haus unserer direkten Nachbarn zusteuerte, die Stufen hinaufraste und anfing, an ihre Tür zu hämmern. Dann drehte er sich auf dem Absatz um und stürmte über den Rasen im Vorgarten. Ohne einen einzigen Blick nach links und rechts zu werfen, lief er über die Straße. Glücklicherweise fuhren gerade keine Autos vorbei.

Schließlich hielt er an, und wir holten ihn ein. Er stand völlig reglos da, die Augen wieder auf irgendeinen unbestimmten Punkt in der Ferne gerichtet, als wären sie zu ihrer früheren Blindheit zurückgekehrt. Soma, die ganz außer Atem war, tadelte abwechselnd Tito und entschuldigte sich bei mir. »Es tut mir so leid«, wiederholte sie immer wieder mit trauriger, kummervoller Stimme. »Schon in Ordnung«, beruhigte ich sie, weil ich nicht wusste, was ich sonst sagen sollte.

Tito fing an zu weinen und mit gebrochener, kaum verständlicher Stimme stieß er zwischen Schluchzern hervor: »Ich schäme mich so.« Ich fing an, einige seiner Worte zu verstehen, wenn er versuchte zu sprechen, weil seine Äußerungen große Ähnlichkeiten mit denen von Dov hatten. Obwohl man beide selten verstand, versuchten sie es immer wieder.

Später an diesem Abend konnte ich nicht aufhören, über den beunruhigenden Vorfall nachzudenken. Was ging in Titos Kopf vor, wenn er sich so benahm? Aus früheren Befragungen wusste ich, dass Tito sich – jedenfalls im Nachhinein – seiner schrecklichen Verhaltensweisen bewusst war, auch wenn es ihm nicht gelang, die Erinnerungsbilder erneut ablaufen zu lassen. Und jetzt hatte ich miterlebt, wie er auf seinen eigenen gewalttätigen Ausbruch mit Reue und Tränen reagiert hatte.

Als ich Soma und Tito am nächsten Tag in ihrer Wohnung aufsuchte, fragte ich Tito, was passiert sei und was in seinem Kopf vorgehe, wenn er sich so verhielt wie bei seinem letzten Besuch. *»Nichts«,* entgegnete er. *»Ich denke genau das Gleiche wie du, wenn du dir beim Telefonieren durchs Haar streichst.«* Ich dachte einen Moment darüber nach. Wir alle neigen zu unbewussten oder kaum bewussten Verhaltensweisen, sei es, dass man mit den Fingern durchs Haar fährt, an den Fingernägeln kaut oder mit dem Fuß wippt. Funktionierte Titos gesamtes Verhaltensrepertoire auf diese Art? Der Gedanke machte mir Angst.

Tito erklärte mir dann eine weitere Untergruppe seiner unbewussten Verhaltensweisen. Er nannte sie *dauerhafte Geschehnisse* und *spontane Geschehnisse.* Mit dauerhaften Geschehnissen meinte er die unbewussten Verhaltensweisen, mit denen er den überwiegenden Teil seiner Zeit verbrachte, um seine sensorischen Erfahrungen zu bewältigen. Das waren die repetitiven Verhaltensweisen, die man als Stereotypien bezeichnet, wie die Schaukelbewegungen und das Händeflattern, mit denen Tito versuchte, sein unberechenbares Nervensystem zu regulieren. Und dann gab es die spontanen Geschehnisse, das waren die plötzlichen, impulsiven Verhaltensweisen, die am Rande des Bewusstseins stattfanden. Diese spontanen Geschehnisse konnten etwas ganz Harmloses sein, zum Beispiel dass er nach dem Essen einer anderen Person grapschte, aber auch etwas so Explosives wie ein Wutanfall, bei dem er seiner Mutter an die Gurgel ging. Tito erklärte, dass er gegen diese spontanen Geschehnisse machtlos sei. Und irgendwo gänzlich isoliert von diesen beiden katastrophalen Zuständen lebte die empfindsame Seele eines jungen Dichters.

Als ich Somas Wohnung an diesem Tag verließ, kam es mir vor, als hätte ich einen kurzen Einblick in das Leben eines fremdartigen Wesens bekommen. Es war viel leichter, aus der Ferne an Tito zu denken, mit ihm per E-Mail zu korrespondieren oder sein Buch zu lesen, als Zeit mit ihm zu verbringen. Die Wahrheit war, dass der persönliche Kontakt mit jemandem wie Tito sehr schwierig war. Auf was sollte ich mich beziehen? Sollte ich sein Verhalten vollständig ignorieren und mich nur auf die Worte konzentrieren, die er tippte? Ich wusste nicht, was ich tun sollte. Ich wusste nicht, wie ich mich verhalten sollte. Ich wusste einfach nicht, wie ich mit jemandem wie Tito zusammen sein sollte.

Trotzdem musste ich versuchen, eine Freundschaft mit Tito aufzubauen, auch wenn ich nicht wusste, wie.

8. Geistiges Chaos

Es war Ende Juli und wir steckten mitten in den Vorbereitungen für unseren Sommerurlaub in Capistrano Beach, wo wir ein Haus gemietet hatten. Unsere jährlichen Pilgerfahrten mit Jons Eltern nach Jersey Shore hatten wir schon vor langer Zeit aufgegeben. Größere Reisen mit Dov waren wegen der Flüge, der speziellen Ernährung, der Babysitter, der Betreuerin und der Therapien anstrengend und aufwändig, ganz zu schweigen von der emotionalen Belastung, die es für unser ohnehin zerrüttetes Nervenkostüm bedeutete. Deshalb fiel es uns nicht schwer, darauf zu verzichten, als wir quasi in unserem Hinterhof ein Urlaubsparadies an einem Sandstrand entdeckten, weniger als zwei Autostunden von uns entfernt. Seitdem mieteten wir uns dort jedes Jahr ein Haus und versuchten, einen fast normalen Familienurlaub zu verbringen.

Es war schwer zu glauben, dass Soma und Tito erst seit knapp einem Monat in Los Angeles waren. Sie kamen uns inzwischen wie Familienmitglieder vor, wie lang verschollene exzentrische Verwandte, und ich fand es grässlich, sie in Los Angeles zurücklassen zu müssen, und sei es nur für zwei Wochen.

Schließlich überredete ich Soma, mit dem Zug zu fahren und uns gemeinsam mit Tito zu besuchen. Titos vierzehnter Geburtstag stand vor der Tür und wir könnten ihn am Strand feiern.

Soma und Tito würden das erste Mal allein in den USA unterwegs sein, und Soma war nervös. Sie war immer noch dabei, sich an die amerikanische Währung und an das fremde Essen zu gewöhnen. Sie würde allein herausfinden müssen, wann der Zug fuhr, wie sie zum Bahnhof kam, wie man die Fahrkartenautomaten bediente, wo sie einsteigen und wo sie aussteigen musste. Und hinter allem steckte die unausgesprochene Frage, ob sie in der Lage sein würde, allein mit Tito fertig zu werden. Was wäre, wenn er während der Zugfahrt eine Panikattacke oder einen Tobsuchtsanfall bekam?

Schließlich war der Tag gekommen, an dem ich gemeinsam mit Jon aufbrach, um Soma und Tito von dem alten Backsteinbahnsteig des verschlafenen kleinen Städtchens San Juan Apistrano abzuholen, das außer für seine alte kalifornische Missionsstation für kaum etwas berühmt war. Zu unserer Erleichterung erfuhren wir, dass die Reise ohne Zwischenfälle und durchaus angenehm verlaufen war.

Unser Ferienhaus war ein baufälliges Gemäuer im spanischen Missionsstil mit sechs winzigen Zimmern, die um einen offenen Innenhof angeordnet waren. Es war in den 1920ern erbaut worden und gehörte den *Sisters of Social Service*, einem sehr beliebten Orden linksorientierter Nonnen. Es war ein spartanischer Ort, mit einem Kruzifix in jedem Zimmer und dunkelroten Zementböden, auf denen die konstante Sandspur, die von nackten Füßen durchs Haus gezogen wurde, einen schönen Kontrast bildete. Die Vorderseite des Hauses ging auf den goldfarbenen Sandstrand hinaus, der sich meilenweit nach links und rechts und bis hinunter zur felsigen Uferlinie erstreckte. Trotz der Tatsache, dass das Haus für den Rest des Jahres von Nonnen bewohnt wurde, wirkte nichts daran besonders heilig, von den abgenutzten Sofas bis hin zu dem zerbeulten, weiß gestrichenen Tisch im Hof, an dem wir uns an langen Sommerabenden bei einem knisternden Feuer gern zum Essen versammelten.

Miriam und Gabriel zogen Jon zum Strand hinunter, um noch einmal schwimmen zu gehen, während sich Sarah und Lenore voller Eifer um Soma kümmerten. Sie brachten ihr Tee und Süßigkeiten, wie ich es ihnen aufgetragen hatte, und verwickelten sie lachend und schwatzend in eine fröhliche Unterhaltung. Ich beobachtete sie von der Küchentür aus. Soma hatte noch nie so glücklich gewirkt wie in diesem Moment, mit einer Tasse Tee in der Hand und mit zwei Frauen zum Plaudern, eine an jeder Seite. Die beiden waren ganz vernarrt in Soma. Sie wussten, welches Wunder sie bei Tito bewirkt hatte, und betrachteten sie daher als Inbegriff der Hoffnungen, die sie für ihren Neffen Dov hegten.

Nach einer Weile kamen Dov und Maria in die Küche. Dov setzte sich auf einen der hohen Stühle am Ende des Küchentresens, wo er oft saß, wenn das Essen vorbereitet wurde. Während Maria das Essen für Dov kochte, in diesem Fall Nudeln mit Butter und Salz, eines der drei oder vier Gerichte, die er jederzeit bereitwillig verzehrte, brachte ich Soma zu Dov. »Dov, schau mal, wer hier ist«, sagte ich sanft. Auf Dovs Gesicht breitete sich ein Lächeln aus, das nur einen Augenblick währte, dann begann er manisch zu lachen, zog eine Grimasse, rollte mit den Augen und verdrehte die Handgelenke vorm Gesicht. In Sekundenbruchteilen hatte sich der leere Ausdruck über das flüchtige Lachen zu einer qualvollen Übererregung gesteigert, die seinen ganzen Körper erfasste. Es war, als ob sein Nervensystem die Kontrolle verloren hätte.

»Möchtest du ihm die Buchstabentafel zeigen?«, fragte ich Soma.

»Sicher. Wieso nicht?«, antwortete sie, während meine Schwestern erwartungsvoll näher rückten. »Ich weiß, wir sind nervös«, sagte Soma in beruhigendem Ton, während sie Dov die Tafel direkt vors Gesicht hielt und leicht damit gegen seine Nase stupste, um seine Aufmerksamkeit zu erregen. »Lass uns das Wort ›cat‹ buchstabieren«, sagte sie und zog die Tafel wieder zurück. »Ja, ich weiß, du kannst das. Du bist ein kluger Junge«, versicherte sie in freundlichem Ton. Dovs Blick ging immer noch ins Leere. »Mach schon«, drängte Soma. Für den Bruchteil einer Sekunde schien er flüchtig auf die Buchstabentafel zu schauen. Soma hielt sein Handgelenk hoch, um ihn auf die Buchstaben tippen zu lassen. Es sah aus, als jongliere sie mit seiner Hand in der Luft; sie versuchte, sie locker zu halten, damit die Hand sich selbst entdecken konnte. Doch Dovs Hand fiel nur schwer und leblos herab, sobald Soma sie losließ. Jetzt lachte er wieder und stieß hohe, schrille Schreie aus. Noch immer zeigte er keine Reaktion auf die Tafel. »Wir versuchen es später noch einmal«, entschied Soma. Niemand sagte etwas. Wir gingen in eine andere Ecke der Küche, etwas entfernt von Dov, und nahmen unsere frühere Unterhaltung wieder auf.

Maria brachte Dov sein Essen und drängte ihn, damit anzufangen. Dov war zu dünn, viel zu dünn. Man weiß von autistischen Kindern, dass sie sehr wählerisch mit dem Essen sind. Viele essen nur einige wenige ausgesuchte Speisen. Viele Jahre lang hielt man das für ein psychisches Merkmal, eine Art mentaler Starrheit. Doch das Merkwürdige war, dass die meisten dieser Kinder ähnliche Speisen bevorzugten, nämlich »weiße Nahrungsmittel«, wie die Eltern sie nannten: Pommes frites, Brot, Nudeln. Lauter Nahrungsmittel, die sehr unkompliziert sind, die man nicht lange untersuchen muss, um zu wissen, was geschieht, wenn man sie in den Mund schiebt. Ich dachte daran, was Tito mir darüber berichtet hatte, wie er seine Umwelt erlebte. Wenn es so schwierig war, normale Erfahrungen zu verarbeiten, brauchte ein Mensch mit Autismus feste Routinen und möglichst vorhersagbare Abläufe, um funktionieren zu können.

Sarah neckte Soma, die meinte, sie würde nie im Leben einen Badeanzug anziehen, geschweige denn, sich in eine Wanne setzen, um ein heißes Bad zu nehmen. Während Soma und meine Schwestern plauderten, beobachtete ich Dov. Es kam mir alles so unwirklich vor. Obwohl das Strandhaus von Seeluft und Optimismus erfüllt war, sah ich dieselbe Szene vor mir wie immer; dort saß er, umklammerte eine Perlenschnur, die er um keinen Preis losließ, machte dieselben verstörenden Laute, an die wir uns immer noch nicht gewöhnt hatten, verschmierte Wassertropfen auf der Tresenfläche und schaufelte in primitiver Manier das Essen in den Mund.

Trotz der Anwesenheit von Soma und Tito hatte sich bei Dov nichts verändert. Es war ein komisches Gefühl. Ich wusste, ich befand mich in Gegenwart des Problems und gleichzeitig in unmittelbarer Nähe der Antworten. Doch die Kluft, die dazwischen lag, war so groß wie das Universum – die unergründliche Entfernung zwischen dem Reich des Möglichen und des Wahrscheinlichen.

Draußen im Hof schimmerte das schwindende Licht der Nachmittagssonne durch die fuchsienfarbige Bougainvillea, die sich um die Holzträger des Ziegeldaches rankte. Tito saß mit Kopfhörern im Schneidersitz auf einem altersschwachen Schaukelstuhl. Sein Blick ging wie so häufig nach oben, ins Leere, in Richtung eines früh aufgegangenen Mondes, der sich am späten Nachmittagshimmel abzeichnete. Gelegentlich huschte ein Lächeln über seine Züge, ohne dass ein konkreter Anlass dafür zu entdecken gewesen wäre.

Wenn ich die beiden in ihrer Wohnung besuchte, fand ich Tito häufig mit demselben leeren Ausdruck im Gesicht auf dem Sofa sitzend vor. Musste es nicht schrecklich langweilig sein, einfach nur so dazusitzen, unfähig, selbst ein Buch zu lesen, unfähig, das Radio oder den Fernseher einzuschalten, unfähig, überhaupt irgendetwas zu tun? Sich Hörbücher oder auch Musik anzuhören war wahrscheinlich eine gute Möglichkeit für Tito, sich die Zeit zu vertreiben, wenn er nicht in der Lage war, selber irgendwelche Aktivitäten zu initiieren oder sich an Interaktionen zu beteiligen. Ich fragte mich, warum Soma ihm nicht mehr Hörmaterial besorgte.

Ich hatte viele CDs für Tito gekauft, seit die beiden angekommen waren: eine Sammlung früher Gedichte von meiner absoluten Lieblingsdichterin Maya Angelou sowie Gedichte von A.E. Housman, Robert Frost und Robert Louis Stevenson. Ich kaufte Audioversionen von Kurzgeschichten-Sammlungen, Romanen und CDs mit Titos derzeitiger Lieblingsmusik – Reggae. Ich besorgte ihm auch Bücher – Lyrik, Malerei, Biografien, Romane, sogar einige populärwissenschaftliche neurologische Bücher, wie Antonio Damasios *The Feeling of What Happens* (dt. *Ich fühle, also bin ich*), das Soma ihm vollständig vorlas. Abgesehen von Süßigkeiten waren dies die einzigen Geschenke, die mir für Tito einfielen, da er nicht das geringste Interesse an Kleidung, Spielsachen oder technischen Kinkerlitzchen hatte.

Bald darauf fingen meine Schwestern an, den Tisch für das Abendessen zu decken und Kerzen in farbigen Votivgläsern auf dem Hof anzuzünden. Soma tauchte neben mir auf und gemeinsam beobachteten wir Tito, der mit seinem Kopfhörer vor- und zurückschaukelte. Ich fragte sie, warum sie nicht mehr Hörbücher für Tito besorgt hätte.

»Nach ein paar Minuten weiß ich nicht mehr, was sein Geist tut«, erklärte sie.

Mir dämmerte allmählich, dass man ohne Somas ständige Aufmerksamkeitsanstöße überhaupt nicht wissen konnte, was in Titos Kopf vorging. Und wenn er seinen Kopfhörer trug, hatte Soma keinerlei Kontrolle über Titos Aufmerksamkeit.

Meinte Soma damit, dass er sich einfach den Stereotypien hingab, nicht einmal zuhörte, wenn er hin und her schaukelte und mit den Händen wedelte und diese Schnalzlaute machte? Ja, räumte sie ein, ohne ihre Aufmerksamkeitsaktivierung könne Tito sich nicht auf den Stoff konzentrieren, der durch den Kopfhörer in seine Ohren übertragen werde.

Es war genauso wie beim Schreiben, wo er auch Somas ständigen Ansporn brauchte, um weiterzumachen. Oder in den Situationen, in denen ich beobachtet hatte, dass er an die Decke starrte und in unleserlicher Klaue einen Buchstaben über den anderen schrieb, bis seine Mutter ihn ermahnte, wieder von links nach rechts auf dem Papier zu schreiben – als ob seine Augen nicht mit seiner eigenen Hand verbunden wären. Dasselbe galt für die einzige Art, auf die Tito lesen konnte – er brauchte Soma, die das Buch für ihn aufhielt und »Lies! Lies!« befahl, auf jedes Wort tippte und dafür sorgte, dass er die Augen immer wieder auf die Seite richtete und von links nach rechts bewegte.

Plötzlich bekam ich Angst. So ein tiefgreifendes Unvermögen, sich auf Stimuli aus der Umwelt zu konzentrieren, war beängstigend. Es ließ Tito noch hilfloser wirken als ohnehin schon. Es ließ seine Intelligenz noch isolierter und abgeschnittener von der Welt erscheinen, als ich mir vorgestellt hatte.

Der Morgen war Titos beste Zeit. Deshalb standen er und Soma jeden Tag im Morgengrauen auf. Ein Sonnenaufgang am Meer hat etwas Verheißungsvolles, und Soma, Tito und ich setzten uns immer auf Dovs Lieblingsplatz, das Riesentrampolin draußen am Strand, und beobachteten, wie der letzte Stern vom Morgenhimmel verschwand und der rötliche Himmel sich allmählich in das strahlende Blau eines weiteren kalifornischen Sommertages verwandelte.

Doch an diesem speziellen Tag hatte Tito bereits beim Frühstück eine schlechte Phase. Er wurde immer erregter, rückte seinen Stuhl vom Tisch ab und stürmte nach draußen in den Hof, wo er plötzlich wie angewurzelt stehen blieb und mit ruckartigen Bewegungen nach einem Blatt vor seinen Augen schlug, bis Soma ihn zurück in die Küche führte. Vielleicht spürte Tito meine eigene Nervosität, denn dies war der Tag, an dem unser guter Freund Tony Edwards vorbeikommen wollte, um Tito zu sehen.

Unseren Freunden Tony und Jeanine gehörte das Strandhaus direkt nebenan, und ich wollte, dass sie Tito kennenlernten. Tony Edwards spielte den Dr. Green in der Fernsehserie *Emergency Room*, und seine Frau Jeanine vertrieb eine eigene, sehr erfolgreiche Kosmetikmarke. Die Tatsache, dass Jon und ich in der Unterhaltungsbranche arbeiteten, war einer der Hauptgründe gewesen, die uns dazu bewogen hatten, auf den Erfolg der Unternehmung zu vertrauen, als wir *Cure Autism Now* gründeten. Denn wir waren bereit, schamlos jeden Vorteil auszunützen, den wir durch Berühmtheiten in unserem Bekanntenkreis für *CAN* herausschlagen konnten.

Eines Abends, kurz nachdem wir *CAN* gegründet hatten, gingen wir mit Tony und Jeanine essen; damals kannten wir sie nur flüchtig. Wir saßen den beiden in einer kleinen, dunklen Restaurantkoje gegenüber, und Jon und ich waren im Begriff, ihnen unsere Bitte um Unterstützung vorzutragen. Doch bevor Jon oder ich ein Wort sagen konnten, kam Tony uns zuvor: »Jeder will Dr. Green als Fürsprecher«, fing er an. »Ich komme mir schon vor wie der neue Marcus Welby. Wisst ihr noch, wie sie ihn für Medikamente im Fernsehen werben ließen, als wäre er ein echter Arzt?« Er kicherte. Wie sich herausstellte, war Anthony Edwards ein heiß begehrter Werbeträger für alle möglichen Produkte, von Vitaminen bis Medikamenten, und bekam eine ordentliche Stange Geld dafür geboten.

Tony und Jeanine wussten, wie wertvoll Tonys Starruhm war, aber sie wollten kein Geld damit verdienen, sondern ihn nutzen, um etwas Gutes zu tun. Jon und ich sagten kaum ein Wort, während Tony und Jeanine weiter ausführten, dass sie etwas Grundlegendes tun wollten, etwas, mit dem sie wirklich etwas bewirken würden, etwas Handfestes, hinter dem sie auch persönlich standen. Sie kannten Dov und wollten ihm helfen; sie wollten uns helfen. »Was können wir für *CAN* tun?«, fragten sie. Könnten sie Tonys Berühmtheit vielleicht einsetzen, um Kindern eine Stimme zu geben, die buchstäblich keine eigene Stimme hatten?

Wir waren den Tränen nahe; es war ein wahr gewordener Traum. Tony Edwards, der sagenhafte Dr. Green, wollte als Fürsprecher für den Autismus auftreten, als Fürsprecher für *CAN*. Wir waren so dankbar, dass wir tatsächlich sprachlos waren. Dr. Green wurde zum Sprecher für *CAN* und für Menschen mit Autismus und setzte sich als erster Prominenter für eine damals noch weithin unbekannte Bewegung und ihre Ziele ein.

Jetzt brannte ich darauf, dass Tony und Jeanine Tito persönlich kennenlernten. Ich hatte ihnen schon viel von ihm erzählt. Ich hatte gehofft, dass Tony im Laufe des Vormittags, wenn Tito in seiner besten Verfassung war, vorbeischauen würde, aber er konnte erst am späteren Nachmittag kommen. Und jetzt war Tito trotz der frühen Stunde bereits völlig aufgelöst. Was stimmte nicht? Ich beschloss, es herauszufinden, und mit Somas Hilfe fragte ich Tito, ob ihn beim Frühstück etwas gestört habe.

»Ich brauchte einige Zeit, um zu verstehen, dass ich ein Brot aß, weil es das erste Mal war, dass ich ein rundes Brot aß.«

Jetzt begriff ich, warum Tito einen so schlechten Start beim Frühstück gehabt hatte. Es lag an dem »runden Brot«. Tito hatte noch nie zuvor einen englischen Muffin gesehen. Deshalb ließ sich das runde Hefebrötchen in seiner »Datenbank« nicht als »Brot« einordnen, und Tito konnte nicht erkennen, was es war. Das setzte ihn erheblich unter Stress, weil er Hunger hatte und sich nicht entscheiden konnte, ob das unbekannte Objekt essbar war.

Als Tony am Nachmittag eintraf, stellte ich ihn Soma und Tito vor und bat ihn, sich mit uns an den Tisch im Hof zu setzen, wo wir Titos Laptop platzierten. Ich hoffte, dass der offene Raum Tito vielleicht helfen würde, konzentriert zu bleiben und nicht in Panik davonzulaufen, wie er es häufig tat.

Tito blinzelte ins Sonnenlicht und schien Tony gar nicht zu bemerken. Soma lächelte Tony schüchtern an und nickte zur Begrüßung, wandte sich dann plötzlich um und rief: »Tito! Wo bleiben deine Manieren? Sag ›hallo‹ zu dem Herrn!« Tito machte einen Laut, der »hallo« bedeuten sollte. Soma nickte zufrieden, lächelte wieder, und Tito fing an, hektisch mit den Händen zu wedeln. Seine Augen starrten mit großer Intensität auf den freien Raum zwischen seinen fuchtelnden Fingern, als ob irgendetwas sich dort jeden Moment materialisieren könnte.

Ich zermarterte mir das Hirn, wie ich das Eis brechen sollte. Es war ein ziemlich dickes Eis.

Ich hatte Tito erklärt, dass Tony ein Fernsehstar war und dass er *CAN* und allen Autisten sehr geholfen hatte. Tony ist einer der liebenswürdigsten und einfühlsamsten Menschen, die ich je getroffen habe, deshalb überraschte es mich nicht, als er einfach sagte: »Hallo, Tito«, und ganz ruhig abwartete, was als Nächstes passieren würde.

Im Grunde wusste ich, dass es unrealistisch war, von Tito zu erwarten, dass er etwas so Aufschlussreiches und Scharfsinniges von sich gab, dass es Tony zutiefst beeindrucken würde. Andererseits wünschte ich mir so sehr, dass Tony erkannte, wie außergewöhnlich Tito war und dass autistische Menschen trotz ihres auffälligen Verhaltens intelligent sind und Gefühle haben. Aber wie sollte ich ihm das in diesen wenigen Momenten, in denen wir voller Befangenheit zusammensaßen, beweisen?

Tito wusste, was ein Schauspieler war – ich würde versuchen, dies zum Aufhänger für ein Gespräch zu machen.

»Tito, möchtest du Tony vielleicht ein paar Fragen zu seinem Beruf als Schauspieler stellen?«, setzte ich etwas zusammenhanglos an. »Mach schon!«, befahl Soma, noch bevor ich zu Ende gesprochen hatte, was Tito sichtlich erschreckte. Er hörte abrupt auf, mit den Händen zu wedeln und fing an, etwas auf dem Laptop zu tippen: *»Ich glaube, dazu braucht man ziemlich viel Talent«,* gab er ein und nahm dann umso heftiger seine Schaukelbewegung wieder auf.

Tony quittierte Titos Antwort mit einem anerkennenden Lächeln. Es lief nicht so, wie ich gehofft hatte, aber wenigstens hatte Tony jetzt einen kleinen Beweis dafür erhalten, dass Tito verstehen konnte, was man zu ihm sagte, und dass er fähig war, zu kommunizieren.

Wieder entstand ein langes, quälendes Schweigen. Ich hatte keine Ahnung, was ich als Nächstes tun sollte, und Soma bot keine Hilfe. »Titos beste Zeit für Unterhaltungen und zum Schreiben ist der Morgen«, erklärte ich Tony, »jetzt ist eigentlich seine schlechteste Zeit.« Tony nickte verständnisvoll. Plötzlich hörte Tito auf zu schaukeln und fing wieder an zu tippen, diesmal ohne von Somas Stimme dazu aufgefordert zu werden.

Wir alle beobachteten, wie Tito sich bemühte, einen weiteren Satz einzutippen, und fragten uns, was er uns mitteilen wollte. *»Mir ist körperlich übel von der Zeit, weil dies nicht meine Zeit zum Schreiben ist. Ich bin hilflos. Der Zusammenhang von Zeit und Handeln ist so wichtig für mich, dass ich mein Handeln von der Zeit abhängig mache. Deshalb kann ich nicht höflich sein, wegen dieses Zusammenhangs.«*

Tony nickte erneut verständnisvoll. »Das ist in Ordnung«, erklärte er, während er aufstand, um sich zu verabschieden. Seine und unsere Kinder warteten darauf, dass er und Jon vor

Sonnenuntergang noch einmal mit ihnen an den Strand zum Wellenreiten gingen. Also sagten wir Lebwohl zu dem illustren Mr. Green.

Erleichtert, dass der Besuch von Tony überstanden war, fragte ich Tito wie immer am Ende unserer Zusammenkünfte, ob es noch etwas gebe, was er sagen wolle. Zu meiner Überraschung lehnte er sich vor und fing an, erneut ohne Somas Ansporn zu tippen: *»Morgens fühle ich mich gut und bin konzentriert.«* Er schien sich dafür entschuldigen zu wollen, dass er so wenig mit Tony kommuniziert hatte. Vielleicht verstand Tito, wie wichtig Tony für uns war und wie sehr ich mir gewünscht hatte, dass Tony etwas von Titos bemerkenswertem Verstand mitbekam. »Ja, ich weiß, dass alles schwieriger für dich wird, je länger der Tag sich hinzieht«, beruhigte ich Tito.

Ich wusste, er wollte für heute aufhören, und konnte ihn gut verstehen. »In Ordnung, wir sind fertig.«

Ich erwartete, dass Tito aufspringen und davonstürmen würde, aber er blieb über seine Tastatur gebeugt sitzen. Dann geschah etwas, das noch nie zuvor geschehen war und seither auch nie wieder geschehen ist: Tito bat mich, ihn nach etwas Speziellem zu fragen, von dem er mir erzählen wollte.

Langsam und konzentriert tippte er: *»Ich möchte sehr gern, dass du mich fragst, warum.«*

Ich hatte noch nie erlebt, dass Tito den Anstoß zu einer derartigen Unterhaltung gab. Aufgeregt antwortete ich: »Okay. Warum geht es dir morgens besser?«

»Wegen der Verknüpfung von Zeit und Handeln«, antwortete er. Jetzt war ich an der Reihe, eine Frage zu stellen: »Bist du dir der genauen Zeit sehr bewusst?« Ohne zu zögern tippte Tito: *»Ja, das ist die Körper-Uhr.«*

»Die Körper-Uhr? Was ist die Körper-Uhr?«, fragte ich, verblüfft über den rätselhaft klingenden Begriff.

»Das ist, weshalb man nachts schläft«, antwortete er und tippte dann weiter ein: *»Ich kann morgens besser denken. Das ist meine Schaffenszeit. Der Abend ist zum Erleben.«*

»Sagt die Körper-Uhr dir, wann du bestimmte Dinge tun

sollst, wie zum Beispiel schreiben, essen, schlafen oder irgendetwas anderes?«, fragte ich.

»Ja, liebe Portia, und ich halte mich daran, weil ich mir dessen sicher sein kann – im Gegensatz zum Chaos. Dadurch bleibe ich ein Ganzes, es hält mich zusammen.«

Dann sprang Tito auf und stürmte davon, während ich über seine Worte nachsann. Ich dachte an Naturvölker und dass Tito vielleicht so etwas wie unsere innere Uhr gemeint hatte, die wir heutzutage kaum noch wahrnehmen und selten zur Orientierung nutzen. Doch worauf sonst sollte Tito sich stützen, um zu wissen, was als Nächstes passieren würde? Oder was er als Nächstes tun sollte?

Er hatte so wenig Kontrolle über sein Leben, das sich aus seinen dauerhaften und spontanen Geschehnissen zusammensetzte. Er konnte sich nicht kraft seines Willens dazu zwingen, aufzustehen und in die Küche zu gehen, um auf die Uhr an der Wand zu schauen. Er konnte nicht einmal seine Augen zwingen, sich auf die Armbanduhr an seinem Handgelenk zu richten und die Zeit abzulesen. Vielleicht gab die Körper-Uhr Tito ein Gefühl von Ordnung und ein Gefühl von Zeit, jedoch ohne die äußeren Hilfsmittel, von denen wir heutzutage abhängig sind.

Tito ging jeden Abend um sieben Uhr ins Bett. Ein gemeinsames Abendessen in der Gruppe war zu viel für ihn, weil er am Ende des Tages kaum noch einen Funken Selbstkontrolle übrig hatte. Nach dem Abendessen bat ich Soma, mir mehr über Tito und sein Zeitgefühl zu erzählen.

Er erlebe Zeit nicht so wie die meisten Menschen, erklärte sie. Er habe immer Angst, weil er nicht voraussehen könne, was als Nächstes geschehen werde. Wenn sie ihm etwas erzählte, das mit künftigen Ereignissen zusammenhing, verdoppelte sich seine Angst, weil er den Gedanken, sich vom gegenwärtigen Zeitpunkt zu einem bestimmten Zeitpunkt in der Zukunft zu bewegen, nicht ertragen konnte. Er war absolut unfähig, irgendetwas abzuwarten, und es schien, dass er sich in dieser Hinsicht trotz seines ansonsten hoch entwickelten Intellekts eher auf dem Entwicklungsstand eines Kleinkindes befand. Wenn er etwas wollte, musste er es sofort haben. Soma erzählte mir, dass Tito, wenn er auf die Idee kam, ein Eis essen zu gehen, sofort aufstand und sich an die Tür stellte, bis sie losgingen. Diese Unfähigkeit zu warten steigerte sich oft zur Besessenheit und führte zu Titos heftigsten und sogar gewalttätigen Ausbrüchen.

Tito konnte nicht vorausblicken, er konnte nicht warten, er konnte sich nicht zügeln. Er wusste nicht, wie man in dem gemessenen Fluss der Zeit lebt, der durch vorhersagbare Ereignisse und Erwartungen bestimmt wird und der für die meisten Menschen etwas Selbstverständliches ist. Das löste in ihm eine unsagbare Anspannung und manchmal auch schiere, unkontrollierbare Angst und Wut aus.

Folglich vermied Soma es häufig, Tito von bevorstehenden Ereignissen zu erzählen. Das schuf einen unglückseligen Kreislauf, in dem seine Angst und seine Unsicherheit umso größer wurden, je weniger er wusste, was ihn erwartete. Doch jedes künftige Ereignis, von dem er in Kenntnis gesetzt wurde, ob es eine Stunde oder ein Jahr in der Zukunft lag, schien ihn mit der vollen Wucht und Unmittelbarkeit des Hier und Jetzt zu treffen. Das machte Tito verrückt. Wenn Soma ihm von einem bevorstehenden Besuch des Vaters erzählte, wurde das Warten zur Obsession für Tito, und er wusste in jedem Moment ganz genau, wie viele Wochen, Tage, Stunden und Minuten bis zur Ankunft seines Vaters vergehen würden. Diese Besessenheit steigerte sich so weit, dass sie jeden anderen Bereich von Titos Leben beeinträchtigte. Und je mehr Wochen und Tage verstrichen, desto größer wurde die Anspannung, bis sie sich schließlich in einem gewalttätigen Ausbruch entlud.

Als ich über Titos Zeitgefühl und die Körper-Uhr nachdachte, fiel mir eines der Gedichte ein, das in seinem Buch *Der Tag, an dem ich meine Stimme fand* enthalten ist und das sich auf »den kontinuierlichen Strom von Ereignissen« bezieht. Tito hatte keine Möglichkeit, in einer Gegenwart zu leben, die auf einer Vergangenheit aufbaute. Er war nicht in der Lage, die Zukunft vorauszuahnen, und hatte kein Mittel, um den Anfang und das Ende der Ereignisse, aus denen sich der Alltag und schließlich das Leben selbst zusammensetzen, voneinander abzugrenzen. Von daher lebte er tatsächlich in einer »Welt voller Unwahrscheinlichkeiten, die auf das Ungewisse zurast«.

Männer und Frauen wundern sich über alles, was ich tue
Ärzte verwenden verschiedene Terminologien, um mich zu beschreiben
Ich staune bloß
Die Gedanken sind größer, als ich sie ausdrücken kann
Jede Bewegung, die ich mache, zeigt, wie gefangen ich mich fühle
Im kontinuierlichen Strom der Ereignisse
Die Wirkung einer Ursache wird zur Ursache einer weiteren Wirkung
Und ich staune
Ich denke an die Male, wenn ich die Umgebung um mich herum
Mit Hilfe meiner Fantasie verändere
Ich kann an Orte wandern, die es nicht gibt
Und sie sind wie schöne Träume
Aber es ist eine Welt voller Unwahrscheinlichkeiten
die aufs Ungewisse zurast.

Es war Titos vierzehnter Geburtstag und der letzte Tag ihres kurzen Besuchs am Strand. In Indien messe man Geburtstagen keine große Bedeutung bei, erklärte Soma. Sie seien nichts Besonderes. Man feiere sie nicht, es gebe keine Geschenke und keine Geburtstagstorte. Unsere Pläne für Titos Geburtstag sahen allerdings anders aus. Tony und Jeanine und alle ihre Kinder kamen zur verabredeten Zeit herüber. Jeanine hatte eine riesige Eistorte für Tito besorgt, mit vierzehn brennenden Kerzen, weißer Glasur und gelben Zuckergussrosen.

»Happy Birthday, lieber Tito!«, sangen wir aus voller Kehle. Tito senkte den Kopf, schaukelte hin und her und schaffte es mit viel gutem Zureden von Soma, einige Kerzen selbst auszupusten, während die anderen Kinder den Rest erledigten. Alle klatschten, die Eistorte wurde angeschnitten, jeder bekam ein Stück, und dann überreichten wir unsere Geschenke.

Es war später Nachmittag, und die Sonne strahlte in ihrem sommerlichen Orange, Kameras klickten und hielten das Feuerwerk der Farben fest: die leuchtenden Regenbogenfarben der Batik-T-Shirts, mit denen die Kinder herumliefen, das Rot und Gelb und Purpur der Topfblumen im Hof und die bunte Pracht der Bänder und Luftballons. Und dann war es vorbei. Soma und Tito fuhren am Abend mit dem Zug nach Hause. Einige Tage später erhielt ich den folgenden Brief von Tito über seinen vierzehnten Geburtstag:

Manchmal frage ich mich, was hätte geschehen können, wenn ich eine normale und keine autistische Person wäre.
Der Tag wäre derselbe gewesen. Ein Samstag.
Es wäre auch derselbe Monat gewesen und nach ein paar Tagen im Juli wäre ich vierzehn geworden.
Ich hätte denselben warmen Sommernachmittag erlebt.
Aber vielleicht würde ich mit anderen Jungen meines Alters spielen
oder heimlich Liebesbriefe an ein neu entdecktes Gesicht schreiben.

Viele Dinge hätten geschehen können, und viele Dinge hätten nicht geschehen können.

Zum Beispiel wäre ich ein ganz gewöhnlicher, normaler Junge, in dessen Wortschatz der Begriff Autismus gar nicht vorkäme. Ich würde den Begriff Behinderung und vielleicht zwei Formen von Behinderung kennen.

Ich wüsste, dass es körperliche und geistige Behinderungen gibt. Und möglicherweise wäre ich ein bisschen neugierig darauf. Ich würde mitbekommen, dass irgendjemandes entfernter Cousin unter einer geistigen Behinderung leidet oder dass irgendjemandes Onkel Probleme mit dem Gehen hat und deshalb einen Rollstuhl braucht. Das Thema Behinderung würde als eines von vielen in oberflächlichen Gesprächen auftauchen. Ich würde mir vorzustellen versuchen, wie sich ein Mann mittleren Alters mit seinem Rollstuhl abmüht oder wie ein entfernter Cousin von allen nur in »Babysprache« angeredet wird, obwohl er zwölf Jahre alt ist.

Aber dann hätte ich diese Leute gleich wieder vergessen, weil die ganzen unterhaltsamen Ereignisse um mich herum meine ganze Aufmerksamkeit in Anspruch nehmen würden.

Ich müsste mir keine Gedanken darüber machen, weil ich ziemlich weit entfernt von allem wäre, was in dieser Welt nicht vollkommen ist. Ich würde eher Abstand davon halten.

Und eines Tages würde ich einen merkwürdigen Menschen in einem Supermarkt treffen, der vielleicht in meinem Alter wäre und sich anders benehmen würde – wie ein Wesen von einem fremden Stern, das zufällig auf der Erde gelandet ist und mit den Sitten und Gebräuchen dieses Planeten nicht vertraut ist.

Ich würde sehen, wie er mit den Händen wedelt, als wären seine Hände das einzig Wichtige auf der Welt. Ich würde etwas näher auf ihn zugehen, um noch einmal genauer hinzuschauen, mir aber dann bewusst werden, dass ich die Gefühle seiner Mutter nicht verletzen sollte, die mit viel Mühe versucht, seine Hände zu ergreifen, damit der Junge mit dem Wedeln aufhört, weil inzwischen nicht nur meine, sondern viele neugierige Augen auf ihm ruhen.

Ich würde erkennen, dass ich spät dran bin, und den Ort eilig verlassen.

Ich wäre auf diesem Planeten zu Hause.

Viele weitere Dinge hätten jetzt in diesem Moment geschehen können, während ich hier sitze und all diese Möglichkeiten aufschreibe.

Was dagegen nicht hätte geschehen können, ist Folgendes: Ich hätte nicht die reichen Erfahrungen meines eigenen seltsamen Lebens machen können. Ich würde in einem entlegenen Winkel Indiens leben und die normalen Erfahrungen eines Menschen machen, der mit dem festen Glauben an eine sichere familiäre Umwelt aufwächst. Ich würde vielleicht davon träumen, Arzt zu werden oder Ingenieur, damit ich mich dem harten Wettbewerb in der Welt der Erfolgreichen anschließen könnte.

Was wäre mit meinem Traum, Schriftsteller zu werden? Vielleicht würde er als eine Art vage Möglichkeit in mir schlummern. Vielleicht würde ich diesen Traum nicht einmal erkennen, weil er unter der Last der Hausaufgaben und der Pflicht, alle Prüfungen zu bestehen, tief vergraben wäre.

Und was wäre mit meinem Text Jenseits der Stille*? Er würde nicht existieren, weil es keine Art von Stille gäbe.*

Tito

9. Vier minus eins

Die kostbaren, schillernden Tage am Strand lagen hinter uns, und jetzt sollte die harte Arbeit beginnen, die vielleicht den lang ersehnten Durchbruch bringen würde. In dem Wissen, dass ich im Begriff war, in einen gewaltigen Fluss zu springen, der mich mit seiner starken Strömung davontragen und an unbekannte Ufer spülen konnte, versuchte ich mir mit einer Mischung aus Furcht und Vorfreude vorzustellen, was in den vor mir liegenden Wochen und Monaten geschehen würde.

Ich setzte meine ganzen Hoffnungen in diese Wissenschaftler. Ich tat alles, was ich tun konnte, führte umfangreiche Befragungen durch und stützte mich auf meine Beobachtungen, um das Rätsel, das Tito uns aufgab, und das größere Rätsel des Autismus zu lösen. Doch meine Möglichkeiten waren begrenzt. Ich selbst konnte zum Beispiel keinen direkten Blick in Titos Gehirn werfen, wie die Wissenschaftler mit ihren bildgebenden Verfahren es hoffentlich tun würden. Auch die hochkomplizierten, so genannten psychophysischen Tests, zu deren Durchführung und Auswertung nur erfahrene Neurowissenschaftler und Psychologen in der Lage waren, konnte ich mir nicht einmal ansatzweise vorstellen. Und was immer den Wissenschaftlern an Kenntnissen oder Methoden fehlte, würden sie im Zuge der Untersuchungen spontan durch ihre brillante Erfindungsgabe wettmachen. Darauf vertraute ich. Immerhin hatten wir vier Monate Zeit, um dem Autismus auf den Grund zu gehen. Das müsste doch eigentlich reichen, oder?

* * *

»Ich kann mich gar nicht daran erinnern, dass du früher auch so getrieben, so besessen warst«, sagte Jon eines Abends bei einem Glas Wein, kurz bevor Soma, Tito und ich unseren wissenschaftlichen Testmarathon in Angriff nehmen wollten. Ich dachte einen Moment lang über seine Worte nach. War ich schon immer so gewesen? »Doch, war ich«, antwortete ich schließlich.

»Und wovon warst du vorher besessen?«, verlangte Jon zu wissen.

Ich musste lächeln. »Von dir«, sagte ich ruhig. Und das stimmte. Er war meine Obsession, meine Leidenschaft, meine fixe Idee – von dem Moment an, als ich ihn das erste Mal sah, wusste ich, dass ich ihn heiraten würde. Er gehörte zu mir und ich zu ihm. Und ich wusste, dass es nicht unsere erste Begegnung war – dass wir uns schon immer gekannt hatten, dass wir Seelenverwandte waren. Was ich nicht wusste, war, wie einzigartig die Reise werden sollte, zu der wir gemeinsam aufbrachen. Wir tauften das Schicksal, das uns erwartete, ebenso arglos wie passend auf den Namen »Dov«, das hebräische Wort für »Bär«.

Jon sah in diesen Tagen erschöpft aus. Seine Frau war zu einer unbekannten Reise in ein entferntes Universum namens Wissenschaft aufgebrochen. Es war nicht lustig, immer wieder für mehrere Wochen mit Dov, den anderen Kindern und einem Babysitter allein gelassen zu werden. Jon hatte ständig Besprechungen mit Autoren und arbeitete viel von zu Hause aus. Inzwischen machte er sich kaum noch die Mühe, seinen Gästen eine Erklärung abzugeben, wenn Tito wie besessen an ihnen vorbeiraste und eine seiner kreisförmigen Bahnen durchs Haus zog, immer dicht gefolgt von Soma. Jons Laune wechselte zwischen Geduld, Verständnis und Wut. Doch er hatte Vertrauen in das, was ich tat, und sei es nur, weil er hoffte, dass meine seltsame Reise sich irgendwann als hilfreich für Dov erweisen würde.

Die Artikel von Sandra Blakesley im Wissenschaftsteil der *New York Times* waren zu meiner Hauptquelle für brillante Wissenschaftler geworden. In einem ihrer Beiträge war ich auf Fred

Schiffer und das Konzept der »Dual-brain-Psychology« gestoßen. Sandy, Wissenschaftsjournalistin seit über zwanzig Jahren, war meine heimliche Heldin. Sie hatte die seltene Begabung, die komplizierte Terminologie der Wissenschaft in eine allgemein verständliche Sprache zu übersetzen. Und durch die Arbeiten von Fred Schiffer wurde ich dazu angeregt, mich intensiver mit dem Thema der hemisphärischen Lateralität zu befassen – mit den klar getrennten Zuständigkeiten der beiden Hirnhälften. Schiffer, Psychiater an der Harvard Medical School, erklärte auf einzigartige und überzeugende Weise die Existenz der beiden Persönlichkeiten, die wir ihm zufolge alle in unserem Kopf mit uns herumtragen. Und bei den vielen Gelegenheiten, bei denen ich versucht hatte, diese »zwei Bewusstseins« im Sinne von geistigen Verfassungen oder Metaphern zu deuten, beharrte Fred darauf, dass er es ganz buchstäblich meinte: Seiner Ansicht nach haben wir tatsächlich zwei Gehirne.

Ich fragte mich, ob die Spaltung zwischen Titos Geist und seinem äußeren Verhalten durch irgendeine Anomalie der beiden Hemisphären verursacht wurde. Eine Auflistung der getrennten und gegensätzlichen Eigenschaften, durch die sich die linke und die rechte Hirnhälfte unterschieden, las sich wie eine Liste der gegensätzlichen Eigenschaften, die Titos Geist und sein Verhalten charakterisierten. Nach herrschender Meinung galt die linke Hirnhälfte als Sitz von Sprache, Logik und schlussfolgerndem Denken. Auch das Langzeitgedächtnis und die Fähigkeit, künftige Entwicklungen vorherzusagen, wurden der linken Hirnhälfte zugeschrieben. Im Gegensatz dazu galt die rechte Hirnhälfte als Sitz der Emotionen, des visuellen Denkens, der nonverbalen Intelligenz, Intuition und Kreativität. Die rechte Hirnhälfte verfügte angeblich über ein sehr begrenztes Erinnerungsvermögen von nur wenigen Minuten und entsprechend waren auch Zukunftsprognosen auf wenige Minuten beschränkt. Man könnte sagen, dass die beiden Hemisphären wie die beiden Seiten von Tito waren: Die linke war am logischen Denken und an höher entwickelten mentalen Aktivitäten beteiligt, während die rechte Hälfte im Hier und Jetzt lebte.

Eine Hand voll Studien deutete darauf hin, dass bei Menschen mit Autismus tatsächlich Anomalien bei der hemisphärischen Lateralität vorlagen[9]. Ich fragte mich, ob die bemerkenswerte Spaltung zwischen Geist und Körper, zwischen absichtsvollem und spontanem Verhalten, zwischen Denken und Handeln, die ich bei Tito beobachtete, auf die bei Autisten vermutete anormale Entwicklung der Verbindungen zwischen linker und rechter Hemisphäre zurückzuführen war. Es schien mehr als ein bloßer Zufall zu sein, dass sich mit den extrem unterschiedlichen und gegensätzlichen Eigenschaften, die den beiden Hirnhälften zugeordnet wurden, Titos zwei Persönlichkeiten beschreiben ließen.

Die meisten Erkenntnisse, die über die beiden Hemisphären vorliegen, wurden durch die Untersuchung von Patienten gewonnen, deren Hirnhälften nicht normal zusammenarbeiten. Als besonders aufschlussreich erwiesen sich Patienten, bei denen man die beiden Hemisphären durch einen chirurgischen Eingriff trennte, um die Ausbreitung einer schweren Epilepsie zu verhindern. Bei diesen sogenannten Split-brain-Patienten arbeiten die Hirnhälften anschließend unabhängig voneinander, was Wissenschaftlern die Möglichkeit gibt, die getrennten Funktionen jeder Hirnhälfte zu untersuchen. Ein weiterer Personenkreis, so genannte Hemineglect-Patienten, leiden unter dem Verlust einer oder aller Funktionen der rechten oder der linken Hemisphäre. Die Untersuchung von Hemineglect-Patienten hat ebenfalls viel dazu beigetragen, die verschiedenen Aufgaben der beiden Hirnhälften zu klären.

Je mehr ich über Split-brain-Patienten las, desto mehr erkannte ich viele bekannte Symptome und Verhaltensweisen wieder, die Tito mit diesen Patienten gemeinsam hatte. Wie sich herausstellte, lehrte Eran Zaidel, einer der bekanntesten Experten auf dem Gebiet der hemisphärischen Lateralität, nur einige Meilen entfernt an der *UCLA*. Bevor Soma und Tito in die Staaten zurückkehrten, hatte ich viele Stunden in der Fakultätslounge der *UCLA* verbracht und mit Zaidel über Tito gesprochen: »Tja, das ist wirklich bemerkenswert«, hatte er gesagt, als ich ihm von Tito erzählte. »Was Sie mir schildern, klingt wie eine Beschreibung unserer Split-brain-Patienten.«

Der erste Wissenschaftler, den wir aufsuchen würden, wohnte also quasi um die Ecke. Ein leichter Anfang, ohne umständliche Reisen. Soma und ich unterhielten uns angespannt, während wir durch die Stadt zu Zaidels Labor fuhren. Tito saß auf dem Rücksitz, die Ohren unter einem großen Kopfhörer verborgen, schaukelte auf vertraute Weise vor und zurück, den Blick auf einen unbestimmten Punkt vor seinem Gesicht fixiert, und hing Gedanken nach, die uns verborgen blieben. Ich war froh und hielt es sogar für ein gutes Omen, dass Tito an diesem besonders heißen Sommertag mit extrem hohen Smogwerten nicht einmal versuchte, aus dem fahrenden Wagen zu springen, während wir über den Freeway auf die *UCLA* zusteuerten.

Eran Zaidel hatte einen Postdoktoranden beauftragt, mit uns zu arbeiten: David Kaiser riss die nicht gekennzeichnete Tür zu Zaidels Labor genau in dem Moment auf, als wir ahnungslos daran vorbeimarschierten. Er war ein korpulenter Mann mit einem riesigen Kopf, der aussah, als könne er ihm jeden Moment von den Schultern rollen. Woher er wusste, dass wir gerade an seiner Tür vorbeiliefen, blieb ein Rätsel. Auf dem Gang, der sich durch Zaidels Labor zog, rannte ein kleiner Junge auf und ab. Er war etwa drei Jahre alt, hatte ein breites, blasses Gesicht, große blaue Augen und ebenfalls einen ziemlich großen Kopf, der allerdings mit blonden Locken bedeckt war. Der kleine Junge plapperte nonstop und völlig unverständlich zu niemand im Besonderen. Dabei bewegte er sich pausenlos. Es war der Sohn von David Kaiser. Er sei Autist, erklärte sein Vater fast beiläufig.

Wir folgten David Kaiser einen weiteren grauen Gang entlang zu einem kleinen, hell erleuchteten Raum. Hier sollte Tito getestet werden. Kaiser wies Tito an, sich zu setzen, sein Kinn in eine Vorrichtung direkt vor einem Computerbildschirm zu legen und sich nicht zu bewegen. »Sag ›Links‹, wenn du etwas auf der linken Seite siehst und ›Rechts‹, wenn du etwas auf der rechten Seite siehst«, wies er Tito an. Ich erinnerte ihn daran, dass Tito nicht sprechen konnte, und David Kaiser notierte die beiden Wörter schnell auf zwei Karteikarten und klebte sie über den Monitor.

Ich hatte Eran Zaidel eine sehr ausführliche Beschreibung von Tito gegeben, und ich hatte mit David Kaiser per E-Mail korrespondiert, weil ich wusste, dass die Tests wahrscheinlich abgewandelt und auf Titos Beeinträchtigungen abgestimmt werden mussten. Aber mir wurde klar, dass es wahrscheinlich trotzdem schwer zu glauben war, dass jemand, der über Titos geistige Fähigkeiten verfügte, nur die allerkürzesten und allereinfachsten Aufgaben bewältigen konnte.

Die Instruktionen waren simpel. Tito sollte ganz still sitzen bleiben, während er sein Kinn in die Vorrichtung hielt, und wenn er auf dem Monitor etwas erkannte, sollte er auf eine der beiden Karten mit den Wörtern »Rechts« und »Links« tippen, die jetzt über dem Monitor klebten. Was David nicht erkannte, war, dass es bereits eine enorme Leistung darstellte, Tito dazu zu bringen, auf den Bildschirm zu schauen. Manchmal schaute er hin. Und manchmal ließ er sein Kinn in der Vorrichtung liegen. Manchmal tippte er auf die linke Karte. Manchmal tippte er auf die rechte Karte. Manchmal schlug er willkürlich mehrmals hintereinander auf die Karten, und manchmal reagierte er überhaupt nicht. Tito konnte nicht reglos sitzen bleiben. Er konnte sein Kinn nicht in der Apparatur halten, die seinen Blick auf den Monitor fixieren sollte, ganz zu schweigen von der Tatsache, dass sein Blick blind war. Doch vor allem konnte Tito es nicht ertragen, länger als ein paar Minuten am Stück in einem winzigen Raum zu bleiben.

Am Ende des Tages kam David die plötzliche Erkenntnis: Tito konnte nicht getestet werden. Jedenfalls nicht auf die übliche Weise.

Völlig erschöpft, entmutigt und niedergeschlagen verließen wir das Labor. Die an diesem Nachmittag gewonnenen Testergebnisse waren allesamt nicht verwertbar. Aber das verschwieg ich Soma und Tito – sie sollten nicht wissen, wie absolut nutzlos unsere Anstrengungen an diesem Tag gewesen waren. Sie sollten nicht wissen, dass dieser erste, unglückliche Versuch, Tito zu untersuchen, alle künftigen Unternehmungen aussichtslos erscheinen ließ. Wir hatten sieben weitere Untersuchungen vor uns, die in weniger als einem Monat in verschiedenen Laboratorien durchgeführt werden sollten und zum Teil umständliche Anreisen erforderten.

Wir mussten weitermachen. Es würde besser werden. Die Wissenschaftler würden uns zuhören. Irgendjemand würde zuhören. Wenn man uns nicht zuhörte, wenn man die Tests nicht so abwandelte, dass Tito sie tatsächlich machen konnte, würde nichts von dem, was Tito uns über Autismus erzählte, je überprüft oder bestätigt werden können.

Doch wir hatten das Thema hemisphärische Lateralität noch nicht abgehakt. Am nächsten Tag waren wir mit David Kaiser zum Mittagessen in der »California Pizza Kitchen« verabredet. Anschließend wollten wir in eine nahe gelegene Privatklinik fahren, um ein EEG zu machen.

Soma verhielt sich so, wie es nun mal ihre Art ist (auch wenn ich das erst viel später erkannte), gab keine Warnungen, Ratschläge oder Erklärungen ab, sondern stimmte höflich zu, auch wenn wir uns kopfüber ins nächste Desaster stürzten. Im Restaurant mussten wir vierzig Minuten auf einen Tisch warten. Es war ein Lokal mit Innen- und Außenbereich auf der zweiten Ebene eines Einkaufszentrums. Ich stand mit David Kaiser in der Nähe des Wartetresens und beobachtete besorgt, wie Tito zusammen mit Soma im Fahrstuhl auf und ab fuhr. Erst ganz allmählich erkannte ich, dass es ein intensiver, erschöpfender Vollzeitjob war, Titos Verhalten in der Öffentlichkeit in einem annehmbaren Rahmen zu halten.

Zur Erinnerung an diesen Tag machte ich ein Foto von Soma und Tito am Fahrstuhl, vor einem riesigen, auf altägyptisch getrimmten Tongefäß mit künstlichen Gräsern. Welche Beziehung zwischen dem alten Ägypten und diesem schäbigen kleinen Einkaufszentrum bestand, entzog sich meiner Vorstellungskraft. Soma in ihrem fließenden auberginefarbenen Sari mit goldbestickten Rändern reckte sich so stolz und selbstbewusst in die

Höhe, wie es einer Frau von 1,50 Meter möglich ist, und lächelte schüchtern in die Kamera, während sie einen zierlichen Arm um ihren großen Sohn schlang. Tito hatte den Kopf von seiner Mutter abgewandt, den Blick nach oben gerichtet, über die bedeutungslose Architektur hinaus, durch die Wolken hindurch und in die kühle Weite des Universums. Ein unerwarteter Sonnenstrahl fiel plötzlich auf sein Profil, tauchte die fischförmigen Augen, die Adlernase und das stoische Lächeln in helles Licht und verwandelte seinen Kopf in das majestätische Haupt eines Pharaos. Ich drückte auf den Auslöser.

Schließlich wurde unser Name aufgerufen, und wir wurden an unseren Platz geführt. Drinnen war das Lokal unheimlich laut. Mir war vorher nie aufgefallen, *wie* laut es war oder dass die glitzernden Lichter sich in merkwürdigen Winkeln auf den glänzenden schwarzen Tischen, den Wänden und dem Fußboden spiegelten. Auch die Galaxie der Deckenventilatoren mit ihren großen, langsam rotierenden Flügeln über unseren Köpfen hatte ich vorher nicht bemerkt. Doch jetzt fiel mir das alles auf. Und dasselbe galt für Tito.

Soma wusste nicht, was sie bestellen sollte. Sie hatte noch nie von irgendeinem der Gerichte auf der Speisekarte gehört. Ich ging auf Nummer sicher und bestellte beiden eine Kinderportion Chicken-Nuggets mit Pommes frites. Später einmal sollte Soma ihr Repertoire auf Fisch und Chips erweitern und noch später, als ich sie schon viel besser kannte, entdeckte ich, dass sie Crème brulée liebte.

Soma versuchte angestrengt, Tito auf dem kippeligen schwarzen Metallstuhl zu halten, der über den Boden scharrte und wegzurutschen drohte, als sie Tito wiederholt darauf herunterdrückte. Wir hatten keine Ahnung, warum er unbedingt hochspringen oder wohin er gehen wollte. Soma entschuldigte sich immer wieder, als sein Essen durch die Gegend flog, und tadelte ihn jedes Mal, wenn er nach dem Essen auf unseren Tellern grapschte. Ich unternahm ein paar Versuche, etwas Smalltalk zu treiben, aber jeder Augenblick war so unruhig und chaotisch, dass ich bald zu dem Schluss kam, dass eine Unterhaltung unmöglich war. Ich fragte mich, was zum Teufel wir hier überhaupt verloren hatten. Mir fiel keine Antwort ein, nur der Schwur »Nie wieder!«, den ich stumm wiederholte, bis wir endlich dem Restaurant den Rücken kehrten.

Zurück im Auto schossen wir aus der Tiefgarage in den Rest des Tages hinaus. Was ich bis dahin noch nicht wusste, worin ich aber gerade meine erste Lektion erhielt, war, dass ein Ausflug mit Tito seine gesamte Energie verbrauchte.

Als wir in der EEG-Klinik eintrafen, machte sich David Kaiser an die schwierige Aufgabe, Tito an die Führungsdrähte anzuschließen, die das EEG übertragen sollten. Während Soma und ich unter Aufbietung aller Überredungskünste versuchten, Tito zu beruhigen, rieb David mit einem Stück rauem Sandpapier über seine Kopfhaut – eine Empfindung, die bei Tito auf wenig Begeisterung stieß. Dann trug er eine Art Klebstoff auf Titos Kopf auf, um die kleinen Plättchen mit den Elektroden zu befestigen. Nach mehreren gescheiterten Versuchen gelang es David, eine Elektrode auf Titos Kopf anzubringen. Nur noch ein paar Dutzend, erklärte er beruhigend, dann hätten wir es geschafft.

Es gibt Kämpfe und es gibt Verhandlungen, und die folgende Stunde erwies sich als intensive Kombination aus beidem. Ein komplexes Hin und Her, das gelegentlich an Gewalt und dann wieder an unverhohlene Bestechung grenzte, ein Balanceakt, der uns alle vollkommen auslaugte. Wider Erwarten waren schließlich alle Elektroden befestigt, und Titos Kopf wurde in einen engen Helm gezwängt, der verhindern sollte, dass sie verrutschten. David Kaiser führte Tito zu einem kleinen Sofa, verband ihn mit dem EEG-Monitor und stellte das Gerät an. Leuchtend grüne Wellenlinien schossen wie eine Schar synchron tanzender Schlangen über den dunklen Schirm, als David Kaiser die Regler einstellte, bis er ein klares Signal erhielt. Die Wellen erzählten eine Geschichte, eine Geschichte, zu deren Entschlüsselung und Auswertung nur Experten in der Lage waren. Jetzt konnten wir Titos Hirnaktivität in Echtzeit verfolgen. Wir würden erfahren, welche seiner beiden Hirnhälften unter verschiedenen Bedingungen die stärkste Aktivität zeigte, welche Hirnregionen aktiviert wurden, wenn er sich den »Stereotypien« hingab, und welche aktiviert wurden, wenn er etwas in die Tastatur tippte. Wir würden sehen, was in seinem Gehirn geschah, wenn er impulsiv handelte, und es damit vergleichen können, was geschah, wenn er sich zu einer willentlichen Handlung zwang.

Unsere Erschöpfung war schlagartig verflogen. Aufgeregt standen wir da, hielten den Atem an und blickten wie gebannt auf den Monitor. Doch nichts geschah. David Kaiser ging zu dem Gerät, regelte erneut einige Schalter nach und klopfte gegen den Monitor, als ob er ein schlechtes Fernsehbild wieder scharf bekommen wollte. Doch die Technik war nicht das Problem. Wir hatten ein anderes Problem, und zwar eines, das sich nicht so leicht lösen ließ: Tito war eingeschlafen. Obwohl wir alle Register zogen, gelang es uns nicht, ihn wieder aufzuwecken. Er schlief eine ganze Weile tief und fest wie ein Baby auf dem Sofa. Meine Fragen zur Bedeutung der hemisphärischen Lateralität beim Autismus und insbesondere bei Tito würden warten müssen.

Nach diesen beiden grauenvollen Tagen war ich völlig erledigt, obwohl ich wusste, dass dies erst der Anfang gewesen war. Doch als Soma mich bat, noch mit in die Wohnung zu kommen, als ich die beiden an diesem Abend zu Hause absetzte, mochte ich nicht Nein sagen. Ich hatte das Gefühl, unendlich tief in ihrer Schuld zu stehen für alles, was Soma und Tito auf sich zu nehmen bereit waren, um anderen zu helfen. In der Wohnung marschierte Tito schnurstracks in sein Zimmer und knallte die Tür hinter sich zu. Soma lächelte und bedeutete mir, mich zu setzen. Inzwischen fühlte ich mich so wohl mit Soma, dass ich manchmal fragte, ob ich meine Füße hochlegen dürfe. Sie nickte jedes Mal zustimmend. Tatsächlich waren wir uns allmählich so vertraut, dass ich mich manchmal sogar auf dem Sofa ausstreckte und eine Weile die Augen schloss, um Kraft zu tanken, wenn ich total erschöpft war.

Somas musikalisches Talent hatte ich erst vor ein paar Wochen entdeckt, als sie auf dem elektronischen Keyboard bei mir zu Hause schüchtern ihre Begabung enthüllt hatte. Soma wartete immer, bis ich dösend auf dem Rücken lag, bevor sie leise anfing, auf dem Keyboard zu spielen und traditionelle indische Lieder zu singen. Sie hatte eine wunderschöne Stimme und obwohl ich die Worte nicht verstehen konnte, drückten die Melodien eine universelle, harmonische Schönheit aus. Die Musik lullte mich ein und versetzte mich in einen Zustand tiefster Entspannung. Selbst wenn im Haus ein Feuer ausgebrochen wäre, hätte ich mich nicht rühren können. Das war der Moment, in dem Soma anfing, Titos Gedichte laut vorzulesen. Ich fühlte mich dabei wie in einem wundervollen Traum, halb bei Bewusstsein, halb in einem anderen Reich treibend, während Fantasiebilder im Rhythmus der Worte, die Soma vorlas, aufstiegen und wieder versanken. Ihre Stimme, erfüllt von Liebe und Bewunderung, verlieh den Gedichten ihres Sohnes eine zusätzliche Zartheit, und ich genoss den Strom der poetischen Bilder, die in ihrer ganzen Pracht unter meinen Augenlidern vorbeiflossen.

Hier die ersten Zeilen eines Gedichts mit dem Titel »Zigeunerlied«. Es ist eines der zahllosen Gedichte, die Tito verfasst hat, und eines der vielen Dutzend, die Soma mir laut vorlas:

Zigeunerlied

Ein schmaler Weg an einem orangefarbenen Tag
Liegt schlafend in der Stille unter offenem Himmel,
Durch den Wind treibt ein Zigeunerlied
Mit zarter Melodie, leicht und unbeschwert

Ein gelbes Feld von getrocknetem Gras
Mit Staub auf der Brust und im Herzen
Orangefarbener Tag treibt ein Lied vor sich her –
Er nennt es »Zigeunerlied«.

Ein sanfter Wind hinter einem Hügel,
Ein jähes Rauschen, mit jäher Spannung
Weckt den Zigeunerweg aus der Stille,
Zwischen dem Gras und dem Hügel.

Ein einsames Floß auf einer einsamen Wolke
Ein sanftes Gleiten auf ihrem Schatten, dunkel
Ein Schattenfleck auf dem orangefarbenen Tag
Gleitet heran und zieht davon

Ein gleitender Schatten auf dem Weg
Unter den Schwingen eines fliegenden Adlers
Ein vertrautes Lied treibt durch die Luft
Irgendwo singt der alte Zigeuner …

Wenn einige Zeit auf diese Weise vergangen war und Soma zu Ende gelesen hatte, stand ich auf und fühlte mich so vollständig erholt, als hätte ich hundert Jahre geschlafen. Mit regenerierten Gehirnzellen und neu erwachter Entschlossenheit war ich bereit, mich wieder in die Arbeit zu stürzen. Soma und ich hatten noch einige wichtige Dinge zu besprechen, bevor wir zu unserem nächsten Termin aufbrachen. Das Thema hemisphärische Lateralität müssten wir vorerst auf später verschieben, sagte ich, versprach aber, dass wir darauf zurückkommen würden. Im Moment müssten wir etwas Neues in Angriff nehmen, und zwar erforschen, was es damit auf sich habe, dass Tito, wie er mir wiederholt berichtet hatte, immer nur eine Art von Sinneswahrnehmung verarbeiten könne.

Doch als ich zu Soma hinübersah, bemerkte ich zu meinem Erstaunen, dass sie einen ganz verträumten Gesichtsausdruck bekommen hatte. Erst in diesem Moment wurde ich mir der Country-Musik gewahr, die im Hintergrund lief. Sobald Soma bemerkte, dass ich ein ernstes Thema anschneiden wollte, versuchte sie, mich davon abzulenken, mich mit etwas Unerwartetem zu konfrontieren und aus dem Konzept zu bringen. Und sie verstand sich meisterhaft darauf. Sie hatte eine Kassette in den Ghettoblaster gesteckt und thronte jetzt auf der Kante des goldmarmorierten Couchtisches, nur einige Schritte von mir entfernt. Wir hörten ihren Lieblingssong: »No Charge« von Melba Montgomery.

For the nine months I carried you,
Growin' inside me: no charge.
For the nights I've sat up with you,
Doctored you, prayed for you: no charge;
For the time and the tears,
And the cost through the years, there's no charge;
When you add it all up,
The full cost of my love is no charge.

Ich versuchte, Somas Blick auszuweichen, was mir jedoch nicht gelang, weil sie zu dicht vor mir saß. Ihr Gesicht war flach und breit, mit einem winzigen Kinn, das durch zwei riesige Augen ausgeglichen wurde. Auf ihrer Haut lag der feine Schimmer eines exotischen Öls, vielleicht Kardamom, Safran oder Elefantenmoschus. Ihr schwarzes, naturgelocktes Haar war einer ihrer Pluspunkte, wie sie mir einmal erzählt hatte. Man konnte alles damit machen – es schneiden, in Locken legen oder einfach mit der Bürste durchfahren und es saß immer perfekt, wie frisch frisiert. Soma sah mich immer noch an, mit einem seltsam abwesenden, verschleierten und doch unverwandten Blick: Was wollte sie von mir? Ich wusste nicht, was sie von mir erwartete.

»Wer ist deine beste Freundin?«, fragte sie plötzlich aus heiterem Himmel.

Ich dachte einen Augenblick nach. »Ich habe drei beste Freundinnen«, antwortete ich, in dem Versuch, die Frage so präzise wie möglich zu beantworten.

»Wen?«, verlangte sie zu wissen.

»Kara, Teresa und Sharyn«, erklärte ich.

Jetzt verengten sich Somas Augen zu schmalen Schlitzen – Emotionsgranaten kurz vor der Explosion. »Ich hoffe, dass du eines Tages sagen wirst, dass ich deine beste Freundin bin«, sagte sie, und ihre Stimme bebte vor verhaltener Sehnsucht.

Ich wusste nicht, was ich antworten sollte. Ich wusste nicht, was ich tun sollte. Man sagt nicht einfach so, dass man irgendjemandes beste Freundin sein will. Kinder machen so was, aber nicht Erwachsene. Solche tiefen Freundschaften entwickeln sich über viele Jahre, nicht in wenigen Wochen. Ich fühlte mich total verlegen und minderwertig. Vor allem wollte ich Somas Gefühle nicht verletzen, nachdem sie sich preisgegeben und verwundbar gemacht hatte. Ich versuchte zu lächeln, aber es fühlte sich unecht an, als wären meine Lippen aus Wachs. *»Bring mich nicht so in Verlegenheit!«*, hätte ich sie am liebsten angeschrien, aber stattdessen erzählte ich Soma eine Geschichte, in der Hoffnung, dass sie mein grundlegendes Wesen und Temperament erklären würde.

Zwei Norweger brechen zu einer Angeltour auf. Drei Tage lang wandern sie schweigend, bis sie an einen See kommen. Dort hacken sie ein Loch ins Eis und fangen an zu angeln. Einer der Männer zieht eine Flasche Aquavit heraus und schenkt beiden ein Glas ein. Er hebt sein Glas und sagt: »Skol!«, woraufhin der andere Mann entgegnet: »Sind wir hier, um zu reden oder um zu angeln?«

Soma strahlte mich an. »Ja, ja!«, gurrte sie kokett und grinste von einem Ohr zum anderen, als ob ich »beste Freundinnen auf ewig« in ihr Poesiealbum geschrieben hätte. Damit erhob sie sich und kochte uns einen Tee.

Eric Courchesne zählte ohne Frage zu den innovativsten und ambitioniertesten Forschern auf dem Gebiet des Autismus. Seine Veröffentlichungen folgten in rasantem Tempo aufeinander, und seine Studien deckten nahezu jeden wichtigen Themenbereich in diesem Feld ab. Im Mittelpunkt seiner derzeitigen Forschungsarbeiten stand der Wechsel der Aufmerksamkeit bei hochfunktionalen Autisten, aber ich wusste, dass Tito kein geeigneter Kandidat für diese Art von Tests war, weil er unter so gravierenden sensorischen Anomalien litt. Eric hatte zugestimmt, Tito zu sehen, obwohl ich den Verdacht hatte, dass er meine Beschreibung von Tito für maßlos übertrieben hielt.

Eric Courchesnes weitläufiges Labor lag einige Autostunden südlich von Los Angeles an einem idyllischen, mit Bougainvillea bedeckten Hang, der einen traumhaften Ausblick auf das Meer von La Jolla eröffnete. Bei unserer Ankunft wurden wir von Natacha Akshoomoff, einer Mitarbeiterin von Courchesne, begrüßt. Natacha war ruhig und zurückhaltend und hatte langes braunes Haar, das bei jeder Bewegung wie eine glänzende Matte hin- und herschwang. Trotz ihrer Reputation als äußerst fleißige und zielstrebige Wissenschaftlerin hatte Natacha eine unerwartet warmherzige Ausstrahlung, wie eine mitfühlende Krankenschwester – eine wunderbare Eigenschaft für eine Neuropsychologin. Wir befanden uns immer noch im Korridor, wo ich nach dem Austausch freundlicher Begrüßungsworte gerade versuchte, die Tatsache hervorzuheben, dass Tito eine sehr intelligente Person sei, als er sich von uns losriss und durch eine offene Tür in Natachas Büro schoss. »Tito!«, rief Soma und rannte ihm nach. Doch Tito hatte diesen irren, besessenen Blick, den ich inzwischen kannte und fürchtete, so als hätte er ein Objekt entdeckt, für das es sich zu sterben lohnte. Dann sah ich es. Soma und ich setzten zu einem verzweifelten Spurt an, um ihn abzufangen, aber es war zu spät. Oben auf Natachas Aktenschrank lag ein sehr hoher Stapel mit Wissenschaftsmagazinen, und Tito schnüffelte für sein Leben gern an Zeitschriften. Anscheinend steckten die reizvollsten Exemplare ganz unten in dem Stapel. Natachas Augen weiteten sich, als Tito mehrere Zeitschriften aus dem unteren Teil des schwankenden Stapels riss, sie aufschlug und an ihrem Inneren roch, bevor er sie auf den Boden warf und sich an die nächste Delikatesse machte. Mit lautem Getöse krachte der Zeitschriftenturm zusammen und verteilte sich in alle Richtungen.

Der Ausdruck auf Natachas Gesicht sprach Bände: *»Intelligent? Das ist nicht Ihr Ernst.«* Tatsächlich war nicht zu erkennen, dass Tito auch nur eine Spur von Verstand besaß. »Machen Sie sich keine Sorgen. Darum kümmere ich mich später«, sagte Natacha liebenswürdig, als wir versuchten, das Chaos zu beseitigen. »Lassen Sie uns einfach anfangen.«

Trotz Natachas ruhiger, geduldiger und respektvoller Art fürchtete ich immer noch, dass man Tito erneut auf eine Weise testen würde, die ihm die Ausführung unmöglich machte, und dass Soma nichts dazu sagen würde. Sogar für jemanden, der so wohlwollend und unvoreingenommen wirkte wie Natacha, war schwer zu glauben, dass Sprache, ob gesprochen oder geschrieben, für Tito leichter zu verstehen war als Bilder. Oder dass sie Titos Möglichkeit, seine Intelligenz zu zeigen, erheblich einschränkte, wenn sie Bilder bei einem Test verwendete. Nach vorherrschender Meinung zeichneten sich Autisten durch ein visuelles Denken aus und litten unter schweren Defiziten in der Sprachverarbeitung, und man musste Natacha zugute halten, dass sie bestimmt noch nie zuvor einer Person wie Tito begegnet war.

Leider umfassten die meisten der leichteren Eingangstests die Verwendung von Bildern, und bei diesen Tests schnitt Tito sehr schlecht ab. Als Nächstes führte Natacha die Standardtests durch, die zur Ermittlung der Intelligenz und der sozialen und emotionalen Kompetenz bei allen autistischen Probanden eingesetzt werden, um einige Eckdaten zu bestimmen. Ich verfolgte draußen vor dem Testraum auf einem Video-Monitor, wie Soma ihren Sohn dazu veranlasste, die Fragen zu beantworten, und ihn jedes Mal, wenn er wegrannte, in den Raum zurücktrieb. Nachdem zwei Stunden auf diese Weise vergangen waren, war es Zeit fürs Mittagessen.

Wir ließen uns belegte Brote bringen, die wir in der Lounge essen konnten. Ich war inzwischen nicht mehr so dumm, mit Tito in ein Restaurant zu gehen, wenn es sich irgendwie vermeiden ließ. Schließlich war es Zeit, Eric Courchesne persönlich zu treffen. Courchesne war ein attraktiver Mann mit markanten Gesichtszügen. Er war auch ein sehr mitfühlender Mann, aber ich wusste, dass er sich entschieden weigerte, die Wahrheit schön zu färben. Einmal hatte er mir erzählt, dass er es hasste, Eltern und ihren autistischen Kindern falsche Hoffnungen zu machen, weil seine eigenen Eltern ihm als Kind versprochen hatten, dass er wieder ganz gesund werden würde, als er als Junge an Kinderlähmung erkrankte, was sich nicht bewahrheitet hatte.

Ich war immer überzeugt, dass man eines Tages, wenn die vielen Fragen zum Autismus allmählich geklärt wären, feststellen würde, dass Eric Courchesne die verschiedenen Teile, aus denen die Antworten bestanden, bereits alle entdeckt hatte. Das Problem war nur, dass sich noch niemand die Mühe gemacht hatte, die Puzzleteile zusammenzusetzen.

Nachdem wir unsere Brote vertilgt hatten, berichtete Eric uns von seinen Studien zum Aufmerksamkeitswechsel bei Autisten mit hohem Entwicklungsniveau und kündigte an, dass er Titos diesbezügliche Fähigkeit am Nachmittag testen wolle. Vor unserer Ankunft hatte ich Eric genauestens geschildert, was Tito über den singulären Verarbeitungsmodus seiner Sinneswahrnehmung berichtet hatte. Wie wollte Eric den Wechsel der Aufmerksamkeit bei Tito testen, wenn Titos Aufmerksamkeit primär in einer einzigen Sinnesmodalität operierte? Für mich lag es auf der Hand, dass man zunächst diese grundlegenden Anomalien in der Wahrnehmungsverarbeitung untersuchen musste, bevor man sich den höheren Aufmerksamkeitsebenen zuwandte. Ich war fassungslos. Würden wir wieder nur unsere Zeit verschwenden?

In der Wissenschaft kommt es leider häufig vor, dass jemand so sehr in seine eigene brillante Theorie verliebt ist, dass er nicht mehr zu erkennen vermag, was direkt vor seiner Nase liegt. Und so investierten wir also erneut sehr viel Zeit und Mühe in die Aufgabe, Elektroden auf Titos gesamter Kopfhaut anzubringen und mit Klebstoff unter einer Kappe zu sichern, und stellten Titos stark begrenzte Fähigkeit zur Selbstbeherrschung damit abermals auf eine harte Probe. Ich war überrascht, dass Tito die Prozedur durchstand, weil man diesmal sogar noch mehr Elektroden benutzte, als David Kaiser es getan hatte. Man las Tito die Anweisungen für den Test vor, und obwohl ich wusste, dass er sie verstand, war ich sicher, dass er nicht in der Lage sein würde, sie auszuführen.

Tito wurde in einen winzigen Raum geführt und gebeten, sich in etwas zu setzen, das aussah wie ein Zahnarztstuhl, umgeben von Apparaten, die die Teststimuli präsentieren und Titos Reaktionen aufzeichnen sollten. Man würde zwei Arten von visuellen Stimuli einsetzen, nämlich ein blaues Rechteck oder ein gelbes Dreieck; zusätzlich einen Piepton. Tito sollte möglichst schnell auf verschiedene Kombinationen dieser Bilder und des Tons reagieren. Dieser Test hatte genau das Verhalten zum Inhalt, zu dem Tito seinen eigenen Angaben zufolge nicht in der Lage war.

Ich fing innerlich an zu kochen. Ich wusste, er konnte diese Aufgabe nicht ausführen. Zum einen konnte Tito nicht verlässlich auf einen Knopf drücken, geschweige denn schnell oder auf Kommando. Zum anderen wusste ich, dass es nur eine Frage der Zeit war, bevor die EEG-Kappe, der winzige Raum oder der enge Stuhl Tito in Panik versetzen würden. Und wenn Tito hauptsächlich seinen Hörsinn nutzte, wie er uns berichtet hatte, und er auditive und visuelle Reize nicht gleichzeitig verarbeitete, wie sollte er dann die bei diesem Test gleichzeitig auftretenden Bilder und Töne wahrnehmen? Dieser Test ging am Wesentlichen völlig vorbei. Tito hatte uns viele wertvolle Informationen darüber geliefert, wie er seine Umgebung wahrnahm und welche Wahrnehmungsprozesse dokumentiert und erforscht werden mussten. Jetzt wurde mir klar, dass man die Fähigkeiten, von denen Tito berichtet hatte, überhaupt nicht testen wollte. Mir kam der Verdacht, dass die Wissenschaftler Tito einfach nur benutzten, um ihre eigenen Thesen zu untermauern, nicht um zu untersuchen, was Tito uns darüber mitteilen konnte, wie es war, autistisch zu sein.

Die furchtbare, frustrierende Sitzung endete schließlich damit, dass Tito sich die EEG-Kappe vom Kopf riss. Schockiert erklärte mir der Techniker, der mehr als eine Stunde damit verbracht hatte, sie zu befestigen, dass dies noch nie ein Proband getan hätte. Was mir klarmachte, dass man in Eric Courchesnes Labor bisher nur mit hochfunktionalen Autisten gearbeitet hatte. Nachdem der Techniker die letzten zurückgebliebenen

Elektroden und einige der dickeren Klebeklumpen aus Titos zerzaustem Haar entfernt hatte, führte Soma ihren Sohn nach draußen auf den langen Korridor, wo er endlich ein bisschen auf und ab laufen konnte.

Tito war aufgebracht. Das Experiment war ein Fehlschlag; man hatte keine Daten gesammelt. Eric setzte sich mit uns zusammen. »Ich fürchte, er hat die Instruktionen einfach nicht verstanden«, sagte er kopfschüttelnd.

Ich spürte, wie die äußeren Ränder meiner Ohren heiß anliefen, als das Blut hineinschoss, und dachte, dass dies wahrscheinlich der Ursprung des Wortes *Hitzkopf* war.

»Glauben Sie wirklich, dass Tito die Instruktionen nicht verstanden hat?«, fragte ich ungläubig. *Hatten sie mir überhaupt nicht zugehört, als ich von Tito erzählt hatte?*

Genau in diesem Augenblick kamen Tito und Soma zurück. Ich gab Soma einen Schreibblock und bat sie, sich zu setzen. »Tito«, sagte ich. »Hast du die Instruktionen verstanden?« Tito gab einen Laut von sich, den ich als »ja« erkannte. »Und wie lauteten sie?«, fragte ich mit zusammengebissenen Zähnen, die ich partout nicht auseinander bekam. Zitternd vor Wut reichte ich Tito einen Stift. Eric, Natacha und der Techniker schauten zu, peinlich berührt von meiner scheinbar irrationalen Sturheit.

Sobald Tito den Stift in der Hand hielt, fing er an, wie wild zu schreiben. Seine Handschrift war ein kaum lesbares Gekrakel. Soma las jedes Wort, das Tito schrieb, laut vor, aber ihr Akzent, verbunden mit dem ungewöhnlichen Sprechtempo, führten dazu, dass man ihr nur schwer folgen konnte. Schließlich hörte Tito auf und fing an zu schaukeln; er war fertig. Soma nahm den Block und las noch einmal laut vor, was Tito aufgeschrieben hatte. Tito hatte die Instruktionen, die man ihm gegeben hatte, wortwörtlich wiedergegeben. Eric rückte näher heran, um die gekritzelten Wörter zu entziffern. Man hatte Mühe, sie zu lesen, aber man *konnte* sie lesen.

Es folgte ein langes Schweigen, in dem nur das Summen der Neonröhren an der Decke zu hören war. Eric war kreidebleich geworden. Schließlich brach der Techniker das Schweigen, indem er Tito fragte, warum er sich die EEG-Kappe vom Kopf gerissen hätte.

Tito kritzelte seine Antwort hin. *»Ich war abgelenkt von meinem Körper und merkte, dass ich Beschäftigung brauchte. Ich weiß nicht, ich fühlte mich wohl so verantwortlich, weil dieser Test so wichtig ist.«*

Wir gingen in einen anderen Laborbereich, wo Tito einigen auditiven Tests unterzogen wurde. Andere Techniker und Psychologen kamen und gingen, und Eric verschwand. Als die Tests abgeschlossen waren, kehrte Eric in Begleitung eines distinguiert aussehenden grauhaarigen Mannes zurück. Es war sein Mentor, der berühmte Steven Hillyard. Dr. Hillyard setzte sich an den Tisch und wir machten uns bekannt. Währenddessen steigerte sich Tito auf seinem Stuhl in einen extremen Erregungszustand hinein, der von allen Anwesenden unkommentiert blieb. Man muss fairerweise sagen, dass Hillyard nicht wissen konnte, was ihn erwartete.

Irgendjemand hatte Tito riesige steinharte Bonbons gegeben, die er tief in seinen Hosentaschen vergraben hatte. In einem Anfall von Raserei kramte er nun fieberhaft nach ihnen, stieß dabei Geräusche aus und wand sich beim Wühlen so heftig hin und her, dass der ganze Tisch bebte. Dr. Hillyard musterte Tito eingehend über den Rand seiner Brille, offenbar in dem Versuch, sich eine Frage auszudenken, die er Tito stellen konnte. Wir alle warteten in respektvollem Schweigen. Schließlich hielt er drei Finger hoch. »Tito«, sagte er langsam und überdeutlich, als ob Tito taub wäre. »Tito, wie viele Finger halte ich hoch?« Tito fing an zu schreiben, und Soma las erneut laut vor, was er notiert hatte: *»Vier minus eins.«* Alle lachten über diese witzige Antwort. Tito hatte diese spezielle Formulierung gewählt, weil er versuchte, dem Mann zu beweisen, dass diese Frage viel zu einfach war. Doch Tito wurde immer aufgeregter. Jetzt wühlte er noch wütender in seiner Hosentasche und stieß dabei fast den Tisch um. »Er hat Bonbons in seiner Tasche und ist davon sehr abgelenkt«, versuchte ich zu erklären. Titos Geist hatte den Raum erneut verlassen.

Dr. Hillyard kratzte sich nachdenklich am Kopf. »Tito«, setzte er abermals an und sprach jetzt mit sehr lauter Stimme. »Isst du gern Süßigkeiten?« Tito fing wieder an zu schreiben, hektischer denn je. Ein irres Lächeln umspielte seine Lippen, und er schaukelte wie verrückt. Soma las die Worte laut vor: *»Operante Konditionierung.«*

Zum Abschluss des Tages versammelten wir uns an einem langen Teaktisch in einem Konferenzraum. Eric und zwei Psychologinnen ließen sich gegenüber von Soma, Tito und mir nieder. Eric dachte angestrengt über eine Frage nach, die er Tito stellen konnte, nachdem ihm aufgegangen war, was für eine Goldgrube an Informationen da vor ihm saß. Doch er war unvorbereitet und kam nur auf die alten, falschen Standardfragen, die man Autisten immer stellt.

»Erzähl mir von deinen Freunden in der Schule«, fing er an.

»*Niemand. Ich habe Klassenkameraden*«, antwortete Tito.

»Magst du sie?«

»Nein.«

Es entstand eine Pause, und Tito schrieb: *»Worauf wollen Sie hinaus?«*

»Einige Leute sagen, dass Menschen mit Autismus keine Freunde haben und es schwierig finden, Beziehungen zu knüpfen. Was ist deine Meinung dazu?«, fuhr Eric fort.

»*Man muss realistisch sein*«, antwortete Tito. *»Warum sollte man sich etwas wünschen, das man nicht haben kann? Sie können weiterfragen. Ich habe den Punkt erreicht, wo es nicht mehr wichtig ist.«*

Ich wusste, was Tito meinte. Warum sollte er sich Freunde wünschen, wenn er keine haben konnte? Und ich wusste, dass er versuchte, sich cool zu geben, um Eric zu zeigen, dass er gegen alle emotionalen Verletzungen gefeit war. Sogar gegen grausame Fragen wie diese. Ich fragte Tito, ob er niedergeschlagen sei.

»Nein, ich schaue einfach nach vorn. Auf das, was jenseits davon ist. Auf erreichbare Ziele. Träume, die ich verwirklichen will.«

»Was sind das für Träume, die du verwirklichen möchtest?«, warf eine der Psychologinnen ein.

»Einen Verlag zu finden. Erfolg zu haben.«

Ich spürte den Anflug eines schlechten Gewissens. Tito erinnerte mich unmissverständlich an die eine Sache, die ihm wirklich am Herzen lag. Er wollte unbedingt einen Verleger finden. Er wollte von so vielen Menschen wie möglich für seine geistigen Leistungen anerkannt werden. Eric hakte noch einmal nach.

»Was macht dich glücklich?«, fragte er.

»Aufmerksamkeit, Anerkennung«, antwortete Tito.

Eric, dem keine weiteren Fragen mehr einfielen, verabschiedete sich schließlich.

Die Psychologinnen saßen Tito fasziniert gegenüber. Das Kinn auf die gefalteten Hände gestützt, blickten sie ihn kokett an, während er sie beeindruckte, indem er aus dem Stegreif alberne, schmeichelhafte Gedichte über sie schrieb. Schließlich degenerierte das Ganze zu Reimen auf Bestellung: »Schreib eins über den Mond und die Sterne für mich«, kicherte die eine. Das ging eine Weile so weiter, und dann fingen sie an, Tito Bilder vorzulegen und ihn zu bitten, Gedichte über die Bilder zu schreiben. Hingerissen zeigte ihm eine der Psychologinnen eine Postkarte von Matisse, *Kapuzinerkresse mit ›der Tanz‹*, und Tito schrieb dazu:

Tanzende Anmut mit Verlegenheit
Warum hast du vergessen dein Partykleid?

Der bezaubernde Traum in Blau
Ich denk an dich und seh ihn genau

Sie konnten nicht genug bekommen, und Tito war selig – ein Dandy im Paradies. Ich dachte, ich werde verrückt.

10. Ich sehe oder ich höre

Die besten und schönsten Dinge im Leben kann man nicht sehen und nicht einmal berühren. Man muss sie mit dem Herzen fühlen.

Helen Keller

Warum hatte ich nicht früher daran gedacht? Wir bereiteten uns auf unsere Fahrt zur Ostküste vor, als es mir einfiel. Mein Schwiegervater Jerry Shestack sammelte Gedichtbände und nahm sich ihrer Autoren an, wenn er nicht gerade als knallharter Prozessanwalt vor Gericht stand. Vielleicht könnte Jerry uns irgendwie helfen, einen Verlag für Tito zu finden. Sofort schickte ich ihm einige von Titos Gedichten. Ich hatte Jerry schon von Tito erzählt, aber jetzt sandte ich ihm den BBC-Dokumentarfilm, weil ich wusste, dass die Schönheit und Tiefgründigkeit seiner Gedichte noch erstaunlicher wirkte, wenn man sah, wie Tito sich verhielt.

Jerry war bewegt und so beeindruckt von Titos Gedichten, dass er fragte, ob er sie an seinen Freund, den berühmten amerikanischen Dichter Steve Berg, schicken dürfe.

Berg wusste nichts über Autismus, außer dass sein guter Freund Jerry einen Enkel namens Dov hatte, der autistisch war, und dass es Jerry das Herz brach. Jerry war ein Freund, der immer für Berg da gewesen war – während der frühen Jahre, als er um Anerkennung als Dichter rang, während der Anfälle von Selbstzweifeln ebenso wie bei seinen kreativen Triumphen und sogar, als sein altes Auto den Geist aufgab. Berg war froh, dass er etwas für Jerry tun konnte, vor allem in einer Angelegenheit, die diesem offenbar sehr am Herzen lag. Als Berg den BBC-

Film über Tito sah und mehr über diesen außergewöhnlichen Jungen erfuhr, der sich benahm, als ob er geistig zurückgeblieben wäre, und dennoch denken und schreiben konnte, empfand er noch tieferes Mitgefühl für seinen Freund Jerry.

Und so las Steve Berg also die Gedichte, die Jerry ihm schickte, doch nicht nur das – er war tatsächlich sehr angetan von ihnen. Rasch sandte ich ihm weitere Gedichte und stellte ihm Tito dann per E-Mail vor. Bald darauf korrespondierten sie miteinander. Bevor ich mich versah, diskutierten Steve Berg und Jerry Shestack über eine Dichterlesung für Tito im Haus von Jons Eltern in Philadelphia, und Berg bot an, eine Sammlung von Titos Gedichten für diesen Anlass zu redigieren. Das sei eine große Ehre, erklärte Jerry, denn immerhin sei Steve Berg der Gründer und Mitherausgeber der *American Poetry Review*.

Ich fragte mich oft, warum Tito unbedingt Autor werden wollte. Was inspirierte und motivierte ihn dazu? Was trieb ihn an, das Ziel einer weiteren Veröffentlichung zu verfolgen? Es war offenkundig, dass der Prozess des Schreibens ihn außergewöhnliche geistige und körperliche Anstrengung kostete.

Tito beantwortete auch diese Frage in seinem Dokument »Erinnerungen und mehr …«, das er für mich verfasst hatte. Es schien, dass hinter Titos unbezähmbarem Drang zur Schriftstellerei dasselbe Motiv lag, das uns alle antreibt: die tiefe und anhaltende Sehnsucht nach Zugehörigkeit.

Da ist ein großes Bedürfnis in mir, in die Welt der Ereignisse einbezogen zu werden.

Aber wie soll ich einbezogen werden?

Vielleicht durch meine Texte und Gedichte.

Vielleicht wenn du diese Seite liest.

Vielleicht und vielleicht.

Jedes Vielleicht schafft seinen eigenen Traum.

Und Träumen sind doch keine Grenzen gesetzt, oder?

Und all diese Träume führen mich immer zu einem ganz großen Traum.

Dem Traum, einen Platz in dieser Welt zu finden, nicht nur als ein Repräsentant autistischer Menschen, sondern auch als Autor.

Ich habe nichts dagegen, dass ich das Etikett Autismus trage.
Weil ich ihm nicht entfliehen kann.
Doch ich würde auch gern das Etikett Autor tragen, und ich glaube, es kann nicht falsch sein, davon zu träumen.

Ich wusste aus unseren Gesprächen und unserer E-Mail-Korrespondenz, dass Titos kreativer Prozess mehrere Schritte umfasste. Zunächst nahm er den Reiz wahr, der ihn inspirierte. Dabei handelte es sich normalerweise um einen auditiven »Eindruck«, aber manchmal auch um einen visuellen.

Ich wollte wissen, wie diese »Eindrücke« im Einzelnen beschaffen waren. Per E-Mail korrespondierte ich mit Tito darüber, wie er seine Geschichten »sah«:

»Meine liebe Portia, die Worte fügen sich zusammen, wenn ich auf der Schaukel sitze, wenn ich mit dem Bus fahre und den alten blinden Bettler am Straßenrand beobachte oder ein Foto von Portia sehe, die mich anlächelt.«

Doch wie konnte Tito etwas »sehen« und darüber schreiben, wenn er die (auditiven) Wörter und die (visuellen) Bilder getrennt verarbeitete, wie er gesagt hatte? Und was geschah mit diesen auditiven und visuellen Komponenten, wenn Tito innere Vorstellungen entwickelte?

»Ich benutze Töne, und ich konzentriere mich stärker auf die Töne als auf das, was ich sehe. Und deshalb muss ich die Wörter rezitieren und immer wieder rezitieren. Angenommen, ich schreibe über etwas so Unberechenbares wie einen Marktplatz, dann leihe ich mir die gehörten Töne und baue dann mein Bild um sie herum. Es ist schwer zu erklären, aber ich stelle mir Bilder um die Töne herum vor.«

Auf welche Weise fand Tito Zugang zu diesen inneren Bildern?, fragte ich mich. Kurz, wie liefen seine Denk- und Erinnerungsprozesse ab?

»Ich denke in Worten.

Wenn zum Beispiel vom Premierminister die Rede ist, kommen mir die ganzen Informationen, die ich über den Premierminister habe, seine Amtsdauer, seine Pflichten und Zuständigkeiten in den Sinn. Als Letztes kommt mir sein Gesicht in den Sinn.

Dennoch habe ich dann noch kein Bild in meinem Kopf. Doch wenn das Fernsehen einen Ausschnitt zeigt, erinnere ich das Ereignis in Form dieses Ausschnitts. Oder wenn die Zeitung ein unbewegtes Bild zeigt, nimmt meine Vorstellung von dem Ereignis diese Form an.

Die Welt ist voller unterschiedlicher Ereignisse. Jedes Ereignis ist einzigartig. Es gibt keine Gelegenheit, den Anblick eines bestimmten Ereignisses zu üben. Weil es sich nie auf genau die gleiche Weise wiederholt.«

Ich fragte Tito nach dem nächsten Schritt im Prozess – wie lief die eigentliche Gestaltung seiner Geschichten und Gedichte ab? Tito erklärte, dass er ganze Gedichte, Kurzgeschichten und Kapitel seines Buches im Kopf zusammensetze, bevor er sie niederschreibe. Wie er mir berichtete, hatte er eines seiner früheren Bücher, *All Through the Rainbow Path*, fix und fertig im Kopf gehabt, bevor er es schriftlich festhielt.

»Zu dem Buch ›All through the Rainbow Path‹
kann ich dir sagen
ob du es glaubst oder nicht
dass es schon lange fertig war
lange bevor ich überhaupt anfing
ich brauchte nur noch den richtigen Zeitpunkt
und dann musste ich nur noch anfangen.«

Wenn es um irgendeine Form von Kommunikation ging, ob beim Zeigen, Tippen, Schreiben oder sogar bei Titos Versuchen zu sprechen, war die Initiierung des physischen Akts vielleicht das größte Problem von allen. Ich habe nur selten erlebt, dass Tito aus eigenem Antrieb nach seiner Buchstabentafel griff und nur ein einziges Mal habe ich ihn sagen hören: *»Ich brauche mein Papier.«* Ich fragte Tito danach, und er erklärte es mir folgendermaßen:

»Anfangen erfordert Initiative von meiner Seite. Wenn du Dov
beobachtest, merkst du bestimmt, wie schwer das ist.
Anfangen ist also ein ziemliches Problem für mich.
Alles, was ich brauche, ist ein Blatt Papier.
Und alles, was ich tun muss, ist anfangen.
Und die Worte sind dort in ihrem Lächeln
Und die Worte sind hier in meinem Herzen
Die Worte stehen in Wartestellung da
Ich muss nur anfangen.«

Sobald Tito seinen Stift und sein Papier oder seinen Laptop vor sich hatte und angefangen hatte, zu schreiben oder zu tippen, brauchte er immer noch die Anfeuerungen von seiner Mutter, um weiterzumachen. Ich wusste nie ganz genau, wie oder manchmal sogar ob Soma erkannte, wann Tito aufhören wollte zu schreiben.

Aus all diesen Gründen konnte man sich nur schwer vorstellen, wie Tito mit Steve Berg zusammenarbeiten sollte, um die Gedichte zu redigieren. Mir kam in den Sinn, dass ich nicht einmal wusste, ob Tito je sein eigenes Werk überarbeitet hatte oder ob er das überhaupt konnte. Und wenn ja, wie stellte er es an?

Ich wusste, dass Tito lesen konnte, obwohl auch dazu Somas verbale Anstöße notwendig waren, damit Titos Augen nicht vom Text abglitten. Warum las er seine Gedichte nicht selbst, wenn er sie überarbeitete? Tito erklärte, dass ihm das Vorlesen lieber sei, weil ihn die Konzentration auf das Lesen so große Anstrengung koste, dass ihm der Sinn des Textes *»verloren gehe«*.

»Weil ich mich auf die Buchstaben konzentriere und meine Augen auf ihre Position fixiere und mich frage, wie man sie ausspricht, geht mir der Sinn der Textstelle verloren.«

»Meinst du, dass du versuchst, die Buchstaben in Laute zu übersetzen?«, fragte ich.

»Ja«, antwortete Tito.

»Wie schaffst du es, deine eigenen Gedichte zu lesen?«, erkundigte ich mich.

»Ich lese sie nicht.«

Seine Antwort verblüffte mich. »Wie kannst du deine Gedichte dann redigieren oder Korrekturen vornehmen?«

»Ich bitte Mutter, sie vorzulesen und bei bestimmten Wörtern anzuhalten, sie gibt mir die Seite und ich ändere die Stelle.«

Titos Antwort erinnerte mich an eine andere Beobachtung, die ich gemacht hatte. Wenn Tito zu sprechen versuchte, brauchte er seine Mutter, damit sie jedes Wort nachsprach. Ich hatte sogar schon überlegt, ob Tito vielleicht seine eigene Stimme nicht hören konnte.

»Tito, kannst du deine eigene Stimme hören, wenn du sprichst?«, fragte ich.

»Ich bin nicht taub«, antwortete er.

»Ja, ich weiß, dass du die Stimmen anderer Menschen und Geräusche in der Umgebung hören kannst«, versicherte ich ihm. »Aber was geschieht, wenn du sprichst? Was hörst du?«

»Ich brauche meine Mutter, damit sie die Wörter ausspricht, dann kann ich sie hören«, bestätigte er.

Was für eine Vorstellung! Dein Kopf denkt, bringt Ideen und Ansichten hervor. Du schaffst dir mühsam einen klitzekleinen Zugang zur äußeren Welt, durch den du deine Gedanken ausdrücken kannst, aber du brauchst eine andere Person, die dir die Benutzung dieses Zugangs ermöglicht. Und diese Person muss nicht nur den ersten Anstoß geben, sondern dich auch noch ständig zum Weitermachen auffordern und dich lange genug auf deinem Stuhl halten, damit du aufschreiben kannst, was in dir vorgeht. Und sogar wenn es dir gelungen ist, deine Gedanken auszudrücken, hast du keinen Zugriff auf deine eigenen Worte, indem du sie selber liest oder aussprichst.

Ich dachte an Thoreaus *Walden*. Darin schreibt er, dass er sogar als Gefangener in einer Dachkammer ein freier Mensch bliebe, solange er zum Denken fähig wäre. Trotz Titos Denkfähigkeit konnte ich ihn nicht als freien Menschen bezeichnen. Doch ob frei oder gefangen, Tito konnte träumen, und wenn ich ihm helfen konnte, diese Träume zu verwirklichen, indem ich einen Verlag für ihn fand, dann würde ich das tun.

In der zweiten Augustwoche machten wir uns auf den Weg zum Laboratorium von Dr. Guinevere Eden an der *Georgetown University* in Washington, D.C. Wir hatten unsere Pläne dahingehend geändert, dass wir noch einen Abstecher nach Philadelphia machen wollten. Es stand fest: Es würde eine Lesung von Titos Gedichten geben, und zwar in der wunderschönen Wohnung der Shestacks mit Ausblick auf das weitläufige grüne Oval des Bahnhofsvorplatzes und das Kunstmuseum von Philadelphia. Das Beste war, dass Tito Steve Berg persönlich kennenlernen würde. Endlich gab es etwas, auf das Tito sich freuen konnte.

Tito war glücklicher, als ich ihn je gesehen hatte. Tatsächlich fallen mir nur wenige Gelegenheiten ein, bei denen ich mich selbst mehr gefreut habe als in diesem Moment seines Glücks.

Der Flug nach Washington, D.C. verlief ereignislos und als

wir schließlich in unserem Hotel ankamen, gingen wir gleich ins Bett. Kurz vor sechs Uhr am nächsten Morgen klopfte ich an die Tür von Soma und Tito. Wie erwartet, waren die beiden schon seit einiger Zeit wach. Soma öffnete mir schwungvoll die Tür, bat mich herein und verkündete, dass sie bereits gefrühstückt hätten. Ihre Suite, schwach beleuchtet von ein paar Lampen, um das vormorgendliche Dunkel abzuwehren, hatte etwas von der geheimnisvollen Stimmung, die einen überkommt, wenn man mitten in der Nacht auf jemanden stößt, der am Küchentisch sitzt.

Tito saß auf dem Sofa, fertig angezogen und startbereit, ebenso wie Soma. Ihr Haar war frisch frisiert, und sie trug einen safranfarbenen Sari und goldene Armreifen.

Soma goss uns eine Tasse Tee ein, rührte wie immer ein halbes Dutzend Teelöffel Zucker hinein und lächelte nicht minder süß.

Draußen ging allmählich die Sonne auf und tauchte den Raum in helleres Licht. Ich setzte mich neben Tito aufs Sofa. »Woran denkst du gerade?«, fragte ich. *»An den Deutschen«*, antwortete er zu meiner Überraschung.

Ich bemerkte das Buch, das ich kürzlich für Tito mitgebracht hatte und das mit dem Buchdeckel nach oben aufgeschlagen neben ihm auf dem Sofa lag. Auf dem Cover sah man einen botanischen Druck, einen feinen Stich von einer Puppe, einer Raupe und einem wunderschönen Schmetterling. Der Titel lautete: *Messages from an Autistic Mind: I Don't Want to Be Inside Me Anymore* (dt. *Ich will kein Inmich mehr sein. Botschaften aus einem autistischen Kerker*). Geschrieben hatte es ein junger Deutscher namens Birger Sellin, der in vielerlei Hinsicht genauso klang wie Tito. Seit ich Tito kannte, hatte ich mich oft gefragt, ob es auf der Welt wohl noch andere gab, die so waren wie er – oder ob er der Einzige war.[10] Deshalb war ich begeistert, als ich das Buch von Sellin entdeckte. Ursprünglich 1993 in Deutschland erschienen und dann 1995 in der englischen Übersetzung war es inzwischen vergriffen und schwer aufzutreiben gewesen. Als noch schwieriger erwies es sich, den Autor aufzuspüren, was mir trotz endloser Suche im Internet nicht gelang. Das Buch von Birger Sellin war faszinierend und wies viele Gemeinsamkeiten mit Titos Erfahrungsberichten auf. Die Tatsache, dass zwei nonverbale Autisten die Einzelheiten ihrer Wahrnehmungsprobleme auf so ähnliche Weise beschrieben und dass die Art, wie sie durch Fingerzeigen zu kommunizieren gelernt hatten, ebenfalls so ähnlich war, sprach dafür, dass ein wacher Geist und funktionierender Verstand bei stummen Autisten möglicherweise gar nicht so selten war. Vielmehr war der Mechanismus, der es ihnen ermöglichte, diese Intelligenz auszudrücken, ein Phänomen, das nur einmal unter einer Million auftrat. Ich hatte Soma das Buch von Sellin gegeben, und sie hatte es Tito vorgelesen.

Den Experten zufolge zeichnen Autisten sich durch einen Mangel an Empathie aus, sie verstehen angeblich nicht, was andere fühlen und denken und interessieren sich auch nicht dafür. Ich glaubte nicht, dass dies auf Tito zutraf, weil er in der kurzen Zeit, die ich ihn kannte, bereits bei vielen Gelegenheiten bewiesen hatte, dass er Verständnis für die Gefühle und Gedanken anderer hatte. Dennoch war ich überrascht, dass er über Birger Sellin nachdachte, sich vielleicht sogar Sorgen um ihn machte. »Was denkst du über Birger Sellin?«, fragte ich Tito.

»Strahlende Augen und geistige Perfektion. Was macht man mit ihm?«

»Bist du seinetwegen besorgt?«, fragte ich.

»Ich denke schon«, entgegnete Tito. *»Die Gedichte sind wie jemand, den man sehr verletzt hat.«*

»Vielleicht könnten wir Kontakt zu ihm aufnehmen«, sagte ich, weil ich nicht wusste, was ich sonst sagen sollte, um Titos Sorge zu zerstreuen – obwohl mir bereits klar war, dass ich Birger Sellin nicht finden konnte.

Tito rollte mit den Augen, schnüffelte heftig an seinem Hemd und schrieb dann: *»Es gibt keinen Grund, sich verletzt zu fühlen, denn wenn du den Willen zum Erfolg hast, kann keine Macht der Welt dich aufhalten. Weißt du, was mein Ziel ist?«*

»Was ist dein Ziel?«, fragte ich.

»Nichts Geringeres als der Booker Award. *Behalt es möglichst für dich.«*

Ich lächelte. Tito war verlegen, weil er ein so hoch gestecktes Ziel genannt hatte. »Das ist kein schlechtes Ziel«, sagte ich beruhigend. »Warum sollte man nicht danach streben, der Beste zu sein, alles zu geben?«

»Ich möchte, dass man Autisten respektiert«, erklärte Tito.

»Das wird sich hoffentlich bessern«, erklärte ich.

»Ich fühle mich verantwortlich«, schrieb Tito, schob dann abrupt den Block beiseite, sprang hoch und ging ins Schlafzimmer.

Einige Experten definieren Autismus als Defizit der »theory of mind« (Theorie des Mentalen)[11], was sich darauf bezieht, dass Autisten scheinbar nicht in der Lage sind, zu erkennen und nachzuvollziehen, was andere Menschen fühlen und denken. Einer dieser Experten und ein Wegbereiter dieser Autismus-Theorie ist Simon Baron-Cohen, der den Begriff »Mindblindness« (Gefühlsblindheit) prägte. Und doch wusste ich, dass dies auf Tito nicht zutreffen konnte, denn wer wollte etwas Derartiges behaupten, nachdem er Titos »Gedicht Nr. 8« in seinem Text »Der Bewusstseinsbaum« gelesen hat?

8

An einem Ort namens Irgendwo
Wohnte das Glück
Irgendwo war ein paradiesisches Land.
Aber eines Tages kam aus Nirgendwo
Der Kummer in das Land namens Irgendwo
Das Glück bat den Kummer
Das Land Irgendwo wieder zu verlassen.
Der Kummer ging nach Nirgendwo zurück
Und nistete sich dort in den Herzen der Menschen ein
Die freundlich und mitfühlend sind
Denn sie verweigerten niemandem den Aufenthalt
Wenn du also den Schmerz verspürst

Den ein Mensch, der den Verstand verloren hat, mit sich herumträgt
Wenn dein Herz wehtut, weil du im Auge eines anderen eine Träne siehst
Wenn du bereit bist, diesen Menschen zu akzeptieren und ihm zu helfen
Dann kannst du sicher sein
Dass du in deinem Herzen dem Kummer Obdach gewährt hast.

»Beim Autismus kommt alles in XXL«, sagte Soma über Titos Gefühle. Sie hatte das vorher schon einmal erwähnt, und ich fing allmählich an zu verstehen, was sie meinte. Tito wusste, was Emotionen waren, was der Begriff bedeutete, bei sich selbst und anderen, aber wenn er selbst Gefühle erlebte, gab es keine Grautöne, keine Abstufungen in der Intensität – seine eigenen Emotionen erlebte er wie ein Zweijähriger auf eine Alles-oder-Nichts-Weise.

Das emotionale Erleben schien bei Tito weit hinter seiner kognitiven Entwicklung hinterherzuhinken; Gefühle brachen mit ungebremster Macht, roh und unvermittelt, über ihn herein und überwältigten ihn. Soweit ich wusste, hatte das bisher noch niemand beschrieben – dass Autisten über Empathie und »Theory of mind« verfügen können (also eine Vorstellung davon haben, was andere Menschen denken und fühlen) und fähig sind, ihre eigenen Emotionen und die Emotionen anderer auf kognitiver Ebene zu verstehen, aber nicht in der Lage sind, das eigene direkte Gefühlserleben zu filtern, abzuschwächen oder zu ertragen. Dieser Gedanke ergab Sinn, wenn man an Titos andere Wahrnehmungsanomalien dachte und an den allgemeinen Mangel an Regulierung und Integration in seiner gesamten Sinneswahrnehmung.

Der *Booker Award* gehört zu den angesehensten Literaturpreisen der Welt. Ich fand es toll, dass Tito davon zu träumen wagte. Ich hoffte, dass er eines Tages einen Literaturpreis gewinnen würde. Ich hoffte und wünschte so vieles für Tito.

Nach einem Blick auf die Uhr stellte ich fest, dass es schon fast an der Zeit zum Aufbrechen war. Soma nippte immer noch zufrieden an ihrem Tee und zeichnete etwas auf eine Serviette. »Hier! Schau mal!«, sagte sie und hielt ein Porträt von mir hoch, das sie mit wenigen Strichen skizziert hatte. »Ich bin echt gut, was?« Sie lachte. »Ich bin die Beste! Sag, dass ich die Beste bin!«

»Du bist die Beste!«, bestätigte ich, wie immer. »Aber … es ist ein bisschen zweidimensional. Ein bisschen linkshemisphärisch«, fügte ich hinzu und bereute es sofort.

»Neeiin!«, protestierte sie. »Ich bin gut! Gib es zu! Ich bin die Beste!«

»Okay, du bist die Beste«, gab ich zu.

»Können deine anderen Freundinnen auch so gut zeichnen wie ich?«, verlangte sie zu wissen. »Können Sharyn oder Teresa oder Kara so gut zeichnen wie ich?«

Ich musste einen Moment über ihre Frage nachdenken, obwohl ich wusste, dass ich es nicht tun sollte. »Ich weiß es nicht genau«, antwortete ich wahrheitsgemäß.

»Nääh! Niemand ist so gut wie ich! Gib es zu! Ich bin die Beste!«

»Okay, du bist die Beste«, lachte ich.

Soma *war* die Beste. Sie war erstaunlich. Sie klagte nie. Sie erwähnte nie ihre Einsamkeit, sie sagte nie, sie sei müde oder überfordert, jedenfalls nicht im persönlichen Gespräch. Nur in ihren SMS-Nachrichten und E-Mails konnte sie ihre Anspannung ausdrücken, ihre Ängste offenbaren und eingestehen, dass sie sich manchmal unendlich einsam fühlte. Sie machte sich ständig Sorgen um Tito und ob sie es schaffen würde, mit ihm zurechtzukommen. Die Wahrheit war, dass sie nicht mehr lange in der Lage sein würde, ihn allein unter Kontrolle zu halten.

Soma holte Tito aus dem Schlafzimmer und schickte ihn vor der langen Taxifahrt noch einmal auf die Toilette. Sie kämmte sein Haar und ermahnte ihn, sich heute »wie ein Gentleman zu benehmen«. Die Tatsache, dass Tito so groß und kräftig war, machte Somas Zärtlichkeit ihm gegenüber umso anrührender.

Mir wurde plötzlich schmerzhaft bewusst, wie sehr ich Dov vermisste. Was er wohl gerade machte? Mit wem er wohl zusammen war? Würde sich sein Zustand je so weit bessern, dass er ein glückliches Leben führen könnte? Es musste einfach eine Möglichkeit geben, das war alles, was ich wusste. Oder zumindest war es alles, was mein wehes Herz mir sagen konnte.

Die Neurowissenschaftlerin Dr. Guinevere Eden hatte sich auf Störungen des Lesevermögens spezialisiert, wie zum Beispiel Dyslexie (eingeschränkte Lesefähigkeit) und Hyperlexie (die unerklärliche Fähigkeit, ohne Unterricht zu lesen, oft ohne Verständnis des Gelesenen, die bei einigen sehr jungen autistischen Kindern auftritt). Man geht allgemein davon aus, dass viele Formen der Dyslexie mit einem Ungleichgewicht zwischen der auditiven und visuellen Verarbeitungsfähigkeit zusammenhängen.[12] Dr. Edens Erfahrung in diesem Bereich schien eine ideale Voraussetzung für eine Untersuchung Titos zu sein. Wer so umfassende Kenntnisse von der kognitiven und wahrnehmungsbezogenen Verarbeitung beim Lesen hatte, war bestimmt in der Lage, den von Tito beschriebenen singulären Modus der Sinnesverarbeitung auf versierte und kreative Weise zu erforschen.

Ich hatte Dr. Eden schon vor unserem Besuch mehrere E-Mails geschickt und ihr Tito in einem langen Telefonat beschrieben, deshalb ging ich davon aus, dass sie das Wichtigste bereits wusste und ich nur noch einige Details ergänzen müsste, als ich ihr Büro betrat. Dr. Eden war groß und schlank mit langen glatten Haaren und einer schönen Stimme, die durch ihren englischen Akzent noch reizvoller wirkte. Sie trug eine weiße Bluse zu einem marineblauen Wollrock und sah ein bisschen so aus wie eine vornehme britische Aristokratin. Als sie mir eine Tasse Tee anbot, nahm ich das Angebot dankend an. Während sie in einen weißen Arztkittel schlüpfte, bedeutete sie mir, auf der anderen Seite ihres Schreibtisches Platz zu nehmen und setzte sich dann ebenfalls.

Mir war klar, dass sich hinter dem eleganten, kultivierten Äußeren eine leidenschaftliche, hochkarätige Wissenschaftlerin verbarg. Sie fing an, sich Notizen zu machen und schaute gelegentlich interessiert hoch, während ich redete. Ich erklärte ihr auch meinen sich erhärtenden Verdacht, dass es zwei Hauptuntergruppen beim Autismus gebe, nämlich den high-functioning visuellen Typ, der normalerweise getestet wurde, und den low-functioning auditiven Typ wie Tito, der aufgrund seines mangelnden Sprechvermögens, extremer Verhaltensweisen und motorischen Defizite nur selten getestet wurde.

Titos detaillierte Beschreibungen seines Unvermögens zum gleichzeitigen Sehen und Hören hatte ich Dr. Eden bereits im Vorfeld übermittelt, und ich hoffte, dass sie einige der von Tito geschilderten Wahrnehmungsanomalien untersuchen würde. Besonders aufschlussreich könne vielleicht sein, mehr darüber zu erfahren, wie Tito lese.

»Wie liest Tito denn eigentlich?«, wollte Dr. Eden wissen.

Wenn ich die Antwort auf diese Frage wüsste, würde ich in diesem Moment längst wieder in Los Angeles sitzen und an einem Cappuccino nippen, dachte ich im Stillen. Tito ziehe es vor, dass man ihm vorlese, sagte ich laut. Und wenn man ihm vorlese, könne er den Stoff zweifellos sehr gut aufnehmen und verstehen. Doch trotz des kognitiv und intellektuell anspruchsvollen Stoffs, den Soma ihrem Sohn vortrage, halte sie immer nach ein paar Sätzen inne und stelle ihm Fragen zum Text. Soma nenne das ihre »Erst-einpauken-dann-abfragen«-Methode. Durch die Fragen, die sie in regelmäßigen Abständen stelle, sorge sie dafür, dass er aufmerksam zuhöre.

»Kann Tito alleine lesen?«, fragte Dr. Eden.

Ja, in gewisser Weise. Er schaue auf die Buchseite, wenn seine Mutter ihn dazu veranlasse und könne anschließend Fragen nach dem Inhalt beantworten. Mit anderen Worten, er könne still für sich selbst lesen, aber nicht ohne Hilfe. Ein weiteres Problem sei, dass Tito das Lesen nicht eigenständig initiieren könne, so wie er auch unfähig sei, seine Buchstabentafel, Papier und Stift oder seinen Laptop zu nehmen, um die Initiative zum Kommunizieren zu ergreifen. Doch das vielleicht unüberwindlichste Hindernis für Titos eigenständiges Lesen bestehe darin, dass er körperlich nicht in der Lage sei, ein Buch alleine so zu handhaben, wie es für den Akt des Lesens notwendig sei. Ohne die Anleitung und die Anfeuerungen seiner Mutter könne er die Augen nicht über die Wörter gleiten lassen und hinzu komme, dass er nicht einmal die Seiten allein umblättern könne und beim Blättern schnell in Stereotypien verfalle.

»Kann Tito laut lesen?«, erkundigte sich Dr. Eden.

Wieder lautete die Antwort: Ja, in gewisser Weise. Soma habe versucht, Tito das Sprechen beizubringen, indem sie ihn dazu angehalten habe, gemeinsam mit ihr laut zu lesen. Sie bezeichne diese Methode als »im Chor lesen«.[13] Später sei Tito dann allmählich dazu übergegangen, laut zu lesen, ohne dass die Stimme seiner Mutter ihn begleitete, aber Soma müsse trotzdem den ersten Anstoß geben, das Buch für ihn halten, jede Seite umblättern und ihn zu jedem Wort, das er laut lesen solle, anregen. Außerdem seien seine gesprochenen Worte größtenteils unverständlich.

Tito berichte, dass er einen Text am leichtesten verstehe, wenn er vorgelesen werde; mit allen anderen Methoden habe er größere Schwierigkeiten. Seiner Erklärung zufolge koste das laute oder leise Lesen ihn so ungeheure Anstrengung, dass seine Aufmerksamkeit abgelenkt sei und er sich nicht auf ein Verständnis des Textes konzentrieren könne.

»Woran liegt es bloß«, fragte ich mich selber laut, »dass ein kluger, zum Lesen fähiger Kopf und ein bewegungsfähiger Körper so unzureichend zusammenarbeiten, dass ein Lesen ohne fremde Hilfe nicht möglich ist?«

Dr. Eden sah von ihren Notizen hoch, klopfte sich mit dem Radiergummi ihres Bleistifts ans Kinn, blieb mir aber eine Antwort schuldig, obwohl es hinter ihrer Stirn heftig zu arbeiten schien. »Holen Sie sie herein«, sagte sie plötzlich in Richtung Tür. Ihre Assistentin, eine sympathische junge Studentin, hatte den Kopf zur Tür hereingesteckt. »Sofort«, antwortete sie und verschwand wieder.

Soma hatte Tito auf den mit Teppich ausgelegten Korridoren auf und ab geführt und versucht, ihn beim Warten in einem ruhigen und kooperativen Zustand zu halten. Tito wurde mit jeder Sekunde angespannter, wie immer, wenn er auf etwas wartete. Die beiden setzten sich Dr. Eden gegenüber und hörten höflich zu, als sie die Testverfahren erklärte. Geplant sei eine ganze Reihe von kognitiven Tests, die mit der Lesefähigkeit zusammenhingen. Soma lächelte höflich und neigte wiederholt den Kopf zur Seite, was, wie ich inzwischen gelernt hatte, das indische Pendant zu unserem zustimmenden Nicken und kein frühes Anzeichen von Parkinson war.

Dr. Eden wollte Tito einige Fragen stellen. Zunächst bat sie ihn zu beschreiben, wie er lese, worauf Tito antwortete: *»Frau Doktor, ich denke, dass ich entweder sehe oder höre.«* Dann fragte sie ihn, ob er je allein gelesen habe. *»Ich habe bei allem ein Problem mit dem Anfangen, deshalb ist ein Anstoß erforderlich«*, schrieb Tito. Darauf wollte Dr. Eden wissen, ob er laut lesen könne. *»Ich kann meine gesprochenen Worte nicht verstehen«*, antwortete Tito.

»Hast du deinerseits noch irgendwelche Fragen an uns?«, fragte Dr. Eden abschließend. *»Ich möchte den Maschinenteil proben. Ich leide unter Klaustrophobie«*, antwortete Tito und bezog sich damit auf das bildgebende Verfahren, das für den nächsten Tag angesetzt war.

Dr. Eden nickte. »Sonst noch etwas?«, fragte sie. *»Ich bin schlecht mit Zeichnungen, ich möchte mich gern unterhalten«*, sagte er. Ich wusste, dass Tito versuchte, sie darum zu bitten, die Tests nicht auf sein Sehvermögen auszurichten, sondern sich lieber auf verbale Instruktionen zu stützen. Er machte sich Sorgen, dass man ihm Tests vorlegen würde, die eine normale Sehfähigkeit erforderten, und er dann scheitern würde. Tito konnte Niederlagen nicht ertragen, vor allem nicht, wenn es ihm aufgrund der Testbedingungen einfach nicht möglich war, seine Intelligenz zu demonstrieren.

Ich war überrascht und irgendwie beunruhigt, als Dr. Eden Tito fragte, ob es notwendig sei, dass seine Mutter im Testraum bei ihm bleibe. *»Meine Leistungen sind besser, wenn sie da ist«*, bestätigte Tito.

Ich war tief gerührt von Titos Vertrauen, von seiner Geduld und Ehrlichkeit und vor allem von seiner Bereitschaft, sich diesen ganzen Tests zu unterziehen, nur um anderen zu helfen.

Dr. Eden erhob sich und wollte gerade gehen, als ich bemerkte, dass Tito immer noch schrieb. »Warten Sie«, sagte ich und las seine letzten Worte laut vor: *»Ich schätze, Sie sind Engländerin. Ich liebe England.«*

Dr. Eden lächelte zum ersten Mal.

Bald darauf waren Soma und Tito mit einem der Psychologen hinter der Tür eines kleinen Testraums verschwunden. Der restliche Nachmittag verlief ohne besondere Vorkommnisse mit Ausnahme eines einzigen seltsamen Zwischenfalls. Während einer der Pausen kam Soma ziemlich beunruhigt zu mir. Man hatte Tito einem Dyslexie-Test unterzogen, bei dem Buchstaben gleichzeitig in visueller und auditiver Form präsentiert werden und der Proband zwischen ähnlich aussehenden Buchstaben unterscheiden soll, wie etwa zwischen *b* und *d*. Offenbar war ein technischer Defekt bei den Testgeräten aufgetreten, und das visuelle Bild des Buchstabens hatte den Kontakt mit der auditiven Komponente verloren, so dass die Stimme einen anderen Buchstaben vorlas als den, der auf dem Bildschirm erschien. Es dauerte einige Minuten, bevor irgendjemand bemerkte, was los war, doch bis dahin hatte Tito die ganze Zeit nur auf die auditiven Informationen reagiert. Er schien überhaupt nicht bemerkt zu haben, dass die auditiven und visuellen Reize nicht länger synchron geschaltet waren. Soma war aufgeregt, weil dies ihrer Meinung nach genau der Beweis war, nach dem die Wissenschaftler suchten, um belegen zu können, dass Tito nicht gleichzeitig sehen und hören konnte. Doch die Wissenschaftler, erklärte Soma, hätten sich nur dafür interessiert, die Ausrüstung zu reparieren und den ursprünglichen Test fortzusetzen. Ich wusste nicht, was ich Soma sagen sollte. Ich hatte ein flaues Gefühl in der Magengegend, weil ich ahnte, dass die Wissenschaftler Tito nicht wirklich ernsthaft untersuchten, sondern nur sehen wollten, ob er in ihr eigenes Forschungsparadigma passte.

Für den nächsten Tag war die Kernspintomographie angesetzt, die Bilder von Titos Gehirn liefern sollte. Doch wie Tito vorhergesagt hatte, konnte er es trotz der Übungssitzungen, die er gemacht hatte, und trotz des unablässigen Geplappers, mit dem Soma und ich ihn abzulenken versuchten, nicht ertragen, bewegungslos im Scanner zu liegen. Die langwierigen Versuche, das bildgebende Verfahren durchzuführen, erwiesen sich als sehr traumatisch für Tito, der sich schrecklich unzulänglich fühlte, aber seine akute Klaustrophobie nicht beherrschen konnte. Als wir an diesem Abend ins Hotel zurückkehrten, waren wir wieder einmal am Boden zerstört, frustriert und erschöpft.

Ich dachte, ich könnte mich nicht mehr schlechter fühlen als nach dieser Erfahrung, bis ich einige Monate später eine Zusammenfassung der Testergebnisse erhielt. Tito hatte in fast allen Bereichen miserable Testwerte erzielt, selbst in Bereichen, von denen wir wussten, dass sie zu seinen besonderen Stärken gehörten, wie bei der sprachlichen Intelligenz. Als ich einige Testbeschreibungen las, fühlte ich mich sogar noch schlechter – diese Tests erforderten in jeder Hinsicht eine normale sensorische Integration, normale motorische Koordination und sogar die Fähigkeit zu sprechen.

»Die Schüler erhalten verschiedenfarbige Bauklötze, die zur Repräsentation von Tönen verwendet werden.«

»Die Schüler sollen die auf Schaukarten präsentierten Gegenstände so schnell wie möglich benennen. Bewertet wird nach der Anzahl der Fehler und der Zeit (in Sekunden), die sie zur Vervollständigung der Aufgabe benötigen.«

»Tito ist offenbar in der Lage, bestimmte aufs Lesen bezogene Aufgaben seinem Alter und seiner Klassenstufe gemäß zu lösen. Doch er hat Mühe, Aufgaben erfolgreich zu bewältigen, bei denen er seine Hände benutzen, mündliche Antworten geben oder auch nur für kurze Zeitspannen den Blick fixieren muss.«

Es tat mir in der Seele weh, als ich mir vorstellte, wie Tito sich sinnlos abgemüht hatte, diese unmöglichen visuellen Tests zu bestehen, die zudem noch motorische Fertigkeiten erforderten, über die er nicht verfügte. Und dass er dabei die ganze Zeit gewusst hatte, dass er scheitern würde und keine Möglichkeit hatte, seine Intelligenz zu beweisen.

Doch am härtesten traf mich der allerletzte Satz des Berichts: »Wir möchten uns bei Ihnen und Tito dafür bedanken, dass Sie an unserer Studie teilgenommen haben.«

Jetzt war mir alles klar. Die Untersuchung hatte nicht Tito gegolten. Es hatte keine Tests gegeben, die speziell auf die Erforschung von Titos einzigartigen Merkmalen ausgerichtet waren, die er doch ausführlich beschrieben hatte. Ich erkannte, dass man Tito lediglich in eine laufende Studie aufgenommen hatte, die für dyslektische Autisten mit hohem Entwicklungsniveau konzipiert war, um festzustellen, ob Theorien über Autismus und über Lese- und Schreibfähigkeit möglicherweise auf seinen Fall passten.

Ich hatte das Gefühl, Soma und Tito betrogen und ihr Vertrauen in mich und die wissenschaftliche Forschung missbraucht zu haben. Tito hatte erneut die unerträgliche Enttäuschung und Wut durchleben müssen, dass er nicht in der Lage war, seinen Verstand und seine Denkfähigkeit unter Beweis zu stellen. Ich hatte ihnen versprochen, dass das, was wir taten, dazu beitragen würde, die Situation von Menschen mit Autismus zu verbessern, doch die wissenschaftlichen Untersuchungen, denen Tito sich bislang unterworfen hatte, verliefen zusehends nach den altbekannten Mustern, von denen absolut nichts Neues zu erwarten war.

* * *

Ich lehnte mich zurück und schloss die Augen, um mich ein bisschen zu entspannen, während unser Zug Richtung Philadelphia ruckelte. Doch das war nicht nach Somas Geschmack. Ich spürte sogar mit geschlossenen Augen, dass sie mich anstarrte. Ihr Gesicht leuchtete auf, als sie sah, dass ich die Augen öffnete. Schnell ergriff sie die Gelegenheit, mich damit zu beeindrucken, dass zwei plus zwei nicht immer vier ergibt, und mir weitere Rechenkunststücke vorzuführen, was ihr schon seit der Kindheit großes Vergnügen bereitete. Als Nächstes versuchte sie, mich beim *Drei Gewinnt* zu schlagen, setzte dabei einen Trick ein, den ich schnell durchschaute und gegen sie anwendete, was dazu führte, dass sie jegliches Interesse an dem Spiel verlor.

Ich blickte aus dem Fenster auf die grauen Städte, die als verschwommenes Bild von Maschendrahtzäunen und Mauersteinen vorbeirauschten. Als ich mich wieder umwandte, sah ich, dass Somas Gesicht wieder diesen verträumten Ausdruck angenommen hatte. In dem Versuch, der geballten Intensität dieser feuchtumflorten Augäpfel zu entgehen, musterte ich interessiert das Drahtnetz der Gepäckablage über den Sitzen auf der anderen Seite. Soma rückte dichter an mich heran. Sie müsse mir unbedingt etwas sagen, erklärte sie mit so eindringlicher Stimme, dass ich spürte, wie mein Trommelfell sich spannte. Ohne auch nur für einen Moment ihre riesigen zitternden Augen von mir abzuwenden, presste sie die Lippen so fest zusammen, dass sie verschwanden. Bebend vor Gefühl brach ihre Stimme schließlich durch die Lippenbarriere. »Anorganische Chemie ist die schönste Sache der Welt«, vertraute sie mir an. Wenn ich das doch nur begreifen könnte. Dann zeichnete sie die Periodentafel auf eine Serviette, als wolle sie die Tatsache illustrieren. Somas Begeisterung für anorganische Chemie war so groß, dass ich mir in diesem Moment tatsächlich wünschte, ich *könnte* es begreifen.

Die Wahrheit war, dass Soma und ich fast nichts gemeinsam hatten und Unterhaltungen schwierig waren. Ich hatte bildende Kunst studiert; sie hatte einen Abschluss in anorganischer Chemie. Soma wusste nur eines über Kunst, nämlich dass sie realistisch sein musste, um ihr zu gefallen. Und ich wusste nur eines über anorganische Chemie, nämlich dass sie nichts mit meinem Verständnis des Wortes *organisch* zu tun hatte.

Wenn Titos Verbindung zur Welt nur so groß war wie seine Fingerspitze, die auf die Buchstabentafel deutete, so galt Ähnliches für die schwache Verbindung zwischen Soma und mir, denn sogar bei der Schnittmenge unseres Lebens, die Autismus hieß, teilten wir nur ein winziges Stückchen Gemeinsamkeit. Unsere Persönlichkeiten hätten nicht unterschiedlicher sein können. Soma wirkte nach außen hin sehr bescheiden, sie glaubte an den Status quo und verabscheute es ganz allgemein, Aufsehen oder Anstoß zu erregen. Sie glaubte an die traditionelle Rolle der Frau als Ehefrau, Hausfrau und Mutter. Sie hatte einen sehr konventionellen Musik-, Kunst- und Literaturgeschmack. Andererseits war Soma auch ein sehr geselliger Mensch, der Dramatik und emotionale Unterstützung in Freundschaften mit anderen Frauen suchte. Ich war Feministin, ich »erregte Anstoß«, war nonkonformistisch und liberal mit Hang zur Avantgarde. Ich war kein bescheidener oder traditioneller Mensch und in sozialer Hinsicht introvertiert.

Es gibt zwei Gründe, weshalb man eine Beziehung mit einer anderen Person aufrechterhält, die ganz anders ist als man selbst und mit der man sich gelegentlich sehr unwohl fühlt. Der erste ist, dass sie eine Verwandte ist und man keine andere Wahl hat. Der andere ist, dass sie mit irgendeiner Art von Genie ausgestattet ist, das die Anstrengung wert ist. Ich hatte das Gefühl, dass bei Soma beides zutraf. Für das, was sie bei Tito bewirkt hatte, für die Jahre der Hingabe und eisernen Entschlossenheit, durch die es ihr gelungen war, seinem Geist einen Weg in unsere Welt zu bahnen – dafür liebte ich sie auf eine Weise, die mir das Gefühl gab, keine Wahl zu haben – in dieser Hinsicht war sie wie eine Blutsverwandte. Und ganz ohne Zweifel zeugte das, was sie für Tito getan hatte, von Genialität.

Es war spät am Nachmittag, als wir in Philadelphia aus dem Bahnhofsgebäude kamen. Uns schlug eine Hitzewand entgegen, als sich die automatischen Türen abrupt hinter uns schlossen und von der kühlen Luft der Klimaanlage abschnitten. Bis wir im Hotel ankamen, war es fast dunkel.

Tito und Soma stiegen direkt gegenüber dem Wohnhaus meiner Schwiegereltern in einem bescheidenen Hotel ab, das eine riesige Münze mit dem Abbild Benjamin Franklins auf dem Dach schmückte. Wir waren erschöpft, vor allem Tito. Er brauchte dringend Schlaf, aber die Lesung am nächsten Tag machte ihn nervös. Ich meldete die beiden an der Rezeption an und bestellte ihnen ihr gewohntes Abendessen, bestehend aus Chicken Nuggets und Pommes frites. Nachdem sie zu Ende gegessen und man das Tablett aus ihrem Zimmer geholt hatte, setzte ich mich zu Tito, um den Ablauf des nächsten Tages zu besprechen. Ich hoffte, dies würde seine wachsende Anspannung lindern. Tito saß schaukelnd auf einem der Betten, sprang dann plötzlich hoch und stellte sich an die Tür, wo er laute, drängende Laute von sich gab und am Schloss rüttelte. Er warf seiner Mutter einen durchdringenden Blick zu, als ob er sagen wollte: »Lass mich raus!« Ich wusste, dass er wegen der Lesung nervös war, und ich wusste auch, dass er unter Klaustrophobie litt. Ich gab ihm einen Notizblock und bat ihn, aufzuschreiben, was in ihm vorging. Sofort setzte er sich hin und fing an zu schreiben.

»Ich bin jetzt ziemlich angespannt und besorgt, aber ich glaube, dass ich mit der Zeit stabiler werde. Mein Körper braucht Zeit, um neue Situationen zu neutralisieren.«

»Wie fühlt sich dein Körper in diesem Moment an?«, fragte ich.

»Jetzt, wo ich mit meinen Gedanken beschäftigt bin, fühle ich mich stabiler«, antwortete er.

»Früher hast du mir einmal erklärt, dass du deinen Körper spüren musst, wenn du angespannt bist, und deshalb mit den Händen wedelst. Willst du sagen, dass das Denken deine Anspannung ebenfalls lindert?«

»Ich schreibe, und das ist etwas, dessen ich mir ziemlich sicher bin. Auch wenn die Situation anders ist, kann ich also etwas Vertrautes tun, und das hilft mir gegen das Gefühl, dass ich verstreut bin«, erklärte Tito.

»Heißt das, dass das Schreiben dir genauso helfen kann, deinen Körper zu spüren, wie das Wedeln mit den Händen, wenn du Angst hast?«, fragte ich.

»Ich bin mir nicht sicher, weil die Umgebung meine Gedanken blockieren kann.«

»Was meinst du mit ›Gedanken blockieren‹? Was in der Umgebung blockiert deine Gedanken?«, hakte ich nach.

»Lärm kann die Gedanken unterbrechen. Zum Beispiel Menschen«, erklärte Tito.

Nicht gewillt, das Thema loszulassen, bohrte ich weiter: »Kannst du trotzdem schreiben, auch wenn die Umgebung dein Denken blockiert?«

Verärgert antwortete er: *»Nein. Kannst du das?«*

»Nein.«

Ich verstand, was er meinte.

Und ich verstand den Grund dafür: Das Wedeln mit den Händen war eine spontane körperliche Empfindung, die Titos »verstreute« Sinne und seine Angst beruhigte. Schreiben wirkte ebenfalls beruhigend, aber es bot keine spontane Linderung. Beim Schreiben war Tito auf eine Ereignisfolge angewiesen, die komplex und unsicher war. Es hing von Gedankengängen ab, die leicht durch Umwelteinflüsse gestört werden konnten, und der Akt des Schreibens hing zudem davon ab, dass ihm jemand ein Blatt Papier und einen Stift gab und ihn zum Anfangen motivierte. All diese Dinge lagen vollständig außerhalb seiner Kontrolle. Das Wedeln mit den Händen und die Schaukelbewegungen waren die zugänglichsten, schnellsten und verlässlichsten Mittel, die Tito zur Verfügung standen, um ein Gefühl für seinen Körper zu bekommen, wenn er angespannt war, was ihn wiederum beruhigte. Ich dachte an all die Therapiestunden, zu denen wir Dov geschickt hatten, damit er mit den Stereotypien aufhörte. Ich hatte mich immer gewundert, warum Dov so versessen auf die ständige Wiederholung dieser seltsamen monotonen Bewegungsmuster war.

Als ich Tito einmal fragte, ob er der Meinung sei, dass man die Ergebnisse der ganzen Tests, denen er sich unterzog, auch auf andere Autisten übertragen könne, erklärte er, dass Autisten wie Vögel seien, weil sie sich in viele verschiedene Gruppen einteilen ließen. *»Aber alle schlagen mit den Flügeln«*, fügte Tito mit trockenem Humor hinzu und meinte damit, dass es zwar viele Klassifizierungen von Vögeln und auch von Autisten gab, dass aber alle bestimmte gemeinsame Verhaltensweisen aufwiesen – alle Vögel schlugen mit den Flügeln, so wie alle Autisten mit den Händen wedelten und zu Stereotypien neigten.

Ja, die Stereotypien waren ein universelles Symptom des Autismus, das in variierendem Ausmaß vom niedrigsten bis zum höchsten Entwicklungsniveau auftrat. Darin hatte Tito zweifellos Recht.

Plötzlich war Tito sehr müde und musste schlafen. Ich sagte Gute Nacht und ging über die mondhelle Straße zum Wohnhaus meiner Schwiegereltern hinüber. Ich war auch müde.

In meiner Erinnerung verbindet sich dieser Tag mit der Farbe Gelb. Alles daran war gelb: Die Wände des Hotelzimmers waren gelb, ein Sonnenstrahl fiel auf die hellgelben Bezüge der Einzelbetten, Soma und ich tranken Tee aus gelben Tassen, meine Freundin Sharon Wolmuth kam im Hotel vorbei, um Tito kennenzulernen, und schenkte ihm einen Strauß riesiger gelber Sonnenblumen. Tito umklammerte den Strauß wie einen sperrigen Mehlsack, drehte ihn dann auf den Kopf, so dass die Blumen mit ihren schwer herabhängenden Samenköpfen gefährlich nah über dem Boden baumelten. »Also Tito … was macht dir Freude?«, fragte Sharon, weil sie nicht wusste, was sie sonst sagen sollte. Soma schob Tito einen Notizblock hin: *»Musik«*, schrieb er mit einem gelben Schulstift.

Ich weiß nicht mehr genau, wie es dazu kam, aber kurz darauf saß Tito mit wehenden Haaren und irrem Blick neben Sharon in ihrem offenen Cabrio, während sie bei ohrenbetäubender Musik mehrere Runden um den Benjamin-Franklin-Parkplatz drehte.

Die riesige Wohnung der Shestacks mit ihren weitläufigen, sonnendurchfluteten Räumen war mit moderner Kunst und Jerry Shestacks gewaltiger Büchersammlung gefüllt. Marciarose erwartete uns an der Eingangstür. Jons Mutter war eine ehemalige Fernsehmoderatorin und eine der schönsten Frauen, die ich je getroffen habe. Es war die erste Begegnung zwischen Marciarose und Tito. Als sie ihn sah, lächelte sie in seine abwesenden Augen, ergriff seine Hände und begrüßte ihn so herzlich wie jeden Gast, der sie besuchte.

Als Tito kam, trug er die Sonnenblumen, die Sharon Wolmuth ihm geschenkt hatte, im Arm und wollte sie eine ganze Weile nicht loslassen, was Sharon sichtlich erfreute. »Du bist ein gut aussehender Junge«, sagte sie zu ihm. *»Ich bin schüchtern«*, antwortete er. Sharon notierte ihre E-Mail-Adresse für Tito und bat ihn, ihr zu schreiben. *»Ich denke, ich habe Sie in mein Herz geschlossen«*, antwortete Tito.

Als erster offizieller Gast traf Steve Berg ein. Berg sprach, handelte und schrieb nicht nur wie ein Dichter, sondern sah auch so aus. Er betrat den Raum mit einem Ausdruck auf dem Gesicht, der besagte, dass er gerade über etwas sehr Gewichtiges nachdachte, was zweifellos immer der Fall war. Er trug einen langen dunklen Wollmantel und eine dunkelgefasste Brille, was ihm ein dylaneskes Aussehen verlieh (ich meine den Sänger *und* den Dichter). Eine Mischung aus Intensität und Empfindsamkeit. Ich machte Tito und Soma mit Steve Berg bekannt und schubste Tito dichter auf Berg zu, um ein Foto von den beiden zu machen. Dann fragte ich Tito, ob er Steve Berg etwas mitteilen wolle, der ernst über den Rand seiner Brille blickte und wartete, was Tito zu sagen hatte.

Soma gab ihrem Sohn den Notizblock und hielt ihn fest, während Tito schrieb.

»Ich freue mich, dass ein Foto gemacht wurde«, las Soma vor.

»Ich mich auch«, antwortete Berg.

»Ich glaube, ich finde es sogar großartig«, fuhr Tito fort.

»Gut«, sagte Berg und konnte sich ein Lächeln nicht verkneifen.

»Ich brauche einen Verlag«, gab Tito bekannt.

»Hab noch ein bisschen Geduld. Ich war neunzehn, als meine Texte zum ersten Mal veröffentlicht wurden.«

»Lieber Steve Berg, es wird mir eine Freude sein, unter Ihrer Anleitung zu arbeiten, aber soll ich warten, bis ich neunzehn bin?«

»Nicht *unter* meiner Anleitung, *mit* meiner Anleitung!«, korrigierte Berg. »Und wir haben doch schon angefangen!«

»Ich meinte, um veröffentlicht zu werden«, fuhr Tito fort, nicht bereit, sein Thema fallen zu lassen.

»Das geschieht bestimmt irgendwann«, sagte Berg und versuchte, ermutigend zu klingen.

»Wann?«, fragte Tito

»So bald wie möglich«, antwortete Berg.

»Danke«, beendete Tito den Austausch.

Inzwischen hatte sich die Wohnung mit Gästen gefüllt, von denen ich viele persönlich kannte. Sie waren auf unserer Hochzeit gewesen und später, als sie von Dov hörten, hatten viele großzügige Spenden an *CAN* geleistet. Es war eine illustre Schar von sehr erfolgreichen Menschen: Anwälte, Ärzte, Richter, Politiker, Leute vom Fernsehen, Maler, Autoren und Dichter – langjährige Freunde von Marciarose. Freunde, die alles getan hätten, um den Shestacks zu helfen, wozu jetzt auch gehörte, an der Dichterlesung eines Autisten teilzunehmen.

Ich bemerkte, dass Titos Sonnenblumen eine neue Heimat in einer großen Kristallvase auf dem Stutzflügel gefunden hatten, und betete, dass Tito während der Lesung nicht plötzlich den Drang verspürte, hinzurennen und sein Eigentum zurückzufordern. Die etwa fünfzig Klappstühle, die das Wohnzimmer und einen Teil der Bibliothek füllten, waren jetzt alle besetzt und weitere Gäste standen. Es war fast Zeit zum Anfangen. Eine Broschüre mit Titos Gedichten, deren Zusammenstellung und Druck Berg organisiert hatte, wurde ausgeteilt. Marciarose, Jerry und Steve Berg würden die Gedichte vortragen.

Genau in diesem Moment sah ich, wie Jerry mit einer anderen Broschüre in der Hand auf Tito zusteuerte. Ich erkannte, dass es eines der vielen kleinen Büchlein war, die Jerry selbst verfasst hatte. Jerry schrieb politische und historische Essays und ließ kleine Auflagen davon für Freunde und Kollegen drucken und wollte nun auch Tito ein Exemplar schenken. Er zeigte Tito die Broschüre, die den Titel *Lincoln* trug. »Tito, weißt du, wovon dieses Büchlein handelt?«, setzte Jerry an.

Soma händigte Tito pflichtschuldigst Papier und Stift aus. *»Lincoln«*, schrieb Tito.

»Genau«, sagte Jerry lächelnd, offenkundig beeindruckt. »Möchtest du das Buch haben, Tito? Du könntest mehr über Lincoln erfahren.«

Titos Anspannung wuchs sichtlich, je näher der Beginn der Lesung rückte. *»Danke. Sehr gern. Ich versuche, mich zu konzentrieren«*, antwortete Tito. Zufrieden nickend reichte Jerry ihm die Broschüre und wandte sich dann seinem Stuhl zu, woraufhin Tito sofort intensiv an den Seiten von *Lincoln* zu schnüffeln begann. Welche beruhigende Essenz auch immer von diesen Seiten ausströmte und zu Titos unersättlichen Nasenlöchern aufstieg, sie schien jedenfalls schnurstracks zu jener Hirnregion zu wandern, die ihn dazu veranlasste, auf seinem Stuhl sitzen zu bleiben, denn genau das tat er wundersamerweise für die folgenden sechzig Minuten.

Ich erhob mich, um das Meer erwartungsvoller Gesichter zu begrüßen. Ich hatte eine kurze Einführung vorbereitet und erzählte ein bisschen darüber, wie ich Soma und Tito kennengelernt hatte, warum wir hofften, dass Tito zu einem besseren Verständnis von Autismus beitragen könnte, und von seiner erstaunlichen dichterischen Begabung. Dann stellte ich Soma und Tito vor und bat Tito, einige Worte zu sagen. Alle Augen waren auf Tito gerichtet, als Soma ihn zum Aufstehen veranlasste: Sie drückte ihm einen Bleistift in die Hand und hielt das Klemmbrett für ihn fest; er fing an zu schreiben, und Soma las seine Wort der schweigenden Zuhörerschaft vor: *»Ich denke, dass Portia alles gesagt hat.«* Einen Moment lang herrschte vollständiges Schweigen, dann erhob sich Steve Berg und verkündete: »Das erste Gedicht, das ich vorlesen werde, trägt den Titel ›Verstümmelter Geist‹.« Ich schaute hinüber und sah, dass Soma vor Stolz strahlte. Tito, an ihrer Seite sitzend, schaukelte und schnüffelte wie wild, und ich sah, dass ein leichtes Lächeln um seine Lippen spielte.

Der Raum war wie verzaubert. Alles lauschte wie gebannt, als Berg eines von Titos ergreifendsten Gedichten vorzutragen begann. In seiner ursprünglichen Form umfasste das Gedicht vierundvierzig Strophen, aber Berg hatte es auf ein Dutzend gekürzt. Dies ist die erste:

Verstümmelter Geist
Dunkel von den Klauen des Todes
Hat gelernt
Seinen eigenen verlorenen Atem
Zu lieben
Ein sehnsuchtsvoller Blick auf die Menschheit
Die zu überleben wagte
Und nichts weiß vom verstümmelten Geist
In ihren eigenen Reihen
Verstümmelter Geist sitzt auf dem Grab der Seufzer
Webt seine Gedanken,
beantwortet
Das Was und Warum.
Verstümmelter Geist beobachtet
Mit feinem Schmerz
Die Erde
Beobachtet alles, was bleibt
Verstümmelter Geist mit atemlosen Schmerz
Zwinkert mit blindem Blick
Gen Himmel.

So wurde Gedicht um Gedicht an diesem Nachmittag gelesen, und die Zeit schien stillzustehen – schien wie eine Folge glasklarer, gefrorener Augenblicke im Raum zu hängen, die sich dem Gedächtnis so unauslöschlich einprägten wie unvergessliche Träume.

Nachdem das letzte Gedicht vorgelesen worden war, blieb es eine Weile ganz still im Raum. Niemand wusste, was er sagen sollte, niemand wusste, was er tun sollte.

Langsam, unsicher, hob ich die Hände und fing an zu klatschen. Der Applaus schwoll an, bis die ganze Wohnung davon widerhallte. Ich konnte nicht aufhören zu lächeln.

11. Da brennt was!

Zurück in L.A. blieb keine Zeit, sich im Erfolg von Titos Lesung zu sonnen, keine Zeit, Jon oder die Kinder zu sehen, und kaum Zeit, um die Koffer neu zu packen. Wir hatten einen Termin bei Vilayanus S. Ramachandran, einem Professor für Neurowissenschaft an der *University of California* in San Diego.

Ramachandran war ein weiterer brillanter Kopf, den ich in meiner üblichen Quelle, einem Artikel von Sandra Blakesly in der *New York Times*, entdeckt hatte. Genau genommen hatte Blakesly sogar gemeinsam mit Ramachandran ein Buch mit dem Titel *Phantoms of the Brain* (1998) geschrieben (dt. *Die blinde Frau, die sehen kann: rätselhafte Phänomene unseres Bewusstseins)*. Rama, wie er genannt wurde, war bekannt für die eleganten »Gedankenexperimente«, die er anwendete, um einige der rätselhaftesten neurologischen Zustände, mit denen sich die moderne Wissenschaft beschäftigte, aufzuklären. Er gehörte auch zu den weltweit führenden Wissenschaftlern in der Erforschung der Synästhesie, einem Zustand, in dem es zu seltsamen Überschneidungen der Sinne kommt, so dass man etwa Zahlen in bestimmten Farben sieht oder Töne als Geschmack wahrnimmt.[14]

Ich war ursprünglich durch Ramas große Erfahrung im Bereich der Sinnesverarbeitung auf seine Forschungen aufmerksam geworden. Auf einen Zusammenhang zwischen sensorischen Anomalien und Autismus hatte erstmals Carl H. Delacato in den frühen 1960er Jahren hingewiesen. Delacato, der mit seh- und hörbehinderten Patienten arbeitete, war fasziniert von der Entdeckung, dass viele der stereotypen, sich wiederholenden Verhaltensweisen bei Autisten, wie etwa das Wedeln mit den Händen und die Schaukelbewegungen, große Ähnlichkeiten mit den Verhaltensweisen von blinden und gehörlosen Personen aufwiesen. Delacato stellte die Theorie auf, dass diese Bewegungsmuster durch verborgene sensorische Anomalien verursacht wurden, auch wenn die Autisten offenkundig zum Sehen und Hören fähig waren.

Eltern von autistischen Kindern wissen, dass ihre Kinder sensorische Probleme haben. Man bemerkt es zwangsläufig. Die Kinder drehen sich immer wieder im Kreis, ohne dass ihnen schwindlig wird, sie gehen auf Zehenspitzen, sie wedeln mit den Händen, schaukeln vor und zurück, und manchmal schlagen sie sich an den Kopf. Viele halten sich die Ohren zu, weil sie manche Geräusche als ungeheuer quälend empfinden, und die meisten wenden den Blick von Augen und Gesichtern ab und blicken stattdessen oft wie gebannt auf glänzende oder sich drehende Objekte.

Als ich erstmals Ende 1990 auf Ramachandrans Arbeiten stieß, fragte ich mich, ob er nicht vielleicht zur Aufklärung der sensorischen Probleme beim Autismus beitragen könnte. Meine erste Begegnung mit Ramachandran werde ich nie vergessen. Sein Büro war vollgestopft mit seltsamen Gegenständen, antiquierten medizinischen Geräten und staubigen Wälzern, die aussahen wie Zauberspruchsammlungen. Rama saß hinter seinem Schreibtisch, tief in Gedanken versunken. Als er mich bemerkte, deutete er auf die einzige andere Sitzgelegenheit im Raum, einen dreibeinigen Stuhl mit Troddeln, die bis auf den Boden herabhingen. Um das Bild abzurunden, hätte eigentlich nur noch gefehlt, dass er eine indische Wasserpfeife geraucht hätte.

Ich starrte auf ein großes, mit obskuren Symbolen bedecktes Steinei, das auf einem Postament ausgestellt war. »Eine alte Uhr«, sagte Rama, als er meinen Blick bemerkte, als sei es ganz selbstverständlich, einen derartigen Zeitmesser zu besitzen. Nachdem ich einen Strom von Fakten und Mutmaßungen bezüglich des Autismus hervorgesprudelt hatte, wobei Rama abwechselnd völlig abgelenkt wirkte und dann wieder mit wachsender Aufregung reagierte, war es uns nach einigen Stunden irgendwie gelungen, ein ziemlich großes Themenfeld im Hinblick auf Autismus, Neurowissenschaft und Ramas außergewöhnliche Forschung abzudecken. In dem Moment, als Rama anfing, auf seine seltsame und zugleich geniale Art über Autismus zu reden, wusste ich, dass meine Mission erfolgreich gewesen war. Er war Feuer und Flamme. Ich musste ihm nur noch ein autistisches Kind bringen und er würde sich auf der Stelle auf das Thema Autismus stürzen.

Einige Wochen später traf ich mit Donald, einem autistischen Jungen und dessen Mutter im Schlepptau bei ihm ein: Wir waren bereit, das Rätsel Autismus möglichst noch am selben Tag zu lösen. Donald war ein pummeliger, rotwangiger Zwölfjähriger mit Asperger-Syndrom, das manchmal als leichtere Variante des Autismus betrachtet wird.[15] Donald konnte sprechen, hatte hinlängliche motorische Fähigkeiten und konnte Anweisungen befolgen. Donald und seine Mutter lebten in San Diego, und ich hatte sie durch *CAN* kennengelernt.

Als wir vor Ramas Labor ankamen, schlenderte ein großer, gut aussehender Mann mit rotblondem Haar, der ein Tweedjackett trug und aussah, als sei er geradewegs einem englischen Jagdbild entstiegen, über den Rasen auf uns zu, um uns zu begrüßen. Offenbar hatte Rama seinen Protegé Bill Hirstein damit beauftragt, sich mit uns und dem Thema Autismus zu beschäftigen. Zuerst reagierte ich verärgert und enttäuscht. Warum schob Ramachandran uns an einen seiner Studenten ab, statt seine eigene Genialität in den Dienst der Sache zu stellen? Doch ich konnte gar nicht anders, als auch Bill Hirstein mit seiner sanften, beruhigenden Stimme und liebenswürdigen, geduldigen Art sehr sympathisch zu finden. Abgesehen davon, dass Bill uns viel mehr Aufmerksamkeit widmete, als wir von seinem Mentor je bekommen hätten, zeichnete er sich bei näherer Bekanntschaft durch einen solchen Weitblick und eine solche Originalität im Denken aus, wie man sie nur ganz selten und bei ganz außergewöhnlichen Menschen findet.

Bill war ausgebildeter Computerprogrammierer, hatte einen Abschluss in Philosophie und machte unter der Ägide von Rama gerade seinen Doktor in Neurowissenschaften. Durch diese großartige Kombination hatte Bill in praktischer Hinsicht das Rüstzeug, um schnell psychophysische Computerexperimente zu konzipieren oder abzuwandeln, und wer wäre besser geeignet, über die Fragen von Titos Existenz nachzudenken, als ein Philosoph und Neurowissenschaftler?

Zu den besonders »fest verschweißten« Formen der sensorischen Integration im Gehirn gehöre die Verknüpfung von visuellen und taktilen Wahrnehmungen, erklärte Bill, als wir mit ihm die schmalen Betonstufen zu Ramachandrans Labor hinabstiegen. Für heute sei Ramas berühmtes »Gummihand«-Experiment geplant, verkündete er fröhlich. Donalds Mutter warf mir einen nervösen Blick zu, aber ich freute mich, dass wir dieses Experiment durchführen würden. Ich hatte darüber gelesen und wusste, es war perfekt geeignet, um herauszufinden, ob die visuellen und taktilen Systeme bei Autisten zusammenarbeiteten.

Das Labor entpuppte sich als großer, unordentlicher Raum mit Holzvertäfelung und zerrissenen Zetteln an Anschlagbrettern sowie einem Dutzend alter Computer mit verwickelten Kabelschlangen auf verschiedenen Klapptischen. Einige schäbig aussehende Sofas standen neben durchhängenden Bücherregalen, die mit zerfledderten Lehrbüchern vollgestopft waren. Bill ging zu einem der Computer und schaltete ihn ein. Auf dem Bildschirm erschienen eine Grafik und eine Wellenform. Bill baute sich vor einer staubigen Wandtafel auf und bedeutete uns, auf einem der Sofas Platz zu nehmen. »Ich möchte Ihnen erklären, was wir heute vorhaben«, fing er an. Er blickte zu Donald, der bereits einen der Laborcomputer für sich in Beschlag genommen hatte. »Donald, würdest du gern hören, wie das Experiment abläuft?«, fragte er ihn. Aber Donald reagierte nicht. Er hatte schon ein Computerspiel entdeckt und spielte wie besessen. Donalds Mutter lächelte entschuldigend.

Bill fing an, vor uns auf und ab zu gehen. Wir lehnten uns auf unseren Sitzen gespannt nach vorne. »Jeder hat schon einmal von Lügendetektoren gehört«, erklärte Bill, »aber kaum jemand außerhalb der Neurowissenschaft weiß wirklich, wie das eigentlich funktioniert.« Wir nickten eifrig. »Das Gerät misst genau genommen die Feuchtigkeit, die von einigen hochspezialisierten Schweißdrüsen abgesondert wird, den so genannten ekkrinen Schweißdrüsen«, fuhr er fort und trat an die Tafel, um eine schnelle Skizze einer ekkrinen Schweißdrüse anzufertigen. »Diese hochspezialisierten Schweißdrüsen sitzen nur an den Hand- und Fußflächen«, erklärte er. »Aber vor allem muss man wissen, dass diese Drüsen Aufschluss über die Aktivität des vegetativen Nervensystems geben, das den physiologischen Erregungszustand des Körpers steuert.« Er lächelte und zog die Augenbrauen hoch, als ob er sagen wollte: *»Ganz schön cool, was?«*

»Die Datenauslese, an der man die Aktivität des vegetativen Nervensystems ablesen kann, bezeichnet man als *galvanic skin reaction*, galvanische Hautreaktion, oder kurz GSR«[16], erläuterte er und schrieb die Begriffe dabei an die Tafel. »Die Messung läuft folgendermaßen ab: Man bringt Elektroden an zwei Fingern an und misst den elektrischen Strom, der durch die von den Schweißdrüsen abgesonderte Feuchtigkeitsschicht auf der Hautoberfläche zwischen ihnen hin und her fließt.« Wir starrten auf die Tafel. Bill rückte seine Brille zurecht, holte tief Luft und fuhr dann fort: »Diese Datenauslese erscheint als Grafik.« Er deutete auf den Computer neben sich, der eine Welle zeigte, die sich langsam über den Bildschirm bewegte. Wir starrten auf den Bildschirm.

»Aber was *bedeutet* das?«, fragte ich auf die Gefahr hin, den Eindruck zu erwecken, nichts verstanden zu haben, was auch der Fall war.

»Einfach ausgedrückt gibt GSR Aufschluss über psychophysiologische Veränderungen der vegetativen oder sympathischen Erregung, die mit emotionalen und kognitiven Zuständen verbunden ist.«

»Ach so«, sagte ich. Die Wahrheit war, dass ich mich seit fünf Jahren intensiv mit Molekularbiologie beschäftigte und gerade mal ansatzweise zu begreifen begann, was da im Gehirn für Prozesse abliefen.

Bill erklärte uns, dass die meisten Menschen durchschnittlich drei bis fünf GSR-Gipfel pro Minute erreichten, dass jedoch die Spannweite der als normal geltenden GSR-Aktivität sehr groß sei und nur radikale Abweichungen als bedeutungsvoll betrachtet würden. In diesem Moment wurde unsere Aufmerksamkeit von einem hohen, schrillen Ton abgelenkt. Donald hüpfte vor seinem Computer auf und ab und wedelte kreischend mit den Armen. Ich hatte so eine Ahnung, dass ein Erregungsunterschied messbar sein könnte.

»Okay«, sagte Bill und ging zu einem Tisch in der Nähe. »Dann wollen wir mal unser Gummihand-Experiment durchführen.«[17] Donalds Mutter sah wieder beunruhigt aus. Wollte Bill *das* nicht erklären? Als Nächstes holte er einen Gummiarm aus einem staubigen Schrank, der etwas verstörend wirkte. Besonders wissenschaftlich sah das Teil nicht gerade aus. »Den hab ich aus einem Halloween-Laden!«, gluckste Bill und schleuderte das Ding auf den Tisch, wo es mit einem unangenehmen Klatschen landete. Ich sah, wie Donalds Mutter zusammenzuckte. »Wie wäre es, wenn Sie das Gummihand-Experiment zuerst bei mir ausprobieren würden?«, schlug ich vor.

Ich setzte mich an den Tisch und verbarg Bills Anweisungen folgend die linke Hand im Schoß und legte die Rechte auf den Tisch. Dann stellte Bill einen kleinen Schirm auf, der mir die Sicht auf meine rechte Hand versperrte. Er legte die Gummihand vor mich und richtete sie ähnlich aus wie meine rechte Hand, die jetzt verborgen hinter dem Schirm lag. Dann fing er an, leicht über die Gummihand zu streichen, während er gleichzeitig über meine rechte Hand hinter dem Schirm strich. In weniger als einer Minute »spürte« ich die Gummihand, also ob es meine eigene wäre. Ich wusste ganz genau, dass die Gummihand nicht mir gehörte und doch waren Berühren und Sehen in meinem Gehirn so fest miteinander verankert, dass sie sich genauso anfühlte wie meine eigene Hand. Einen Moment lang machte mich das Ganze seekrank.

Schließlich führten wir das Gummihand-Experiment bei Donald durch. Wie sich herausstellte, fiel er genauso auf die Täuschung herein wie ich – sein Gehirn wurde wie beabsichtigt dazu gebracht, Berührungen der Gummihand zu »empfinden«. Donalds Gehirn *konnte* Sehen und Berühren normal miteinander verbinden. Das Gummihand-Experiment schien ein so brillantes Mittel, um zu beweisen, dass Seh- und Tastsinn bei Autisten nicht verknüpft waren. Ein Jammer, dass es nicht funktionierte.

Doch wir waren noch nicht fertig. Rama habe das Gummihand-Experiment um einen zusätzlichen Test ergänzt, sagte Bill, während er einige Elektroden an Donalds Fingern befestigte, um seine GSR zu testen. Endlich – der GSR-Test!

Bill wiederholte das Gummihand-Experiment genauso wie zuvor – und jagte uns dann einen Riesenschreck ein, als er die Finger der Gummihand unvermittelt so brutal nach hinten bog, dass man – wenn es die eigenen Finger gewesen wären – vor Schmerz laut aufgeschrien hätte. Die meisten Menschen schreien bei dieser Erfahrung tatsächlich laut auf oder springen hoch, während ihre GSR wie verrückt ausschlägt. Doch nicht so Donald. Tatsächlich zeigte Donald überhaupt keine Reaktion. Sein Tast- und sein Sehsinn *waren* miteinander verknüpft, aber zwischen dem Wahrnehmungserlebnis, dass seine Finger zurückgebogen wurden, und seiner Erregung klaffte eine Lücke.

Diese verblüffende Beobachtung veranlasste Bill Hirstein, Rama und mich, eine Studie über die GSR-Aktivität bei Kindern mit Autismus durchzuführen.[18] Wie sich herausstellte, wiesen alle vierzig Probanden eine anormale GSR-Aktivität auf. Das Ausmaß der Anomalie bei ihrer GSR-Aktivität schien positiv mit dem Schweregrad ihres Autismus zu korrelieren. Bei den stummen autistischen Kindern mit besonders schwerer Behinderung ergab sich eine GSR-Anzeige, die aussah wie eine rasante Achterbahnstrecke mit besonders hohen Gipfeln, besonders tiefen Tälern und sehr vielen Wechseln pro Minute. Die Aktivität lief anscheinend völlig losgelöst von allem ab, was in der Umgebung geschah. Im Gegensatz dazu konnten autistische Kinder mit höherem Funktionsniveau ihre GSR-Aktivität offenbar zu erstaunlichen Höhen treiben und dieses Niveau aufrechterhalten, wenn sie sich auf visuelle Stereotypien einließen. Seit unserer ursprünglichen Studie sind mehrere Untersuchungen veröffentlicht worden, die eine anomale Erregung des vegetativen Nervensystems bei autistischen Probanden bestätigt haben.[19]

Ich fragte mich, zu welchem Zeitpunkt in der frühen Entwicklung die Erregungsanomalien bei diesen Kindern erstmals auftraten. Bis vor kurzem gab es keine Daten über die autonome Erregung, nicht einmal bei gesunden Kindern, doch in den letzten Jahren hat man in einigen Untersuchungen die GSR in der frühen Kindheit bestimmt,[20] was darauf hindeutet, dass es möglich sein könnte, die Erregungsaktivität bei Säuglingen zu beobachten und vielleicht sogar frühe Abweichungen von der Norm festzustellen. Könnte man durch eine frühe Entdeckung und Behandlung von anormalen Erregungszuständen vermeiden, dass es zu Störungen in der kindlichen Entwicklung kommt und vielleicht sogar den Ausbruch von Autismus von Grund auf verhindern? Und welche Rolle spielt eine anormale Erregung des vegetativen Nervensystems beim Autismus? Ist sie eine Ursache oder eine Folge? Diese Fragen haben mich damals beschäftigt und tun es bis heute.

Seit dem ersten GSR-Experiment mit Donald waren drei Jahre vergangen, und jetzt fuhren Tito, Soma und ich nach San Diego, um uns mit Ramachandran und Bill Hirstein zu treffen. Der Verkehr kroch im Schneckentempo dahin, und Soma saß hinten bei Tito, um ihn daran zu hindern, aus dem Wagen zu springen. Als wir uns San Diego näherten, wurde der Himmel blau, die trostlose Wüste der Industriebauten wich sanften grünen Hügeln und gelegentlich erhaschte man einen Blick auf den glitzernden Ozean. Wir stiegen in einem hübschen kleinen Hotel in Hanglage ab, umgeben von Palmen und herrlichen Hibiskusblüten, als der Himmel sich pink zu färben begann. Tito schlief sofort ein, was bedeutete, dass Soma und ich Zeit hatten, um in Ruhe eine Tasse Tee zu trinken. Ich setzte mich in einen der Sessel, zog meine Schuhe aus und legte die Füße hoch. Soma verschwand in der Kochnische, um Tee zu kochen. Als sie zurückkehrte, auf dem Arm ein Tablett mit zwei Tassen und einer dampfenden Kanne Tee, mit Sahne und Zucker gesättigt, strahlte sie über das ganze Gesicht.

Ich wusste, Soma wollte reden. Über Ehemänner und Kinder, über Schwiegermütter und Kochrezepte, über Astrologie und über ihre Schulzeit, über die Streiche, die sie ausgeheckt, und die Wettkämpfe, die sie gewonnen hatte. Ich holte tief Luft. »Also«, fing ich an und hatte keine Ahnung, was um alles in der Welt ich als Nächstes sagen sollte. »Ja, ja. Genau …«, entgegnete Soma mit honigsüßer Stimme und nickte bestätigend, als ob wir mitten in einer Unterhaltung steckten. Ich überlegte krampfhaft, was ich erzählen könnte, aber mir fiel absolut nichts ein. Ich wünschte, ich könnte Soma irgendeine Art Geschenk machen, um ihr zu zeigen, wie sehr ich sie schätzte. Aber ich wusste, dass Soma für Geschenke zu praktisch eingestellt war; tatsächlich hielt Soma solche kleinen Zeichen der Freundschaft, die die meisten Menschen überaus schätzen, für überflüssigen Krimskrams, über den sie sich nur ärgerte.

Ich wusste, das es im Grunde nur ein Geschenk gab, das ich Soma machen konnte – ich konnte ihr meine Zeit schenken, ihr eine vertraute Freundin sein – jener Mensch für sie sein, den sie sich sehnlichst wünschte und brauchte, aber der ich nicht war und niemals sein konnte. Doch meine größte Unzulänglichkeit war, dass ich null Begabung für Somas liebsten Zeitvertreib – Klatsch und Tratsch – hatte.

Deshalb war ich dankbarer, als ich es mit Worten sagen konnte, als Soma zu meinem Sessel herüberkam und anfing, meine Schultern zu massieren. Ich hatte gar nicht gemerkt, wie verspannt ich war. Meine Schultern fühlten sich an, als wären sie aus Beton. Somas Hände waren klein und zart. Doch obwohl ihre Hände nicht kräftig waren, verfügten sie über den wirkungsvollen Zauber menschlicher Berührung, der unabhängig von der Körperkraft besteht. Ich ließ mich nach vorn fallen und hatte das Gefühl, mich zum ersten Mal seit Wochen zu entspannen. Als Soma schließlich anfing, eines von Titos Gedichten vorzulesen, hörte ich mit geschlossenen Augen zu und merkte, wie ich allmählich eindöste.

Der Blaue Sommer

Es war der blaueste Sommer
Einzelne Wolken wanderten
Gelegentlich über den Himmel
Ansonsten
Umgab das Blau des Himmels
das Haus
den ganzen Garten
und die Eukalyptusbäume
Deren gefiederte Blätter
die höheren Sphären berührten

Ich schreckte aus dem Schlaf hoch und sah, dass Soma in ihrem Sessel eingenickt war, mit Titos Gedichtheft aufgeschlagen auf dem Schoß. Leise deckte ich sie zu und schlich auf Zehenspitzen zur Tür. Soma sah aus wie ein schlafendes Kind, mit traumverlorenem Gesicht, so klein und verletzlich, so allein in einem fremden Land.

Am nächsten Morgen holte uns Bill Hirstein im Hotel ab und begleitete uns zu Ramas Labor. Meine letzte Begegnung mit Bill lag drei Jahre zurück, aber er kam mir so vertraut vor wie ein alter Freund, als ob wir uns gerade erst getrennt hätten.

Ramas Labor befand sich wie das von Zaidel im Untergeschoss. Was war nur los mit diesen exzentrischen Neurowissenschaftlern, dass sie alle im Keller landeten? Abgesehen von der beruhigenden Anwesenheit junger Studenten, die kamen und gingen, erinnerte mich dieses Gewölbe irgendwie an ein dunkles Burgverlies, in dem wahnsinnige Wissenschaftler ihre Frankenstein-Experimente veranstalteten.

Bill führte wieder gewissenhaft das Gummihand-Experiment durch, stimulierte gleichzeitig die Gummihand und Titos echte Hand, die seinen Blicken verborgen hinter dem Schirm lag.

»Tito, kannst du das spüren?«, fragte Bill, während er weiterhin gleichzeitig über die echte und die künstliche Hand strich.

Tito antwortete nicht, und nach einem Moment wiederholte Bill seine Frage.

»Spürst du das?«

»Ich denke, das ist nicht meine Hand«, antwortete Tito.

»Spürst du überhaupt etwas?«, fuhr Bill fort.

»Nein«, lautete Titos schlichte Antwort.

Etwas später am Tag führte Bill das Gummihand-Experiment noch einmal durch und fragte Tito erneut, ob er etwas spüre.

»Ich kann nichts spüren, weil das Gummi ist«, erklärte Tito. Ich hatte den Verdacht, dass er Bill für etwas unterbelichtet hielt.

Bill verzichtete auf den zweiten Teil des Experiments, weil es keinen Sinn hatte, die Gummifinger plötzlich zurückzubiegen, wenn die taktil-visuelle Täuschung überhaupt nicht zustande gekommen war.

Jetzt hatten wir also den Beweis. Drei Jahre nachdem wir die Vorstellung aufgegeben hatten, dass Autisten möglicherweise unfähig waren, Tast- und Sehsinn zu integrieren, war das Ergebnis diesmal genau so, wie ich es schon beim ersten Mal erwartet hatte. Tito erlag nicht der Illusion, dass er Berührungen der Gummihand spüren konnte.

Als Nächstes testete Bill Titos galvanische Hautreaktion (GSR) und kam zu dem Schluss, den wir bereits aus Titos eigenen Schilderungen gezogen hatten, nämlich dass Lesen, Schreiben und Rechnen – genau genommen jede kognitive Aktivität – einen bemerkenswerten und offenbar regulierenden Effekt auf Titos Erregungszustand, seine GSR, hatte.

Am nächsten Tag kam Rama mehrmals wie zufällig im Labor vorbei, stellte Tito gelegentlich einige Fragen, zeigte ihm Bilder in einem Buch, sprach in Metaphern oder erzählte einen Witz, um zu sehen, wie Tito darauf reagierte.

»Tito, ich möchte dir einen Witz erzählen«, setzte Rama an. »Ein Mann geht ins Museum und sieht dort ein riesiges Dinosaurierskelett – ein Fossil. Er fragt den Kurator: ›Wie alt sind diese Dinosaurierknochen?‹ Der Kurator antwortet: ›Sie sind sechzig Millionen und drei Jahre alt.‹ ›Woher wissen Sie das so genau?‹, fragt der Besucher. ›Nun ja, ich hab hier vor drei Jahren meine Stelle angetreten‹«, sagt der Kurator.

Rama schwieg und warf einen prüfenden Blick auf Titos Gesicht, um zu sehen, ob er auf den Witz reagierte. Doch Tito starrte nur nach oben und schien seine Umwelt gar nicht wahrzunehmen. »War das lustig?«, fragte Rama schließlich.

»Ja«, antwortete Tito.

»Warum?«, fragte Rama weiter.

»Er hat drei Jahre drangehängt«, erklärte Tito

»Richtig«, bestätigte Rama.

Rama schob das Kinn vor und zog die Augenbrauen hoch, als ob er sagen wollte: *»Hmmm, sehr interessant.«* Dann drehte er sich abrupt um und ging wieder aus dem Raum.

Ich hatte das Gefühl, dass die Zeit knapp wurde und wir auf der Stelle traten. Ich wollte, dass man endlich Titos Behauptung, er könne nicht gleichzeitig sehen und hören, testete. Warum konnte das niemand tun? Was zum Teufel war so schwer daran? Mir ging plötzlich der letzte Rest an Geduld verloren, den ich vielleicht noch in Reserve gehabt hatte. Und ich traf eine Entscheidung – ich würde Titos Wahrnehmung selbst testen.

Ich fragte, ob es ein Päckchen Karteikarten im Labor gebe, die ich benutzen könne. Mit einem schwarzen Stift malte ich ein Plus- oder ein Minuszeichen auf alle zwanzig Karten und mischte sie. Dann bat ich Bill Hirstein, sich hinter Tito zu stellen und das Gegenteil von dem zu sagen, was er auf der Karte sah, die ich Tito präsentierte. Tito erhielt die Anweisung, aufzuschreiben, was er auf der Karte sah. Die erste Karte trug ein Pluszeichen und folglich sagte Bill »Minus«, als ich sie Tito vorhielt. Bei neunzehn von zwanzig Karten hielt sich Tito an die

Angabe, die Bill hinter ihm machte und die nicht mit der visuellen Information auf der Karte übereinstimmte. Als wir fertig waren, hielt ich zur Sicherheit noch einmal eine der Karten hoch, die er falsch identifiziert hatte und fragte: »Tito, schau noch mal auf diese Karte – was siehst du darauf?« Tito antwortete erneut mit dem Begriff, den Bill gesagt hatte, und reagierte nicht auf die sichtbare Karte, die er direkt vor Augen hatte. Es war seltsam, so als ob Tito tatsächlich blind für die visuelle Information wäre, sobald er die auditive Information registriert hatte. Und das sogar wenn die visuelle Information bestehen blieb und ihm erneut ohne gesprochene Angaben präsentiert wurde. Bill, zwei Studenten und ich bezeugten, wie Tito diesen Test immer wieder auf die gleiche Weise absolvierte. Am Ende jedes Durchlaufs boten wir Tito viele verschiedene Möglichkeiten an, das Bild vor sich anzuschauen, aber trotz aller Bemühungen, seine Aufmerksamkeit auf die visuelle Information der Karte zu lenken, schien der auditive Eindruck die visuelle Information dauerhaft zu überlagern. Diese Art von Test wurde später auch als »kreuzmodaler Stroop-Test« bezeichnet.

Ich war erleichtert, weil das Experiment, auf das ich so lange gewartet und gehofft hatte, endlich durchgeführt war. Dennoch fand ich es extrem entmutigend, dass ich es selbst leiten musste, weil ich wusste, dass ein von mir initiierter Test absolut nichts bedeutete. Was hatte es für einen Sinn, Bill und ein paar Studenten etwas zu beweisen, wenn niemand sonst davon erfahren würde?

Die schwarzen Silhouetten der Palmen hoben sich gegen das tiefe Pink des Himmels ab, als wir uns auf dem Hotelparkplatz verabschiedeten. Ich war Bill dankbar für die Arbeit, die er mit Tito geleistet hatte, und noch dankbarer für die absolut hingebungsvolle Art, mit der er so engagiert versucht hatte, das Rätsel, das Tito uns aufgab, zu lösen. Bei ihm hatte ich zum ersten Mal das Gefühl gehabt, dass es einen Wissenschaftler gab, der genauso entschlossen war, Tito zu verstehen, wie ich. Jemand, der zu schätzen wusste, wie unglaublich wertvoll die Informationen waren, die Tito uns über das Wesen des Autismus liefern konnte.

Ich schüttelte Bill die Hand und schloss ihn dann spontan

in die Arme, presste meine Wange gegen das wollene Tweedjackett, das er sogar im Sommer trug. Ich fühlte mich einsam. Ich fragte mich, wie es Jon ging – es kam mir vor, als hätte ich ihn seit einer Ewigkeit nicht mehr gesehen. Plötzlich war ich traurig, als ob ich etwas verloren hätte – aber was? Ich stieg in den Wagen, in dem Soma und Tito bereits angegurtet warteten. Wir machten uns auf den Heimweg nach San Francisco und hielten nur ein einziges Mal an, um zu tanken und Süßigkeiten zu kaufen.

Ich vermisste Jon so schmerzlich, dass ich es kaum erwarten konnte, ihn wiederzusehen. Ich liebte ihn immer noch so sehr. Für mich war er nach wie vor der attraktivste Mann der Welt. Ich sah sein Gesicht vor mir, die dunklen Augen, die Lippen, die man einfach küssen musste, und die starken Arme … Ich verging vor Sehnsucht. Ich war entschlossen, einen neuen Anfang zu machen. Ich würde nicht zulassen, dass wir uns wieder in die Haare kriegten, wenn ich nach Hause kam, ganz egal was geschah. Wenn er anfing, zu streiten, würde ich einfach nicht darauf eingehen. Ich würde fröhlich und positiv sein und genügend Liebe für uns beide übrig haben, und dann würde Jon sich bestimmt auch besser fühlen. Er würde sich daran erinnern, wie viel uns verband, und wir würden zusammen glücklich sein, was immer auch geschehen mochte. Ich wollte in ihn verliebt sein, ich wollte, dass es wieder so zwischen uns war wie früher, sehnte mich nach Romantik, Sex und Liebe.

Zurück in L.A. setzte ich Soma und Tito am *Park LaBrea* ab und beim Blick in den Nachthimmel fing ich an, mir mein Zusammensein mit Jon in den schönsten Farben auszumalen, bevor ich mich auf den Heimweg machte. In diesem Moment sah ich eine einzelne, strahlende Sternschnuppe. Und plötzlich war es wieder da – dieses Gefühl, das ich gehabt hatte, als ich vor so vielen Jahren hier angekommen war –, dass dies eine Stadt der Träume war, die darauf warteten, erfüllt zu werden, ein Ort, an dem alles geschehen konnte und nichts unmöglich war. Was war aus unseren Träumen geworden? Und doch *brauchte ich dieses Gefühl jetzt mehr denn je.*

Es muss Mitternacht gewesen sein, als ich zu Hause ankam, und sofort den Brandgeruch witterte. »Jon!«, rief ich die Stufen zur Eingangstür hoch. »Was ist?«, brüllte eine ärgerliche Stimme von oben. »Hier brennt was!«, schrie ich, warf meine Taschen zu Boden und hastete in die Küche. Der elektrische Wasserkocher stand in Flammen. Der Raum war erfüllt von Rauch, und kleine blaue Flammen tänzelten auf dem zischend heißen Klumpen aus geschmolzenem Plastik und versengten Kabeln. »Verdammt noch mal!«, fluchte ich und riss den Stecker aus der Wand. Das böse Ding zischte mich an, als ich es mit Wasser übergoss, bis es verstummte. »Diese Geräte sollen sich eigentlich von allein abschalten!«, schimpfte ich.

»Dann verlang doch dein Geld zurück«, fuhr Jon mich an, der jetzt, nur in Boxershorts, in der Küchentür stand. »Sprich dich aus. Nur keine Hemmungen«, gab ich bissig zurück und hatte in diesem Moment völlig vergessen, dass ich mir geschworen hatte, genug Liebe für uns beide aufzubringen. Jon trug eine Riesenladung Laken und Handtücher auf dem Arm und balancierte einen Mopp auf der Schulter.

Ich wusste sofort, dass Dov etwas damit zu tun hatte.

»Er ist immer noch wach«, grummelte Jon mit zusammengebissenen Zähnen und deutete mit einer Kopfbewegung nach oben.

»Kauf dir mal 'ne neue Unterhose«, platzte ich heraus und starrte auf die schlabberigen Boxershorts: Entlang des Gummizugs, auf dem ironischerweise in regelmäßigen Abständen das Wort GAP stand, befanden sich so viele Löcher, dass der Stoff herunterhing wie von einer Vorhangstange.

»Sprich dich aus! Nur keine Hemmungen«, gab er knurrend zurück, während er das zusammengeknäuelte Bettzeug durch die offene Waschküchentür schleuderte und sie dann so angewidert zuschlug, dass man denken konnte, er hätte eine tollwütige Ratte gefangen.

Meine Augen wanderten suchend über die Arbeitsflächen,

bis ich eine offene Flasche Wein entdeckte. »Schön, dich wiederzusehen«, giftete ich, als ob bissige Ironie den Tenor unseres Gesprächs irgendwie verbessern könnte.

»Dito«, kam seine vorhersehbare Antwort. Ich goss mir ein Glas Wein ein, dachte etwa eine Sekunde lang nach und schenkte dann ein weiteres für Jon ein. Er schnappte es mir aus der Hand, kippte es in einem einzigen großen Schluck herunter und knallte das klirrende Glas auf die marmorne Tischplatte, was es zu meiner Überraschung heil überstand.

Ich schenkte uns beiden ein weiteres Glas ein und setzte mich an den Tisch. »Also, was ist passiert?«, fragte ich, obwohl ich es eigentlich lieber nicht gewusst hätte.

»Was möchtest du zuerst hören … die schlechte Nachricht oder die Katastrophennachricht?«, knurrte er, während er versuchte ein Fenster zu öffnen, um den restlichen Rauch hinauszulassen – dachte ich jedenfalls, bis ich sah, dass er sich eine Zigarette anzündete.

»Rauch nicht im Haus«, fauchte ich.

»Alles schläft«, antwortete er, eine Rauchwolke ausstoßend.

»Der Krebs nicht«, antwortete ich mit wachsender Wut.

Er streckte eine Hand vor seiner Brust aus, wie ein Verkehrspolizist, der mich zum Anhalten auffordern will. Seine Brust sah immer noch sexy aus, obwohl ich ihn in diesem Moment hasste. »Schon gut. Schon gut«, lenkte er ein, während er einen letzten tiefen Zug von dem Ding nahm und es dann auf einem schmutzigen Teller neben der Spüle ausdrückte. Er hatte sich genügend Nikotin reingezogen, um sich für den nächsten Ärger, welcher Art auch immer, zu wappnen.

»Es war ein Albtraum«, erklärte er und schüttelte ungläubig den Kopf über das, was er mir erzählen wollte.

Ich schloss einen Moment lang die Augen. Plötzlich erschien mir das Hotelzimmer in San Diego wie das reinste Paradies.

»Möchtest du wissen, was passiert ist oder nicht?« Auf seinen Mopp gestützt, lehnte er sich vor und hatte eindeutig das Bedürfnis, über die Geschehnisse zu reden.

»Okay«, seufzte ich.

Genau in diesem Moment hallte ein langer spitzer Schrei die Treppe hinunter und durchstieß unsere Herzen. Es war die Art von Schrei, bei der die meisten Eltern losrennen, um nachzusehen, was passiert ist. Keiner von uns rührte sich. »Er gehört ganz dir«, erklärte Jon und stellte den Mopp mit einer heftigen Bewegung an der Wand ab. Dann drehte er sich auf dem Absatz um und verließ den Raum, als ob er abhauen wollte, obwohl ich wusste, dass er in diesen Boxershorts nicht weit kommen würde.

Am Fuß der Treppe hörte ich eine weitere Salve hoher Schreie, die bedeuteten, dass Dov eine manische Episode hatte. Ich fürchtete dieses Lachen. Ich hasste dieses Lachen. Manchmal verlor ich die Geduld, wenn er tagelang nicht schlief und über alles in hysterisches Gelächter ausbrach. Ich wusste, dass er nichts dafür konnte, aber nach einer Weile rieb es einfach furchtbar an meinen Nerven. Ihn in diesem Zustand zu sehen, würde mein Befinden zweifellos nicht verbessern.

»Hallo, Dov«, sagte ich von der Türschwelle aus. Es sah aus, als hätte Jon das Bett neu bezogen, auf dem Dov jetzt nackt und kichernd stand, eine Schnur glänzender Perlen in der Hand. Jon hielt nichts von Pyjamas, genauso wenig wie von Zähneputzen, Händewaschen oder festen Schlafenszeiten. Er sah den Sinn nicht ein, was ihn in den Augen unserer Kinder immer wieder spontan zum Helden machte. Ich wusste nicht genau, warum er nackte Matratzen nicht ebenfalls für akzeptabel hielt, aber ich hinterfragte das nicht weiter und war nur dankbar, dass Dovs Bett mit einem Laken versehen war.

»Ich habe dich vermisst«, sagte ich und zog Dov zu mir herunter auf die Bettkante. Ich wollte so gern seine Hand in meine nehmen, ihn auf die Wange küssen, ihn umarmen und halten. Stattdessen starrte ich nur auf das Gewirr ungekämmter Haare auf seinem Hinterkopf. Ich wünschte, er würde mich ansehen, aber ich wusste, dass er es nicht konnte. Nicht, wenn er sich in diesem Zustand befand. Einfach einen kostbaren Augenblick lang neben mir zu sitzen, ohne zu kreischen, war das größte Geschenk, das Dov mir machen konnte. Ich wusste, es kostete ihn seine gesamte Energie und Konzentration, das zu tun. »Ich hab dich lieb«, sagte ich ruhig und erhob mich so langsam, wie es mir möglich war.

»Wie wär's mit einem Pyjama?«, fragte ich und wühlte in seiner Schublade. Ich versuchte, ihm beim Anziehen zu helfen, aber immer wenn ich ihn berührte, krümmte er sich hysterisch lachend zusammen. Er konnte nicht aufhören. »War alles in Ordnung, als ich weg war?«, fragte ich und versuchte, sein Verhalten und meine Verzweiflung zu ignorieren. »Na, komm schon, zieh deinen Pyjama an.« Ich war den Tränen nahe. Dov konnte nicht aufhören zu lachen; er lachte, bis er schrie.

Dann brach er plötzlich, ebenfalls ohne jeden ersichtlichen Grund, in ein unkontrollierbares Schluchzen aus, eine tiefe, klagende, verzweifelte Art des Weinens. Große Tränen kullerten über seine Wangen. Es zerriss mir das Herz, ihn so zu sehen und nicht erkennen zu können, was in seinem Kopf oder seinem Herzen vor sich ging. Schließlich schloss ich ihn einfach in die Arme, drückte ihn fest an mich und schaukelte mit ihm zusammen hin und her, während ich mir die eigenen Tränen an meinem Kragen abwischte.

Ich glaubte nicht wirklich ans Beten. Aber das hielt mich nicht davon ab, es zu tun. Tatsächlich betete ich ständig. Und nicht nur für Dov, sondern für alle Kinder in der Welt, die unter Autismus litten. Sie alle verdienten ein Wunder.

Aber ich wollte ein modernes Wunder. Das altmodische Wunder, bei dem immer nur eine einzelne Person gerettet wurde, war nicht mehr akzeptabel. Nein, moderne Wunder waren viel größer: Sie mussten wiederholbar sein. Sie verlangten klinische Versuche und Veröffentlichungen in Fachzeitschriften, die von Wissenschaftskollegen begutachtet wurden. Moderne Wunder waren für die Massen, nicht nur für eine Einzelperson. Deshalb hatten wir *CAN* gegründet. Was nützte ein Wunder, wenn es nur einem einzigen kleinen Jungen half? Nein, ich hatte nie ausschließlich für Dov gebetet – bis jetzt.

Ich fühlte mich leer, ausgebrannt, unfähig – völlig am Ende. In diesem Moment war ich bereit, jede Art von Wunder zu akzeptieren, auch ein sinnloses, nicht reproduzierbares Wunder, das es nur einmal unter einer Million gab, das nur einen einzigen Menschen heilte. Ich war zu unglücklich, um länger altruistisch zu sein. Ich wollte nur, dass Gott meinen Sohn wieder gesund machte – ihn rettete, ihn heilte, seinen Zustand verbesserte –, weil dies kein Leben mehr war.

»Jon!«, rief ich, in der Hoffnung, er würde hochkommen und Dov ins Bett bringen. Einige Minuten verstrichen, und ich rief erneut nach ihm, aber er kam immer noch nicht. Vielleicht hörte er mich nicht oder vielleicht konnte auch er es nicht länger ertragen.

Genauso plötzlich, wie Dov angefangen hatte zu weinen, hörte er wieder auf. Ich nutzte den ruhigen Moment, verzichtete auf den Pyjama und steckte Dov, so wie er war, ins Bett. Ich beugte mich hinunter, um ihm einen Gutenachtkuss zu geben, aber der stille Moment war bereits vorüber, und die Manie kehrte mit voller Kraft zurück. Wieder gelang es ihm nur mit Mühe, sein Lachen und seine Schreie zu unterdrücken, während er versuchte, das Bettzeug wieder wegzustrampeln. »Gute Nacht«, sagte ich und strich ihm sanft die Haare aus den Augen, aber das war mehr, als er ertragen konnte, und er stieß abermals eine unkontrollierbare Lachsalve aus. Ich konnte sehen, dass er sehr angestrengt versuchte, still zu sein, aber das hilflose Gelächter brach immer wieder durch, und er konnte seinen Körper nicht still halten. Er muss völlig erschöpft sein, dachte ich bei einem Blick in sein Gesicht. Dunkle Ringe lagen unter seinen großen braunen Augen mit den langen, gebogenen Wimpern, die immer noch nass vor Tränen waren und gegen seine blasse Haut aussahen wie gemalt. Er hatte vermutlich wenig Schlaf bekommen, seit ich weggefahren war. Ich küsste ihn so sanft auf die Stirn, wie ich konnte, und sagte ihm, dass ich ihn sehr lieb hätte. Dann schaltete ich das Licht aus, in der Hoffnung, dass er wenigstens ein paar Stunden schlafen würde, bevor wir alle wieder aufstehen mussten.

Falls Dov froh war, dass ich wieder zu Hause war, so gab es keine Möglichkeit, das herauszufinden.

Während dieser Zeit war das Alltagsleben eine mühsame Plackerei. Dov wachte jeden Morgen um etwa sechs Uhr auf. Um sieben traf seine Betreuerin Maria Lopez ein, um ihm zu helfen, sich für die Schule fertig zu machen. Die Berge an schmutziger Wäsche, die bei uns anfielen, waren so groß, dass wir alle zwei Jahre eine neue Waschmaschine brauchten. Wir steckten Dov in ein Schaumbad, gaben ihm einige Perlen oder Bauklötze für seine Stereotypien und hasteten in die Küche, um fünf oder sechs Gerichte für ihn vorzubereiten, in der Hoffnung, dass er eines davon zum Frühstück essen würde. Nachdem er gebadet hatte, gab Maria ihm ein Handtuch und wies ihn an, sich selbst abzutrocknen; mit etwas Hilfe schaffte er ungefähr die Hälfte seiner vorderen Körperseite. Dann führte Maria ihn zur Kommode, wo sie ihm zwei oder drei Hemden zur Auswahl stellte und ihn bat, sich eines davon auszusuchen. Uns war klar, dass Dov nur wenige Wahlmöglichkeiten in seinem Leben hatte, und deshalb versuchten wir, ihm so oft wie möglich Gelegenheit zu geben, Entscheidungen zu treffen. Maria wiederholte dasselbe Spiel mit den Hosen, der Unterwäsche, den Socken und den Schuhen. Dann führte sie ihn zu seiner Bettkante, wo sie ihn geduldig Schritt für Schritt anleitete, ihre Hand auf seine legte und gemeinsam mit ihm ein Kleidungsstück nach dem anderen anlegte und ihm zeigte, wie er Socken und Schuhe anziehen und die Klettverschlüsse schließen konnte. An diesen Fertigkeiten arbeitete Dov schon so lange ich mich erinnern konnte. Dov hasste es, wenn man sein Haar kämmte oder seine Zähne putzte und leistete jedes Mal heftigen Widerstand. Aber Maria wurde nie ungeduldig. Sie verlegte sich vielmehr aufs Bitten und Schmeicheln, ermunterte ihn mit kleinen Scherzen, sang ihm mexikanische Lieder vor, nannte ihn »Mi corazón« und kitzelte und neckte ihn, bis er lächeln musste. Währenddessen half sie ihm unermüdlich und versuchte gleichzeitig, ihn dazu anzuregen, diese Abläufe selbstständiger durchzuführen.

In jener Zeit lag ein dicker roter Hefter auf dem Küchentisch. Er war gefüllt mit unzähligen winzigen laminierten Fotos, die alles Mögliche zeigten: die Nahrungsmittel, die Dov aß (und die vielen, die er nicht aß), eine Wasserflasche, das Badezimmer, die Spezialschaukel in seinem Zimmer, seine Perlen, den Rasierschaum, den er so gerne anfasste, Knetmasse, Bauklötze, Murmeln, seinen Lieblingsstein, eine Schüssel mit getrockneten Bohnen, in die er seine Hände tauchte, die Badewanne, den Swimmingpool, die Sprachtherapeutin, die Beschäftigungstherapeutin, die Musiktherapeutin, die Verhaltenstherapeuten, seinen Nachhilfelehrer im Lesen, seine Lehrer in der Schule, seine Wochenend-Babysitter, Familienmitglieder – Dovs gesamte Welt steckte zwischen den Deckeln dieses roten Ordners. Es gab noch eine kleinere Variante des roten Ordners, aus dem er auswählen konnte, was er zum Mittag essen wollte, bevor er zur Schule ging. Der kleinere Ordner begleitete ihn zur Schule, um die Wutanfälle zu verhindern, die Dov regelmäßig bekam, wenn das bestellte Essen in der Schule nicht vorrätig war.

Im Klassenzimmer hatte Dov noch einen weiteren kleinen Ordner für »Pausenaktivitäten« ebenso wie einen Bilderplan an der Wand. Dovs kleine Klasse von Sechs- und Siebenjährigen war die einzige Autismusklasse an der Schule. Seine Lehrerin, Karen Spratt, war eine heitere, fröhliche, allzeit optimistische Frau, die bei allen beliebt war, vor allem bei den Kindern. Sie versuchte tapfer, ihren Schülern das ABC, Zahlen und anderen Lehrstoff für die Vorschule und die erste Klasse beizubringen. Sie teilte jedem ihrer Schüler einen Partner aus der angrenzenden regulären Klasse zu und ließ die Kinder gemeinsam ihren Imbiss einnehmen, hielt sie dann an, sich Seite an Seite vor dem Spiegel die Zähne zu putzen und das Haar zu kämmen. Viele ihrer Schüler erlebten somit zum ersten und möglicherweise einzigen Mal in ihrem Leben so etwas wie Freundschaft.

Von der Decke des kleinen Klassenzimmers hing eine Kette, an der man ein Schaukelbrett oder eine Netzschaukel befestigen konnte. Diese Vorrichtung diente dazu, den Kindern zu helfen, die im Laufe des Tages immer wieder von Sinnesreizen überwältigt wurden. Manchmal wurde ein besonders gestresstes Kind auch einfach in eine Gummimatte eingerollt und gedrückt, bis es sich beruhigt hatte. Die Kinder schienen sich nach diesem starken Druck zu sehnen und waren ganz wild darauf. Nach der Schule fuhr Maria Dov zu seinen verschiedenen Therapien, bis beide schließlich erschöpft wieder zu Hause eintrafen.

Die Wochenenden bedeuteten noch mehr Fahrerei – eine Stunde Sprachtherapie, eine weitere Stunde therapeutisches Reiten und eine weitere Autotour zu den therapeutischen Schwimmstunden. An den Wochenenden wechselten sich verschiedene Babysitter ab, und eine von Dovs Lieblingstherapeutinnen, Erika Karafin, versuchte, etwas Zeit abzuzweigen, um vorbeizukommen und Dov nach einer visuellen Lernmethode im Sichtlesen zu unterrichten. Sie baute eine Tafel mit Sätzen aus Klettstreifen auf, in denen ein Wort fehlte. Dov musste zwischen zwei möglichen Antworten wählen und die Karte mit dem Wort in den Satz einfügen. Auf diese Weise hatte Dov im Laufe von zwei Jahren gelernt, zwanzig Wortbilder wiederzuerkennen. Wir waren begeistert, weil dies der erste und einzige Fortschritt war, den er seit Jahren gemacht hatte. Doch Dov konnte seine Fähigkeit zum Wiedererkennen der Wörter nur unter diesen extrem kontrollierten Bedingungen zeigen, und die Chance, dass sich daraus irgendeine Form von Kommunikation entwickeln würde, war denkbar gering.

Wir fühlten uns nicht nur allmählich ausgebrannt, wir waren auch so gut wie abgebrannt. Jon und ich hatten unsere produktivsten Berufsjahre *CAN* geopfert, und die finanziellen Einbußen fingen an, unser Leben ernsthaft zu belasten. Sie bedrohten sogar unsere Fähigkeit, für den Unterhalt der Familie zu sorgen und vor allem Dovs zahlreichen Bedürfnissen gerecht zu werden.

Ich hatte Angst, dass wir im Begriff waren, uns zu müden, resignierten Leuten mittleren Alters zu entwickeln, die mit den Nerven am Ende waren, ohne dass wir eine Besserung von Dovs Zustand erreicht hätten. Inzwischen konnten wir nicht mehr aufhören, die Autismusforschung voranzutreiben. Aber wir wussten, dass einer von uns sich bald wieder darauf konzentrieren musste, die Brötchen zu verdienen. Das Problem war, dass es für keinen von uns etwas Wichtigeres auf der Welt gab, als einen Weg zur Behandlung und Heilung des Autismus zu finden.

Ich machte überall das Licht aus und überprüfte die Türen, obwohl ich mir nicht vorstellen konnte, welches größere Unheil noch durch diese Schlösser und in unser Leben eindringen sollte. Ich deckte Miriam zu und strich mit der Hand über ihre glatte Stirn. Ihr Zimmer war ganz in Hellblau gehalten, mit weißen gemalten Blumen an den Wänden, und beherbergte eine gewaltige Puppensammlung, die vom Kaminsims aus über sie wachte. Sie war jetzt fast sieben, und es war, als ob wir ihre Kindheit versäumt hätten, während wir uns ganz der Heilung ihres Bruders Dov widmeten. Ihr langes dunkles Haar war zu ordentlichen Zöpfen geflochten, sie lag eingekuschelt in einem Berg von etwa zwanzig Plüschtieren, die ich ihr von allen Flughäfen mitgebracht hatte und sah zufrieden aus. Gott sei Dank liebten sie und Gabriel Kuscheltiere. Sie waren leicht zufrieden zu stellen. Dann schaute ich noch bei Gabriel herein. Er schlief neben Herbert, einem Stoffschwein von so gewaltigen Ausmaßen, dass es das halbe Bett einnahm. »Wieso Herbert?«, hatte ich ihn gefragt, als er sein Schwein auf diesen Namen taufte. »Weil Herbert ein sehr schweinischer Name ist«, erklärte er, als ob das nun wirklich jeder wüsste.

In meiner Brieftasche trug ich ein Foto bei mir, das Gabriel, Miriam und Dov vor unserem Strandhaus während des Sommerurlaubs zeigte. Der Autismus hatte unser Leben in unzählige getrennte Bereiche aufgespalten, und unsere Sommerurlaube waren so ziemlich das Einzige, das wir als Familie noch gemeinsam unternahmen. Wenn wir zu Hause waren, beschäftigte ich mich mit Dov, versuchte ihn zum Spielen und Kommunizieren zu bewegen. Jon las Dov Gutenachtgeschichten vor. Gabriel trug Ringkämpfe mit Dov aus. Und wenn Miriam ihren Bruder ohne ersichtlichen Grund manisch lachen sah, erzählte sie ihm Witze. Miriam und Gabe besuchten die Temple

School, und Dov ging auf eine Sonderschule. Als Miriam mir mitteilte, sie wolle später Ärztin für autistische Kinder werden, sagte ich, dass es bis dahin hoffentlich nicht mehr so viele autistische Kinder geben würde. »Aber ich möchte gern einen Autisten in der Familie«, protestierte sie. Miriam dachte, jede Familie hätte mindestens ein autistisches Kind, weil das in den meisten der Familien, mit denen wir verkehrten, tatsächlich der Fall war.

Ich dachte, ich hätte Kerzenlicht durch die Ritze unserer Schlafzimmertür schimmern sehen, und einen Moment lang schöpfte ich Hoffnung auf einen romantischen Abend, aber dann fiel mir der brennende Wasserkocher wieder ein. Ganz leise ging ich in unser Zimmer. Jon lag auf dem Bett. Er war auf der Bettdecke eingeschlafen, umgeben von den Büchern und Zeitungen, die er noch lesen wollte.

Das Haus war jetzt ungewöhnlich still. Ich schloss die Tür unseres Schlafzimmers und ging zu Jons Seite, um die einsame Kerze, die auf Jons Nachttisch brannte, auszupusten. In einem Anflug von Optimismus beschloss ich, die Flamme brennen zu lassen, und wühlte stattdessen hinter den Socken in meiner obersten Schublade, in der Hoffnung, eines dieser »Ein-Hauch-von-Nichts«-Nachthemden zu finden, die ich dort vor Ewigkeiten vergraben hatte. Nicht dass ich wirklich in Stimmung gewesen wäre, aber die Tatsache, dass ich mich überhaupt noch daran erinnern konnte, dass es solche Stimmungen gab, war an sich schon ein kleines, altmodisches Wunder, das ich auf alle Fälle akzeptieren würde.

12. Echos des Zweifels

Die Grenzen meiner Sprache bedeuten die Grenzen meiner Welt.

Ludwig Wittgenstein

Die nächste Station auf meiner Odyssee mit Soma und Tito war San Francisco, und ich musste feststellen, dass ich erneut meine ganze Hoffnung auf Mike Merzenich setzte, da wir bislang kein einziges Ergebnis vorzuweisen hatten. Für die nächsten beiden Monate waren noch sieben Termine mit verschiedenen Wissenschaftlern angesetzt. Der viermonatige Aufenthalt von Soma und Tito war zur Hälfte vorüber, und die Zeit, die der *CAN*-Vorstand bewilligt hatte und die wir anfangs für mehr als ausreichend gehalten hatten, schien uns inzwischen davonzurennen. Ich befürchtete allmählich, dass unsere ganzen Bemühungen im Sande verlaufen würden.

Es war noch hell draußen, als unser Taxi vor dem Stanyon Park Hotel hielt, einem alten viktorianischen Gebäude gegenüber vom Golden Gate Park in San Francisco. Soma und Tito erspähten einen McDonald's am Ende der Straße und machten sich auf den Weg dorthin, um etwas zu essen.

Ich zog meinen riesigen Koffer und Somas kleinen Matchbeutel in die Hotellobby mit ihrem in die Jahre gekommenen viktorianischen Charme. Jeden Nachmittag zwischen vier und sechs werde im grün lackierten Salon von einem chinesischen Hotelangestellten Tee serviert, verkündete mir die spindeldürre Frau an der Rezeption mit brüchiger Stimme. Manchmal kam es einem so vor, als sei fast jeder, den man in San Francisco traf, gerade aus einem Reha-Programm entlassen worden.

Ich ging schnurstracks auf mein Zimmer und freute mich auf die Aussicht, eine ordentliche Mütze Schlaf zu bekommen – morgen war ein großer Tag. Nachdem ich meinen Koffer ausgepackt hatte, ging ich mit einem Stapel Aufsätze über die auditive und visuelle Entwicklung in der frühen Kindheit zu Bett. Man muss sich sehr konzentrieren, um diese Art von Forschungsberichten zu lesen, und ich ging davon aus, dass ich sofort einschlafen würde. Aber das erwies sich als Irrtum. Ich fragte mich, ob Soma und Tito wohlbehalten von McDonald's zurückgekehrt waren, und hoffte, dass sie ihr Zimmer ohne Probleme gefunden hatten. Doch eigentlich gab es keinen Grund, sich so viele Sorgen um sie zu machen. Soma war seit ihrer Ankunft in den Staaten viel selbstständiger geworden. Sie kannte sich mit dem amerikanischen Geld aus, sie konnte allein mit dem Taxi oder dem Bus fahren, sie wusste, wie man ein Ferngespräch führte und wie man einen elektrischen Dosenöffner und eine Mikrowelle benutzte. Ich rief bei der Rezeption an. Die Rezeptionistin versicherte mir, dass die indische Dame und ihr Sohn vor mehr als zwei Stunden zurückgekehrt und auf ihr Zimmer gegangen seien.

Ich erwachte von dem schrillen Klingelton des Drehscheibentelefons neben meinem Kopf. Es war Sandy Blakeslee von der *New York Times*. Sie war in der Stadt und wollte mit Tito ein Interview führen. Ob sie in etwa einer Stunde vorbeikommen könne. »Kein Problem«, sagte ich lächelnd. Ich hoffte schon seit einigen Jahren, dass Sandy Blakeslee einen Beitrag über Autismus für die *New York Times* schreiben würde. Vor kurzem hatte ich ihr von Tito berichtet und erzählt, dass er einen einzigartigen Einblick in die Welt des Autismus bieten könne. Aber dass sie hier und heute auftauchen würde, damit hatte ich nicht gerechnet.

Ich rief sofort bei Soma an und verkündete ihr aufgeregt, dass Sandy Blakeslee von der *New York Times* in einer Stunde eintreffen würde, um ein Interview mit Tito zu führen.

Als ich mich zu den beiden aufs Zimmer gesellte, saßen sie

schon gesittet auf zwei Samtstühlen an einem runden Tisch vorm Fenster, das von schweren grünen Vorhängen umrahmt war. Einige Minuten später klopfte Sandy Blakeslee an die Tür. Sie wirbelte in das kleine Zimmer, vor Neugier und Begeisterung sprühend, und sah überhaupt nicht so aus, wie ich mir eine ernsthafte Wissenschaftsjournalistin vorgestellt hatte. Mit ihrem T-Shirt und dem Rucksack über der Schulter glich sie eher einer Collegestudentin. Ich erhob mich und streckte ihr die Hand entgegen. »Wie schön, dass Sie kommen konnten«, sagte ich dankbar. Aber Sandy schaute mich gar nicht an. Ihre Reporteraugen hingen wie gebannt an Tito.

»Tito!«, rief sie aus und schüttelte ihm energisch die Hand, bevor er wusste, wie ihm geschah. Bis ich alle miteinander bekannt gemacht hatte, saß Sandy bereits neben mir auf dem Bett und beugte sich mit gezücktem Stift über ihren Notizblock. Ich deutete auf Tito, der schon angefangen hatte, etwas auf seinen eigenen Block zu schreiben. Sandy beobachtete fasziniert, wie Tito seine Worte auf das Papier kritzelte und Soma sie laut vorlas.

»Ich freue mich, Sie kennenzulernen, Sun. Ich werde Sie Sun nennen, weil Sie so ein Strahlen in Ihrem Lachen haben.«

»Danke, Tito«, antwortete Sandy. »Wie hat es dir bisher in Amerika gefallen? Unterscheidet es sich sehr von Indien?«

»Sie sind gleich«, entgegnete Tito.

»Was gefällt dir hier?«, fragte Sandy.

»Die Menschen«, antwortete Tito spontan. *»Sie sind unvoreingenommen und danach sehne ich mich.«*

Sandy nickte verständnisvoll. »Tito, wenn ich etwas über dich schreibe, womit sollte ich deiner Meinung nach anfangen?«, fragte sie.

Ich war begeistert, dass Sandy die Absicht hatte, einen Artikel über Tito zu schreiben. Womit niemand von uns gerechnet hatte, war, dass Tito sich offenbar schon gründlich mit der Idee eines solchen Berichts über ihn auseinandergesetzt hatte.

»Stellen Sie mich in einem Dialog mit Ihnen vor, in dem ich Sie Sun nenne«, fing er an. *»Anschließend könnten Sie mein Ge-*

dicht ›Der Bewusstseinsbaum‹ zitieren, und anhand dessen auf den Nichts-Zustand meines Körpers überleiten. Vielleicht könnten Sie auch darüber berichten, wie Portia von mir erfahren hat, von der Konferenz im letzten Jahr, und dann mit einem Bericht über meine Tests fortfahren.«

Sandy schrieb sich alles Wort für Wort auf und nickte dabei zustimmend. Als sie fertig war, fragte sie Tito: »Gibt es sonst noch etwas?«

»Die Sehnsucht, ein Zigeunerbaum zu sein.«

»Ein was?«, fragte Sandy verblüfft.

Ich wusste auch nicht, was Tito meinte. »Ist das eines seiner Gedichte?«, fragte ich Soma.

»Er hat über den Zigeunerbaum geschrieben«, antwortete sie. »Das ist der Baum, der frei umherstreifen kann.«

Jetzt war ich vollends verwirrt. »Das verstehe ich nicht«, sagte ich zu Soma. Aber dann fiel der Groschen. »Titos Gedicht ›Der Bewusstseinsbaum‹«, sagte ich. »Es handelt von einem Bewusstsein, das an einem Ort feststeckt und sich nicht fortbewegen kann – ist dann der Zigeunerbaum … ein Bewusstsein, das umherziehen kann, das frei und unabhängig ist?«

Tito fing an wie wild auf seinem Stuhl zu schaukeln. *»Ja«*, schrieb er.

Soma griff nach ihrem Matchbeutel und zog ein Schulheft mit schwarz marmoriertem Einband heraus. Rasch durchblätterte sie die Seiten, die mit Titos unbeholfener Handschrift bedeckt waren, bis sie »Zigeuner« fand. »Hier ist es«, sagte sie. »Ich lese es vor.«

Es war, als wären die Wintertage in jenem Jahr wärmer als üblich. Damals wünschte ich mir, ich könnte mich fortbewegen. Und meine Träume erfüllten mir diesen Wunsch. Ich konnte davon träumen, ein Zigeunerbaum zu sein, der hierhin und dorthin und überall hingeht.

Da ein Baum nicht jeden Tag umherwandert, konnte ich im Traum sehen, wie viele Menschen Angst vor mir bekamen und wegliefen. Ich konnte träumen, wie ich in irgendeiner Stadt auf einem quirligen Markt herumspazierte und auf der Straße große Verwirrung hervorrief und dazu auch Panik, Furcht, Erstaunen, Erheiterung und Unverständnis.

Ich konnte davon träumen, wie ich mit den Krähennestern in der Krone oder vielleicht mit der Affenfamilie fortwanderte. Ich konnte träumen und träumen, denn Träumen sind keine Grenzen gesetzt. Und ich konnte spüren, dass es auch für die Zigeuner keine Grenzen gab. Für sie war die Erde so grenzenlos wie für mich die Träume.

Doch der Winter wurde durch die Zeit begrenzt. Die Zigeuner verließen das Feld und nahmen ihre Gerüche mit, sie nahmen ihr Gelächter, ihr Trommelschlagen, ihre unbekannten Lieder, ihre Streitereien und auch ihre Freude wieder mit, die immer noch in der Ferne nachklingt.

Aber im Traum blieben mir die unvergänglichen Erinnerungen, denen die Zeit nichts anhaben kann, für alle meine einsamen Momente.

Soma schlug das Heft zu und schaute uns erwartungsvoll an.

Es dauerte einen Moment, bis Sandy sich gefasst hatte. »Wow!«, sagte sie schließlich ehrfürchtig. »Das ist wunderschön, Tito.«

»Er hat Hunderte solcher Texte geschrieben«, erklärte Soma und strahlte vor Stolz.

»Wirklich?«, fragte Sandy. »Das ist bemerkenswert.« Sie streckte die Hand aus und legte sie Tito auf die Schulter. Tito hörte für einen Moment auf zu schaukeln. »Du bist ein sehr begabter Autor, Tito.«

Daraufhin sprang Tito hoch und stellte sich an die Tür. Soma entschuldigte sich und führte Tito auf den Korridor, um ihn eine Weile auf und ab gehen zu lassen, während ich mich weiter mit Sandy über Tito und die Tests, die wir in Merzenichs

Labor durchführen wollten, unterhielt. Bald darauf kehrten Soma und Tito zurück. Titos Anspannung nehme zu und er wolle aufbrechen, erklärte Soma. Doch bevor wir gingen, wollte Sandy Tito noch ein paar weitere Fragen stellen. »Was erhoffst du dir von den Tests, Tito?«, fragte sie.

»Ich hoffe, sie zeigen, dass ich nur einen einzelnen Kanal habe«, antwortete Tito, was sich auf seine Fähigkeit bezog, nur jeweils eine Art von Sinneswahrnehmung zu verarbeiten. *»Ich möchte unbedingt das Autismusverständnis verändern, von einer komplexen zu einer einfachen Art.«*

»Ich verstehe«, sagte Sandy. »Tito, ich werde während der Tests noch einige Tage in der Stadt sein. Ich würde gern erfahren, wie sie laufen.« Tito schaukelte angespannt und antwortete nicht. »Gibt es noch etwas, das du mich fragen möchtest?«

»Haben Sie einen Hochschulabschluss?«

»Nein«, antwortete Sandy. »Ich habe eine Ausbildung bei der *New York Times* gemacht«, fügte sie erklärend hinzu.

»Ich möchte vorgestellt werden«, antwortete Tito. *»Ich suche Arbeit.«*

»Ich werde tun, was ich kann, um dir zu helfen«, versprach Sandy.

Tito sprang wieder hoch und fing an, erregt im Zimmer auf und ab zu gehen.

Sandy war besorgt. »Braucht er etwas?«, fragte sie Soma. »Tito, brauchst du etwas?«

Tito hielt inne und presste einige erstickt klingende Wörter hervor, die keiner von uns verstehen konnte.

»Was will er uns sagen?«, fragte Sandy, an Soma gewandt.

Soma schüttelte den Kopf. »Es ist nichts«, antwortete sie.

Jetzt schaute Tito seine Mutter direkt an und wiederholte die Wörter, diesmal drängender und lauter. Es war offensichtlich, dass Tito versuchte, Sandy noch etwas mitzuteilen. »Kannst du ihn dazu bringen, seine Worte für uns aufzuschreiben?«, bat ich Soma.

Soma klopfte leicht auf den Stuhl neben sich. »Setz dich, Tito!«, forderte sie ihn auf. »Hier!« Als Tito sich setzte, schob

Soma ihm schnell einen Block auf den Schoß und drückte ihm einen Bleistift in die Hand. »Mach schon!«, drängte sie.

»Einen Verlag. Dringend«, schrieb Tito.

Sandy war verwirrt. »Was meint er?«, fragte sie.

»Sie haben gefragt, ob er etwas braucht«, erinnerte Soma sie.

Sandy lachte. »Oh, ich verstehe«, sagte sie schmunzelnd. »Du meinst, du brauchst einen Verlag, und zwar ganz dringend.«

»Ja«, antwortete Tito mündlich. Diesmal verstanden wir ihn alle.

Die folgenden drei Tage blieb Sandy ständig in unserer Nähe. Wo immer wir hingingen, erhaschte ich einen flüchtigen Blick von ihr, sah sie an einer Türschwelle stehen oder draußen in der Halle, immer in Hörweite und immer emsig damit beschäftigt, sich Notizen zu machen. Sie schrieb später einen fantastischen Artikel, der auf der Titelseite der Wissenschaftsbeilage der *New York Times* erschien.

Als wir ankamen, war Mike Merzenich nirgendwo zu finden, was offenbar ein Markenzeichen von hochrangigen Wissenschaftlern ist. Stattdessen wurden wir am Eingang des Beton-Ungetüms, das Merzenichs Labor beherbergte, von einem Mann empfangen, der wenig Ähnlichkeit mit einem Wissenschaftler hatte. Yoram Bonneh trug eine schwarze Lederjacke und einen abwesenden Ausdruck im Gesicht. Er hatte hellblaue Augen und eine leicht vorstehende Unterlippe, die ihm etwas von einem gut aussehenden Gangster verlieh. Als er zu reden begann, erkannte ich, dass er Israeli war. Er sprach mit ruhiger, freundlicher Stimme, aber sein Blick schweifte immer wieder ab, so als ob er die ganze Zeit über etwas nachdächte. Yoram setzte uns davon in Kenntnis, dass er Psychologe und Neurowissenschaftler sei und sich auf die Erforschung des Sehsinns spezialisiert habe.

Im Innern des Gebäudes fuhren wir nacheinander mit zwei Fahrstühlen, gingen dann durch ein Labyrinth von Korridoren, bogen hier ab und dort ab, bis wir plötzlich vor einer großen stahlverkleideten Wand standen, die mit Knöpfen, einer Lautsprecherbox und vielen Schildern versehen war. Es war der Eingang zu einem Gebäudeteil, der eher einem frisch gelandeten Raumschiff von einem anderen Planeten glich als einem Anbau. Das musste ja topsecret sein, was hinter solchen Türen ablief, dachte ich im Stillen. Es war eine aufregende Vorstellung, dass die Ideen von Mike Merzenich so genial waren, dass sie von diesen eindrucksvollen Hightech-Sicherheitstüren geschützt werden mussten.

Yoram drückte einige Knöpfe, sprach dann mit irgendjemandem durch die Sprechanlage, was zur Folge hatte, dass die Stahltüren lautlos auseinanderglitten. Drinnen zeigte Yoram einer Dame hinter einem kleinen Glasfenster seinen Ausweis und bedeutete ihr mit einer ausholenden Handbewegung, dass wir zu ihm gehörten. Wir blieben dicht hinter Yoram und folgten ihm durch ein weiteres Labyrinth von Korridoren, das zu einigen mit grauem Teppich ausgelegten Räumen führte.

Schließlich erreichten wir unser Ziel: einen kleinen grauen Warteraum, dessen Einrichtung sich im Großen und Ganzen auf ein Zweiersofa aus rotem Leder beschränkte. Yoram bat uns, Platz zu nehmen, und faltete ein Papier auseinander, das nach einem ausgedruckten Programmplan aussah.

Heute, verkündete Yoram mit erhobenem Finger, wolle er gemeinsam mit Francesca Pei einige Tests durchführen, um Titos Fähigkeit zur Verknüpfung auditiver und visueller Reize zu prüfen. Morgen, fuhr er fort und hob den Finger noch ein bisschen höher, solle Titos Tastsinn untersucht werden. In der Mittagspause würden wir nach nebenan zu Bruce Miller gehen – dem Verhaltensneurologen, der Tito bereits von meiner verunglückten Dinnerparty in Los Angeles kannte. Und morgen Nachmittag sei ein Gespräch mit John Houde angesetzt, der bahnbrechende Arbeiten zu der Frage geleistet habe, wie Menschen ihre eigene Stimme hörten. Am dritten Tag wolle Houde einige Tests mit Tito durchführen, um festzustellen, wie er seine eigene Stimme wahrnehme oder ob er sie überhaupt wahrnehme.

Mir begann etwas zu dämmern: Mike Merzenich hatte ein Expertenteam zusammengestellt, das Tito untersuchen sollte –

brillante junge Wissenschaftler, die jeweils auf eine andere Sinnesmodalität spezialisiert waren. Endlich hatten wir jemanden gefunden, der Tito ernst nahm.

Bald darauf zwängten wir uns in die kleinen Testbereiche. Diese Räume waren alle gleich, mit schalldichten Wänden, einem Gewirr von elektrischen Leitungen, einigen elektronischen Schaltkästen und Anzeigetafeln, einem Computerbildschirm sowie Kopfhörern und anderen Gerätschaften auf einem Tisch, an dem Stühle mit Rollen standen.

Yoram hörte zu, als ich erklärte, dass Tito nicht gleichzeitig sehen und hören könne, wenn er sich auf eine Fragestellung konzentriere, und dass die Testmethoden diesen Umstand berücksichtigen müssten. Ob die zur Auswahl gestellten Antworten in Wort- oder Bildform präsentiert würden, wirke sich sehr stark auf Titos Fähigkeit aus, richtig zu antworten, erklärte ich. Tito sei in erster Linie ein auditiver Mensch und schneide deshalb sehr schlecht ab, wenn man ihm die möglichen Antworten in Form von Bildern präsentiere. Yoram war kein Experte für Autismusforschung, aber er hatte genug Fachliteratur gelesen, um zu wissen, dass sich Autisten nach herrschender Meinung durch ein visuelles Denken auszeichneten. Es sei zutreffend, räumte ich ein, dass die meisten Autisten oder zumindest diejenigen, die sprechen könnten, sich selbst auf diese Weise beschrieben, aber Tito sei das genaue Gegenteil. Ich vertraute Yoram meine Theorie von den zwei unterschiedlichen Autismustypen an – einem visuellen und einem auditiven Typus. Yoram beäugte mich misstrauisch. Unabhängig, ob meine Theorie zutreffend sei oder nicht, stütze Tito sich auf alle Fälle primär auf seinen Hörsinn unter Ausschaltung des Sehsinns, betonte ich abermals. Yoram könne das durch einen Test mit Tito selbst herausfinden, schlug ich vor.

Obwohl er anfangs nicht glaubte, dass Titos Sinnesverarbeitung so gravierende Abweichungen aufwies, dass er nicht auf die übliche Art getestet werden konnte, kam Yoram unserer Bitte nach und passte die Experimente an Titos Besonderheiten an.

Es gab so viele Fragen, auf die wir eine Antwort suchten. Liefen Hören und Sehen bei Tito vollständig getrennt voneinander ab? Und wenn ja, gab es eine messbare Verzögerung in seinem Erleben der beiden Sinne? Und wenn es diese Verzögerung gab, wie lang war sie und variierte sie? Und wenn sie variierte, unter welchen Bedingungen variierte sie und warum?

Da Yoram viel Erfahrung mit Computerprogrammierung hatte, konnte er rasch die passenden Experimente entwickeln, die das Charakteristische an Titos ungewöhnlicher Wahrnehmung erfassen konnten.

Die Grundkonzeption des ersten Experiments war denkbar einfach: Tito setzte sich mit einem Kopfhörer in einen kleinen, schalldichten Raum und sah auf einen leeren Computerbildschirm vor sich. Plötzlich tauchte ein grüner Fleck auf dem Bildschirm auf und in genau dem gleichen Moment war ein Ton zu hören.

»Hast du etwas gesehen, hast du etwas gehört oder beides?«, fragte Yoram. Auf dem Tisch vor Tito klebten drei Karteikarten, auf denen die möglichen Antworten notiert waren: SEHEN, HÖREN, BEIDES. Tito tippte auf HÖREN.

Bei jedem Versuch, bei dem man Tito Bild und Ton gleichzeitig präsentierte, hörte er den Ton, sah aber nicht das Bild.

Die nächste Frage war: Wenn Tito nicht gleichzeitig sehen und hören konnte, wie lange brauchte er, um vom Hören zum Sehen oder vom Sehen zum Hören zu wechseln?

Um diese Frage zu beantworten, präsentierte Yoram Bild und Ton getrennt, und zwar zunächst im Abstand von einer Sekunde.

Er kam zu dem Ergebnis, dass Tito das Bild überhaupt nicht wahrnahm, außer wenn es allein, ohne den Ton präsentiert wurde. Aber was bedeutete das?

Yoram erweiterte die Pause zwischen Bild und Ton auf 1,5 Sekunden. Doch auch bei diesem zeitlichen Abstand nahm Tito nur den Ton wahr.

Als Yoram die Zeit zwischen Bild und Ton auf volle 2 Sekunden erweiterte, fing Tito an, den Punkt zu sehen. Er deutete auf die Antwort BEIDES, erklärte aber, es sei eine »quälende« Anstrengung.

Als die Zeit zwischen dem aufblitzenden Punkt und dem Ton auf volle 3 Sekunden ausgedehnt wurde, war Tito schließlich in der Lage, beide Sinneseindrücke aufzunehmen, ohne sich dabei unwohl zu fühlen.

Ich schaute zu Yoram hinüber. Er rieb sich stirnrunzelnd das Kinn und blickte zur Seite. Das sei unglaublich, räumte er ein. Er wisse nicht, was er davon halten solle. So etwas habe er noch nie zuvor erlebt.

»Ich frage mich, ob die Reihenfolge eine Rolle spielt«, überlegte er laut. »Ob das Ergebnis anders ausfällt, wenn erst der Ton und dann das Bild präsentiert wird?« Er probierte es aus.

Wie sich herausstellte, schnitt Tito besser ab, wenn der visuelle Reiz zuerst präsentiert wurde. Er konnte schneller vom Sehen zum Hören wechseln als andersherum. Tatsächlich konnte er den Punkt und den Ton bereits wahrnehmen, wenn nur 2 Sekunden dazwischenlagen, ohne dies als »quälend« zu empfinden.

Doch woran lag es, dass er einen Abstand von vollen 3 Sekunden brauchte, um den Punkt überhaupt wahrzunehmen, wenn erst der Ton und dann das Bild präsentiert wurde? Ich vermutete, es hatte damit zu tun, dass Tito fast ausschließlich seinen Hörsinn benutzte und dass das Hören deshalb leicht das Sehen verdrängte oder überlagerte, wenn er sich auf etwas konzentrierte.

Als Nächstes kehrte Yoram die Anordnung wieder um, so dass abermals zunächst der Ton und dann das Bild präsentiert wurde. Er versuchte, den Test erneut mit 2 Sekunden Abstand laufen zu lassen.

»Siehst du den aufblitzenden Punkt?«, fragte er Tito.

Tito tippte auf die NEIN-Karte. Dann schrieb er: *»Nein. Der Ton wird fest.«*

»Was meinst du damit, dass der Ton ›fest wird‹? Hörst du ihn weiterhin?«

»Er kommt mit einer Verzögerung an«, antwortete Tito.

Das schien Yoram zu beeindrucken. »Wie ein einzelner langen Ton?«, fragte er.

»Mit einer Art Ruhepause.«

»Was meinst du damit?«, wiederholte Yoram.

»Er ruht eine Weile. Die drei Sekunden gefallen mir besser.« Auditive Reize hielten Titos Aufmerksamkeit länger gefangen.

»War es anders, als der visuelle Reiz zuerst kam?«, hakte Yoram nach.

»Ich denke ja – ich brauchte weniger Zeit, um mich darauf einzustellen.«

»Musst du wirklich umschalten?«, fragte ich erstaunt.

»Natürlich muss ich das, du nicht? So wie ein Blitz dich auf den Donner einstellt.«

Doch anders als bei dem Donner, der auf den Blitz folgt, hatte das, was Tito erlebte, wenig mit physikalischen Gesetzen zu tun. Titos Erleben war wahrscheinlich darauf zurückzuführen, dass er sich jahrelang bemüht hatte, sich mit seinen sensorischen Anomalien so gut wie möglich an seine Umgebung anzupassen.

»Angenommen, du versuchst, dich nur auf den Punkt zu konzentrieren und den Ton zu ignorieren – was geschieht dann?«, fragte Yoram.

»Das ist quälend.«

»Was meinst du damit?«, fragte Yoram stirnrunzelnd.

»Wenn ich zu schnell von Ohr auf Auge umschalte«, erklärte Tito.

»Wie machst du das genau?«, fragte ich Tito.

»Ich brauche Zeit.«

Ich erkannte, dass Tito dies ganz konkret meinte – er brauchte genau 3 Sekunden, um problemlos von Ohr auf Auge umzuschalten; wenn wir ihn baten, es in 2 Sekunden zu tun, war der Zeitraum zu kurz.

»War das schon immer so?«, wollte ich wissen.

»Es heißt Chaos«, lautete Titos kryptische Antwort.

»Tito!«, erschallte plötzlich eine liebliche Stimme und schreckte uns auf. Eine zierliche Italienerin mit einem Koboldgesicht, kurzem braunem Haar und großer Brille erschien im

Warteraum und balancierte ein Tablett mit Getränken und einer Tüte Sandwiches vor sich her. Yoram stellte uns Francesca Pei vor und erklärte, dass ihr Fachgebiet der Sehsinn sei und sie uns bei einigen Tests unterstützen werde. Hinter dem entzückenden Äußeren von Francesca Pei verbarg sich eine aufstrebende junge Neurowissenschaftlerin. Sie hatte eine Stimme wie ein Engel, glockenhell und von schmelzender Süße. Ihr italienischer Akzent ließ die beiden *T*s in Titos Namen fröhlich aufhüpfen, und jedes Mal, wenn sie ihn aussprach, klang es, als freue sie sich, ihn zu sehen.

Den ganzen Nachmittag über führte Yoram einen Test nach dem anderen durch, um Titos bemerkenswerte Verzögerung bei der Verknüpfung auditiver und visueller Reize genau zu bestimmen, während Francesca sich unablässig um Tito kümmerte, ihn beschwatzte und umschmeichelte, sich in ihn einfühlte und tröstete. Stundenlang kauerte sie neben dem Computerbildschirm, um Titos Blickrichtung zu beobachten und festzustellen, ob er den Monitor fixierte oder nicht, und ermunterte ihn immer wieder, seine Aufmerksamkeit auf den Bildschirm zu richten.

Gegen sechzehn Uhr hatten wir die Tests für diesen Tag abgeschlossen – und Tito war völlig erledigt. Yoram sagte uns, dass er ein Taxi für uns bestellt hätte, das in einer halben Stunde eintreffen würde. Soma und Tito warteten auf dem roten Zweiersofa. Tito war total erschöpft und wollte nur noch Chicken Nuggets und ein Bett. Ich war erstaunt, wie lange er durchgehalten hatte und wie gut es ihm an diesem ersten Tag gelungen war, sich zusammenzureißen. Wir beobachteten Yoram, der vor uns auf und ab ging und sich das Kinn rieb, so als hätte er wieder eine Idee. Und siehe da, plötzlich hielt er abrupt inne und ließ den Blick seitlich schweifen, was, wie ich inzwischen gelernt hatte, ein Zeichen dafür war, dass er im Begriff war, seine Idee zu formulieren.

»Ist die Sicht fragmentiert? Zerbrechen die Bilder in einzelne Teile?«, fragte Yoram. Tito hörte auf zu schaukeln, um seine Antwort aufzuschreiben.

»Die Wahrnehmung erfasst manchmal den Schwanz der Kuh und manchmal die Hörner. Ich fülle die Lücken aus. Aber ich brauche Zeit.«

»Schaust du die Kuh an?«, fuhr Yoram fort und zog die Stirn noch krauser als zuvor.

»Welche Kuh?«, fragte ich.

»Ich möchte den Ablauf der Wahrnehmung verstehen«, erklärte Yoram und warf mir einen Blick zu, der besagte: *Bitte halten Sie die Klappe.*

»Ich erfasse das Wesen des Kuh-Ausdrucks, die Trägheit und die Ruhe, und das ist wichtiger«, antwortete Tito.

»Heißt das, dass du die Teile der Kuh im Grunde nicht gleichzeitig siehst?«

»Es spielt keine Rolle, ob die Blume groß oder klein ist, solange ich die Zartheit und die zerbrechlichen Blütenblätter erkenne.«

»Er beschäftigt sich gerade mit Eigenschaftswörtern«, warf Soma ein.

Yoram bohrte weiter. »Du sagst, du brauchst Zeit. Die Teile, der Schwanz, die Hörner – lässt du den Blick prüfend von Teil zu Teil gleiten oder sind es zwei völlig voneinander getrennte, einzelne Seherlebnisse?«

»Zeit, um Verbindungen herzustellen. Ich suche nach dem inneren Aspekt, zum Beispiel was die Kuh vom Menschen hält.«

»Wenn du das Ganze erfasst hast, bricht es dann wieder auseinander?«

»Die Verbindung ist irreversibel«, antwortete Tito.

Yoram rieb sich wieder das Kinn. Soma saß ganz still da. Was um alles in der Welt meinte Tito damit? Anscheinend nahm er nur Bruchstücke einer visuellen Szene auf, und diese Teilstücke verbanden sich erst nach außerordentlich langer Zeit zu einem bedeutungsvollen Ganzen. Wenn die Wahrnehmungsverarbeitung so viel Zeit kostete und so viel Anstrengung erforderte, wie konnte Tito sich dann überhaupt in der Welt zurechtfinden? Nicht, dass ihm das besonders gut gelang, rief ich mir ins Gedächtnis. Wenn seine Sinneswahrnehmung so fragmentiert war, wie verarbeitete er die Eindrücke aus seiner Umgebung –

ein Zimmer zum Beispiel, in dem es zahllose verschiedene Gegenstände gab?

Genau in diesem Moment ließ uns der schrille Klingelton eines Telefons, das ich bis dahin noch gar nicht bemerkt hatte, zusammenschrecken.

Das Taxi war da. Yoram begleitete uns nach draußen.

»Ich will essen«, sagte Tito plötzlich mit nahezu unverständlicher Stimme, sprang hoch und rannte zur Tür hinaus. *Ich auch*, dachte ich, während wir hinter ihm herzuckelten. Ich war kurz vorm Verhungern.

Zurück im Hotel lud Soma mich auf eine Tasse Tee in ihr Zimmer ein. Wir türmten uns im Teesalon zwei große Haufen Scones auf zwei Teller und stiegen, Teetassen balancierend, in den altersschwachen Fahrstuhl. Soma erzählte von ihrer Idee, eine Schule für Autisten vom auditiven Typ zu gründen. Ich hielt das für eine gute Idee, sagte ich. Aber ich hörte gar nicht richtig zu. In Gedanken war ich immer noch bei den Tests, die Tito an diesem Nachmittag absolviert hatte. Ich war entschlossen, mir von Tito noch einmal detailliert beschreiben zu lassen, wie er seine Umwelt wahrnahm. In Somas Zimmer setzte ich mich neben Tito, der im Schneidersitz auf dem Boden kauerte und sich durch den ersten Teller Scones arbeitete. Wonach könnte ich ihn fragen? Ich schaute mich im Raum um. Neben uns stand eine Schranktür offen. Sorgfältig darauf achtend, keine spezielle Art der Wahrnehmung, wie das Sehen oder das Hören, zu benennen, bat ich Tito, mir genau zu beschreiben, wie er die halb geöffnete Tür neben uns wahrnahm.

»Die Farbe kommt und dann die Form und dann die Größe, das Ganze braucht Zeit, um miteinander verbunden zu werden. Für die Beschreibung als Tür kommt die Position, das Offen oder Geschlossen hinzu.«

Tito schien ein fragmentiertes visuelles Bild wahrzunehmen. Das menschliche Gehirn verarbeitet Bilder tatsächlich über genau die Komponenten, die Tito beschrieb, nämlich Farbe, Form, Größe und so weiter, aber wir sind uns dieser getrennten

Elemente, die unser Gehirn nahtlos zu einem Ganzen zusammenfügt, nicht bewusst. Tito schien diese visuellen Elemente tatsächlich alle einzeln vor sich zu sehen und musste sie dann zu einem mentalen Bild zusammensetzen. Was für eine gewaltige Anstrengung, um eine simple Tür anzuschauen!

»Was geschieht, wenn sich die Position verändert, wenn, sagen wir, die Tür geschlossen wird?«, fragte ich.

»Das kann das ganze Bild zerstören, und man muss unter Umständen ganz von vorn anfangen«, antwortete Tito.

Ich notierte mir seine Antwort und fuhr fort: »So, wie du es schilderst, erreichen dich die visuellen Informationen anscheinend stückweise, viele verschiedene Elemente, die zusammengesetzt werden müssen, damit das Ganze erfasst wird. Kommt das, was du hörst, eher als Ganzes an?«

»Bei Tönen gibt es weniger Klassifikationen«, erklärte Tito.

»Du meinst, weniger Elemente?«

»Ja.«

»Wie wäre es, wenn du deinen Körper plötzlich gleichzeitig sehen und hören und fühlen könntest? Kannst du dir das vorstellen?«, fragte ich.

»Kannst du dir vorstellen, was mit einem Blinden geschieht, der plötzlich sehen kann?«

Die Differenziertheit seiner Antwort verblüffte mich. Er hatte Recht. Wenn das Gehirn bestimmte Wahrnehmungen nie erfahren hat, kann es aus der rein physiologischen Fähigkeit zur Aufnahme von Sinneseindrücken keine Bedeutung ableiten[21]. Der Versuch, wirklich zu verstehen, wie Tito eine Tür wahrnahm, hielt mich die ganze Nacht wach. Nach seiner Schilderung sah er Wahrnehmungsbruchstücke – Farbe, Form und Position, noch bevor er erkennen konnte, dass es sich um eine Tür handelte. Ich versuchte, dies mit der Schilderung in Einklang zu bringen, die Tito mir vor einigen Wochen gegeben hatte, als ich ein Gespräch mit ihm auf Video aufgezeichnet hatte. Tito war an diesem Tag extrem angespannt und aufgeregt, weil ich ihn filmen wollte. Er sprang immer wieder auf und rannte aus dem Zimmer. Als er schließlich meine Fragen nach der Art seiner Wahrnehmung beantwortete, sagte er, er »mache einen Schnappschuss« und laufe dann aus dem Zimmer, um diesen Schnappschuss zu untersuchen. Das sei der Grund, warum er so häufig aufspringe und so viel herumrenne. Diese Antwort erschütterte mein Vertrauen in Titos Selbstbeschreibung. Ich wusste nicht, was ich davon halten sollte. Seine Beschreibung der »Schnappschuss«-Wahrnehmung war das genaue Gegenteil von dem fragmentierten visuellen Erleben, über das er heute in Bezug auf die Schranktür berichtet hatte.

Später verstand ich es besser: Manchmal erreichten Tito tatsächlich nur die Teile und manchmal ausschließlich das Gesamtbild. Das Entscheidende war, dass er die Teile und das Gesamtbild nie gleichzeitig sah, wie es bei den meisten Menschen der Fall ist.

Man könnte sich das als »lokale« im Gegensatz zur »globalen« Verarbeitung vorstellen. Die linke Hirnhälfte liefert angeblich lokale Informationen oder Teile des Ganzen, während die rechte Hirnhälfte das globale oder Gesamtbild liefert. Ist beides miteinander verknüpft, verbinden sich das lokale und das globale Bild, so dass wir uns der getrennten Eindrücke überhaupt nicht bewusst sind. Ich fragte mich, ob Titos polar entgegengesetzte Sehweisen wohl bedeuteten, dass seine Hirnhälften teilweise unabhängig voneinander arbeiteten.

Der zweite Testtag begann inoffiziell im grünlackierten Teesalon im Erdgeschoss unseres Hotels. Soma wirkte erleichtert, als sie mich sah. Es hatte sie große Mühe gekostet, Tito von dem Berg Croissants fernzuhalten, der verlockend auf dem Buffet-Tisch aufgebaut war.

Ich wollte Tito weitere Fragen zu den Dingen stellen, die er uns am Vortag berichtet hatte. Ob er damit einverstanden sei? *»Ja«*, antwortete er verbal. Ich fing an, Tito besser zu verstehen, wenn er zu sprechen versuchte, jedenfalls, wenn er einfache Wörter wie ja und nein äußerte. Tito sprach genauso wie Dov, mit sehr tiefer, rauer Stimme, hatte kaum Einfluss auf die Lautstärke und war unfähig zur Artikulation von Lauten, die eine koordinierte Anstrengung von Zunge und Lippen erforderten wie *t*, *sch* oder *d*.

»Tito, du hast gesagt, als du klein warst, habe ›Chaos‹ geherrscht – was hast du damit gemeint?«, fragte ich.

»Ich glaube, ich habe automatisch angefangen, mich gegen einige eingehende Informationen abzuschirmen, so wie man Geräusche ausschaltet, wenn man Migräne hat.«

Ich wusste, was Tito meinte. Wir alle tun das, aber in geringerem Ausmaß als Tito. Wenn man zum Beispiel auf einem Flughafen ist und Schwierigkeiten hat, jemanden zu verstehen, fängt man automatisch und unbewusst an, von den Lippen zu lesen und die Aufmerksamkeit auf den Sehsinn zu verlagern, um so viele Informationen wie möglich zu erhalten. Dominic Massaro prägte den Begriff »Fuzzy Logical Model of Perception« (FLMP-Modell) für den automatischen Wechsel zwischen sensorischen Wahrnehmungsschienen, den wir durchführen, um ein Optimum an Informationen aus der Umwelt abzuleiten.

»Kannst du mir beschreiben, wie das war?«, fuhr ich fort.

»Ich konnte an nichts herankommen, auch nicht ans Erkennen (von Dingen)*, deshalb waren für mich alle Dinge begrenzt.«*

Mir fiel wieder ein, was Tito mir früher schon einmal erzählt hatte. Als er sehr klein war, »gingen manchmal Dinge zusammen«, die nicht zusammengehörten. Wenn er eine Wolke sah und das Wort »Banane« hörte, waren sie von diesem Moment an möglicherweise miteinander verbunden, und er konnte sie nicht mehr voneinander trennen. Diese übermäßige Verknüpfung von Bildern und Begriffen führte dazu, dass Tito seine Umwelt nicht begreifen konnte. Als kleiner Junge erkannte er nicht, dass Stimmen und Menschen zusammengehörten, und konnte nicht verstehen, warum die Stimmen verstummten, wenn die Leute aus dem Zimmer gingen. Das meinte er wahrscheinlich, als er jetzt schrieb: *»Ich konnte an nichts herankommen, auch nicht ans Erkennen.«*

Aber warum »gingen manchmal Dinge zusammen«, die nicht zusammengehörten, während Tito bei anderer Gelegenheit berichtete, dass er nur Bruchstücke sah wie »ein bisschen von den Hörnern und ein bisschen vom Schwanz«?

Der einzige Umstand, den ich damit in Zusammenhang bringen konnte, war, dass Tito die Teile zu sehen schien, wenn er ruhig und in einem niedrigen Erregungszustand war, und dass er das Ganze zu sehen oder »den Schnappschuss zu machen« schien, wenn er aufgeregt und in einem hohen Erregungszustand war.

Vor meinem inneren Auge tauchte plötzlich das Bild eines Zoetrops auf. Ein Zoetrop war der erste per Hand betriebene Filmprojektor. Wenn man den Zoetrop im richtigen Tempo drehte, verwandelte sich eine Abfolge unbewegter Bilder in die Illusion einer vollkommen natürlichen Bewegung. Aber wenn man zu schnell drehte, sah man nur ein einziges zitterndes Bild, und wenn man zu langsam drehte, zerfiel die Illusion von Bewegung in einzelne Bruchstücke. Angenommen, man müsste eine Art Zoetrop ankurbeln, damit die Sinne »zusammenliefen«. Titos Erregung war wie der Zoetrop, nur dass Tito wenig Kontrolle über den Drehmechanismus zu haben schien.

Soma tippte mir sanft auf die Schulter, um mich aus meinen Gedanken zurückzuholen. Ich sah, dass Tito noch mehr aufschrieb.

»Aber ich glaube, ich habe versucht, mich stärker auf die Töne zu konzentrieren, die ich um mich herum hörte. Es wurde zur Gewohnheit.«

Eine Gewohnheit? War die Verzögerung, die Tito zwischen Hören und Sehen erlebte, darauf zurückzuführen, dass er jahrelang sein Gehör, aber nicht seine Augen eingesetzt hatte? Hatte Tito ungewollt seine Sinne darauf trainiert, getrennt zu arbeiten? Versuchte er auf diese Weise, das »Chaos« zu verringern?

Als ich aufblickte, sah ich, dass Tito zum Kuchenbuffet gerannt war und sich, in einem rasenden Tempo, Gebäckstücke in den Mund stopfte. Soma versuchte gerade, ihn davon wegzuzerren. Ich lief dazu und begann, an Titos anderem Arm zu ziehen.

»Tito!«, brüllte ich.

Tito ließ sein Croissant fallen und schaute mich an, als erwache er aus einem Traum.

»Tito, konntest du dich mit der Zeit immer besser auf Töne konzentrieren?«, fragte ich und ignorierte die Blicke der anderen Hotelgäste und den pikierten Ausdruck auf dem Gesicht des chinesischen Hotelangestellten, der mit einem Besen herbeieilte. Tito ließ sich von Soma an den Tisch zurückführen. Er setzte sich, und sie legte erneut den Schreibblock vor ihn hin.

»Ja. Es war ein allmählicher Prozess«, schrieb er.

»Glaubst du, dein Sinnesempfinden war anfangs normal und wurde dann mit der Zeit zur Überlastung?«, fragte ich.

»Nein, ich denke, von Anfang an autistisch, weil ich die Welt durch Rufen und Schreien ausblendete, als ich zwei oder drei Monate alt war.«

Tito hatte diese sehr frühen Erinnerungen schon bei anderer Gelegenheit erwähnt. Aber weitere Erklärungen mussten warten. Das Taxi war da. Mein Gehirn lief auf Hochtouren, und es war noch nicht einmal 8 Uhr morgens. Ich konnte es kaum erwarten, in Merzenichs Labor zu kommen und mit den Tests anzufangen.

Yoram wartete bereits vor dem Gebäude, als wir vorfuhren. Er führte uns durch das Labyrinth der Korridore und an den Sicherheitsschranken vorbei, bis wir abermals bei dem kleinen roten Zweiersofa ankamen. Schade, dass es nicht sprechen kann, dachte ich. Als stummer Zeuge hatte es im Laufe der Jahre bestimmt viele interessante Geschichten erlebt. Ein bärtiger Wissenschaftler in Hemdsärmeln und Weste steckte den Kopf durch die Tür eines der Testräume und stellte sich vor. Chris Moore erzählte uns, dass er mit der Vorbereitung der Tastexperimente für Tito fast fertig sei.

An diesem Morgen drängten wir uns alle in den kleinen Testraum und fingen an, zu verstehen, was mit Tito geschah, wenn er versuchte, einen Gegenstand anzusehen und ihn gleichzeitig zu berühren. Er konnte es nicht. Auch die gleichzeitige Wahrnehmung von Tönen und Tastempfindungen war ihm nicht möglich. In beiden Situationen bestand eine Verzögerung von mindestens 1,5 Sekunden.

Chris wollte auch Titos Tastsinn einzeln testen. Zuerst wollte er herausfinden, ob Tito wahrnehmen konnte, von welchem Körperteil eine Tastempfindung ausging – dieser Test nannte sich taktile Lokalisierung. Soma verband Tito die Augen, und Chris berührte Tito am Unterarm mit einer Probe, die aus einem dünnen Haar bestand. Er hatte einen ganzen Koffer mit den unterschiedlichsten Proben in allen Formen und Größen dabei. Dann entfernte Soma die Augenbinde, und Tito sollte antworten, indem er zeigte, an welcher Stelle sein Arm berührt worden war. Tito konnte grob schätzen, wo die Berührung stattgefunden hatte, aber nur wenn er mit den markantesten Proben berührt worden war.

In dieser Hinsicht bildete Tito keine Ausnahme: autistische Kinder können normalerweise nicht auf ihre Körperteile deuten. Wenn ich Dov bat, auf seine Nase zu zeigen, deutete er unter Umständen auf seinen Mund, und wenn ich ihn aufforderte, oben auf seinen Kopf zu zeigen, tippte er womöglich auf seine Schulter. Mir war noch etwas anderes bei Dov aufgefallen, das schwer zu erklären war – er konnte die Augen nicht schließen, wenn ich ihn dazu aufforderte. Ich hatte die Kinderneurologin und Autismus-Expertin Margaret Bauman einmal nach diesem Phänomen gefragt. Sie erklärte mir, dass auch die meisten der autistischen Patienten, die sie im Laufe der Jahre behandelt hatte, nicht in der Lage waren, die Augen auf Kommando zu schließen. Genau wie ich fand sie das sehr seltsam.

Zu den ersten und besonders erstaunlichen Dingen, die Tito mir je erzählt hatte, gehörte, dass er seinen Körper nicht spüren konnte. Er sagte, dass sein Körper sich »verstreut« anfühlte, dass er schaukeln, mit den Händen wedeln und sich drehen musste, um seinen Körper zu fühlen, und dass es ihn beruhigte, wenn er auf diese Weise das Körperempfinden wiederherstellte. Tatsächlich war aus Experimenten bekannt, dass Menschen zu Halluzinationen neigten, wenn sie in Zellen gesperrt und ihrer sinnlichen Wahrnehmung beraubt wurden. Sie drehten ein bisschen durch, wenn sie ihren eigenen Körper nicht spüren konnten.

Tito hatte beschrieben, dass er seine eigene Stimme auf ähnliche Weise wahrnahm. *»Meine Stimme kommt aus meinem Bauch, sie wird zentrifugiert.«* Offenbar spürte er beim Sprechen Vibrationen, die von seinem Bauch ausgingen, während er von Kehlkopf, Zunge oder Lippen wenig Rückmeldung erhielt.

Ich überlegte, ob Titos Gefühl für seinen Körper nach und nach geschwunden war, weil er ihn seit frühester Kindheit ähnlich vernachlässigt hatte, wie er seinen Sehsinn zugunsten des Hörsinns vernachlässigt hatte. Ich fragte Tito danach und er antwortete, indem er eine Geschichte über den Verlust seines Körpergefühls schrieb: »Weg der Dunkelheit«. Hier die fünfte Strophe:

Wie dunkel kann das Dunkel sein?
Das Dunkel ist grenzenlos
Denn alles, was ich um mich herum sah,
Grenzte an noch schwärzeres Dunkel.
Ich ging langsam meinen Weg auf die dunkle Seite zu.
Es gab kein Zurück.
Es gab keinen Grund für ein Zurück.
Auf der anderen Seite der durchsichtigen Wand muss es hell geworden sein
vom Anbruch eines neuen Tages. Ich hatte nicht mehr daran teil, weil es
auf jener Seite sonst nichts mehr für mich gab.
Also ging ich mit meiner Einsamkeit auf die dunklere Seite zu, gemeinsam mit vielen anderen, die waren wie ich.

Wusste ich, wer sie waren?
Ich denke nicht.
Es gab keinen Grund, jemanden zu kennen. Es gab keine Neugier.
Auf dieser Seite der durchsichtigen Wand bestehen keine Bindungen oder Beziehungen.
Und das ist ein Gesetz.

Niemand bat um ein Gesetz. Wir wurden auch nicht aufgefordert, ein Gesetz zu befolgen. Wir wussten einfach, dass es ein Gesetz ist.
Es ist ein Gesetz, den Weg zur dunklen Seite gemeinsam, aber allein zu gehen.

Ich war der dunkleren Seite jetzt näher.
Die Menschen betraten sie nacheinander und lösten sich langsam im Dunkel auf.

Ich wusste, dass es keinen Grund gab, zu zögern oder jemanden zu fragen, was mit jenen geschah, die den Eingang zur dunklen Seite betraten, wo sich, wie ich jetzt allmählich erkannte, ein Weg auftat. Ein Weg wie ein Tunnel.

Ich würde meine Antwort bekommen, sobald ich im Innern war.

Ebenso wie die anderen, die hineingehen wollten, und darauf warteten, dass sie an die Reihe kamen.
Niemand hatte Fragen gestellt.

Und dann war ich an der Reihe.

Als Chris die taktilen Tests abgeschlossen hatte, bedankte er sich überschwänglich bei Tito und Soma für ihre Hilfe und verabschiedete sich von uns.

Es war fast Nachmittag, als wir zu dem angrenzenden Gebäude gingen, um meinen Freund, den Verhaltensneurologen Bruce Miller aufzusuchen. Zu den Fachgebieten von Bruce gehört die ideomotorische Apraxie. Bei dieser Störung können einfache Handlungen nicht ausgeführt werden, weil die Verbindungen zwischen den Rindenzentren, die das zielgerichtete Handeln steuern, und dem motorischen Kortex unterbrochen sind. Ich war überzeugt, dass autistische Menschen wie Tito unter Apraxie litten, und wollte, dass Bruce ihn darauf testete.

»Ja, natürlich erinnere ich mich an Sie«, sagte Bruce und schüttelte erst Soma und dann Tito die Hand. Er bat uns, Platz zu nehmen, und fing damit an, Tito eine Reihe von Fragen zu stellen. Zuerst forderte er ihn auf, so zu tun, als kämme er sich das Haar. »Mach schon!«, drängte Soma ihren Sohn verbal. Tito hob die Hand vage in Richtung Kopf, war aber nicht in der Lage, eine Bewegung auszuführen, die entfernte Ähnlichkeit mit Haarekämmen gehabt hätte. Dann reichte Bruce ihm einen Kamm. »Versuch es noch einmal«, wies er Tito an. Aber Tito konnte den Kamm nur in Richtung seines Kopfes bewegen und schlug ihn sich schließlich gegen die Stirn. Bruce führte noch einige ähnliche Tests mit Tito durch, während wir danebenstanden und zuschauten.

Als es Zeit war zu gehen, nahm Bruce mich beiseite: »Ich dachte, dass einfach seine Mutter für ihn tippt«, gestand Bruce und bezog sich damit auf das Abendessen in unserem Haus, bei dem er Tito das erste Mal getroffen hatte. »Aber dies ist genauso schlimm wie jede erworbene Apraxie, die ich je bei einem Erwachsenen erlebt habe, bis hin zu den schlimmsten Fällen von Demenz.« Bruce erklärte, dass dies mit einem fehlerhaften Schaltkreis zu tun habe, der die frontalen, opercularen und parietalen Hirnareale umfasse. Die Operculum-Region gehöre zum Broca-Zentrum, dem Teil des Gehirns, das am Sprechen beteiligt sei. Menschen mit Schädigungen des Operculums könnten besser schreiben als sprechen, sagte Bruce mit einem Blick auf das Blatt Papier auf seinem Schreibtisch, das mit Titos krakeliger Handschrift bedeckt war.

Als wir wieder in Merzenichs Labor ankamen, erzählte Yoram uns, dass er einige der auditiven und visuellen Tests des gestrigen Tages wiederholen wollte. Tito hatte das Gefühl, bei diesen Tests schlecht abgeschnitten zu haben, und war nicht sehr erfreut darüber, sie noch einmal machen zu müssen. Yoram wiederholte die ersten Experimente, aber Tito wurde ungeduldig und reizbar. Er fing an, an einigen Papieren auf dem Tisch zu schnüffeln und ignorierte den Test.

»Wieso schnüffelst du?«, fragte Yoram.

»Du schnüffelst nicht – wieso nicht?«, entgegnete Tito.

»Pass auf!«, schnappte Soma.

»Ist der Test schwierig für dich?«, fragte Yoram.

»Nein.«

Yoram erklärte, dass die kleinen Plus- oder Minuszeichen, die auf der Mitte des Bildschirms erschienen, anzeigten, ob Tito die korrekte Antwort gegeben hatte oder nicht.

»Ich weiß es, drei Fehler«, erklärte Tito.

Yoram starrte Tito an.

Tito lernte aus dem Feedback.

»Du kannst deine Leistung also durch Übung verbessern?«, fragte Yoram.

»Ja.«

»Das ist gut, das ist wirklich gut«, sagte ich ermutigend zu Tito.

Yoram dachte nach.

»Das heißt, wir können dir helfen«, sagte er plötzlich.

Ich warf Yoram einen Blick zu. Meinte er das ernst?

Yoram war etwas Ungewöhnliches aufgefallen. Tito schnitt bei dem auditiven und visuellen Integrationstest besser ab als noch am Vortag. Yoram überprüfte die Daten. Gestern brauchte Tito einen zeitlichen Abstand von mindestens 2 Sekunden zwischen den beiden Stimuli, um beide wahrzunehmen. Und selbst das war schwierig – »quälend«, wie Tito es beschrieben hatte. Doch heute erfasste er sowohl den Ton als auch das Bild, wenn nur 1,5 Sekunden dazwischen lagen.

Tito lernte schnell, einfach, indem er der Situation ausgesetzt war, was als »perzeptives« oder »Wahrnehmungslernen« bezeichnet wird.[22]

Als wir eine Pause machten, bedeutete Yoram mir, ihm nach draußen auf den Korridor zu folgen. Es gebe eine gute und eine schlechte Nachricht, erklärte er. Die gute Nachricht war, dass die auditiven und visuellen Integrationstests überraschenderweise dazu geführt hatten, dass Titos Gehirn die beiden Informationen zeitnäher verarbeiten konnte. Das bedeutete, dass die

Möglichkeit bestand, Titos sensorische Integrationsanomalien durch weiteres Training zu verbessern. Die schlechte Nachricht war, dass es sich als unmöglich erweisen könnte, eine wissenschaftliche Arbeit über Tito zu veröffentlichen, weil die ersten Ergebnisse nicht reproduzierbar waren. Wenn sich Titos Leistungen verbesserten, verloren die ursprünglichen Daten, die Yoram gesammelt hatte, ihre Gültigkeit. *Shit.*

Als ich in den Warteraum zurückkehrte, las Soma gerade laut aus Damasios Buch *The Feeling of What Happens* (dt. *Ich fühle, also bin ich*) vor, das ich Tito mitgebracht hatte. Als Tito mich sah, fing er sofort an zu schreiben.

»*Was meint der Israeli? Ich habe Unglauben gespürt.*«

Tito befürchte, dass Yoram denken könne, er würde die Testfragen nicht ehrlich beantworten, erklärte Soma, und dass er mit mir auf dem Korridor über ihn geredet hätte.

»Wie wär's, wenn du selbst mit Yoram sprichst, wenn er zurückkommt?«, fragte ich.

»*Warum sollte ich?*«, schoss Tito zurück.

»Um herauszufinden, was er denkt«, antwortete ich schlicht.

Aber als Yoram zurückkam, stellte Tito ihn nicht zur Rede, oder vielleicht war es auch Soma, die einen solchen Austausch lieber nicht initiieren wollte. Bald darauf gesellte sich Tal Kenet zu uns, eine attraktive Frau mit ovalen Brillengläsern und langem welligem Haar, das ein bisschen an eine Frisur aus den Sechzigerjahren erinnerte. Merzenich hatte sie uns als seine »brillante neue Postdoktorandin« beschrieben. Vor dem Gespräch mit John Houde sollten weitere kognitive Tests durchgeführt werden. Da Tal dabei helfen sollte, würde es im Testraum ein bisschen zu eng werden. Ob es mir etwas ausmachen würde, draußen zu warten? Bei diesen Tests sei meine Hilfe nicht erforderlich. Ich zögerte einen Moment und willigte dann ein.

Ich beobachtete, wie Yoram und Tal zusammen mit Soma und Tito den Korridor hinuntergingen und dann um eine Ecke verschwanden. Alles würde gut werden, sagte ich mir und kuschelte mich auf das kleine rote Zweiersofa, nippte an einer kalten Tasse Kaffee und schlug den *San Francisco Chronicle* auf.

Nur fünfzehn Minuten später tauchte Tal mit angespannter Miene in der Tür auf. »Ich denke, Sie sollten kommen. Soma ist sehr erregt.« Ich folgte Tal den Gang hinunter zu dem Raum, wo man Tito testete.

Es war, als ob ich an den Tatort eines Verbrechens käme. Soma saß klein und zerbrechlich wirkend an einem riesigen Teak-Konferenztisch, das Gesicht düster und angespannt, mit glanzlosen Augen, aus denen jedes Leuchten verschwunden war. Erst in diesem Moment fiel mir auf, dass sie heute ganz entgegen ihrer Gewohnheit einen grauen Sari trug. Tito stand nicht weit entfernt, schaukelte wie wild und wedelte mit den Händen. Mit hervorquellenden Augen und aufgeblasenen Wangen spitzte er den Mund, als wolle er Tuba spielen.

Was war in der kurzen Zeit, die ich sie aus den Augen gelassen hatte, passiert? Der Testleiter, Ray, ein schlaksiger indischer Student mit langen zartgliedrigen Fingern und sanften Augen, sah schuldbewusst und traurig aus. Yoram und Tal wichen meinem Blick aus.

»Wir haben ihm in Abwesenheit von Soma eine Geschichte vorgelesen«, murmelte Yoram und versuchte, einfühlsam zu klingen, was jedoch nur dazu führte, dass sein starker israelischer Akzent noch deutlicher hervorkam.

Soma blickte mit zusammengepressten Kiefern auf den Boden. Ihr war es wichtig gewesen, Tito vor dieser Art von Inquisition zu schützen. Sie war ein Risiko eingegangen, sie hatte diesen Wissenschaftlern vertraut und sie die Tests durchführen lassen, die diese für notwendig erachteten. Jetzt hatten sie ihren Sohn auf die Probe und unter Anklage gestellt und das Urteil lautete schuldig. Schuldig der geistigen Behinderung. Was bedeutete, dass auch Soma schuldig sein musste, schuldig der Täuschung, des Betrugs und der Lüge – schuldig, ihren armen geistig zurückgebliebenen Sohn als Marionette missbraucht zu haben.

Alle fühlten sich grauenvoll – Yoram, Tal, Raj. Es war ihnen entsetzlich peinlich, dass sie eine solche schreckliche Lüge aufgedeckt hatten und – was noch schlimmer war – dass sie als Wissenschaftler darauf hereingefallen waren. Denn was sonst konnte es bedeuten, dass Tito keine einzige Tatsache oder Idee aus der Geschichte, die man ihm vorgelesen hatte, wiedergeben konnte, wenn seine Mutter während des Lesens den Raum verließ – gegenüber niemandem, nicht einmal gegenüber seiner Mutter?

Ich fühlte mich auch grauenvoll, aber aus einem anderen Grund. Ich hatte Soma und Tito im Stich gelassen. Ich hatte versprochen, dass dies niemals geschehen würde. Ich hatte versprochen, sie davor zu beschützen, dass man sie anklagte, demütigte und beschämte.

Außerdem war ich zornig. Wessen Idee war das eigentlich gewesen?

Als ich Raj fragte, was geschehen sei, erklärte er, Tito hätte ihnen überhaupt nichts über den Inhalt der Geschichte erzählen können, nicht einmal als Soma ihn dazu ermunterte. Und als sie Tito Hinweise gaben, indem sie spezifische Fragen stellten wie: »Welche Farbe hatte der Pyjama der Katze?«, gab Tito Antworten, die inhaltlich korrekt, aber nicht spezifisch waren wie: »Eine Farbe des Regenbogens.« Soma verteidigte Tito, meinte, dass er ein widerspenstiger Teenager sei, der seine Spielchen mit ihnen spiele. Aber das hielt ich für unwahrscheinlich. Ich hatte bei Tito noch nie auch nur den Ansatz eines derartigen Verhaltens erlebt. Tatsächlich glaubte ich nicht, dass Tito in der Lage war, andere Menschen absichtlich zu manipulieren.

Ich beschloss, selbst einmal auszuprobieren, ob ich Tito dazu bewegen konnte, eine Frage nach der Geschichte zu beantworten. Was für eine Art Geschichte war es gewesen? Zu welcher Gattung gehörte sie? War es ein Zeitungsartikel, ein Gedicht, eine Kurzgeschichte? Tito konnte nicht antworten. Ich ging mit Soma und Tito auf den Gang hinaus und erklärte ruhig, dass Tito sagen solle, wenn er Unfug treibe und die Antworten in Wirklichkeit wisse, weil das sehr wichtig sei. Ich fragte Tito, ob er mich verstanden hätte und er bejahte. Trotzdem konnte er die Fragen nicht beantworten.

Ich erinnerte mich, wie wir einmal in Courchesnes Labor gewesen waren und ich fasziniert beobachtet hatte, wie Bill Hirstein und Tito ein langes Gespräch über Philosophie geführt hatten. Dabei war mir aufgefallen, dass Soma auf der anderen Seite des Zimmers saß. Sie drängte Tito zum Weitermachen, mit abrupten verbalen Kommandos und weit ausholenden Gesten. Aber sie hatte keinerlei Möglichkeit gehabt, Tito durch irgendwelche Signale dazu zu veranlassen, die Art von komplexer, unvorhersehbarer und spontaner Unterhaltung zu führen, die er an jenem Tag mit Bill geführt hatte. Weshalb konnte Tito dann nicht eine einzige Frage nach einer einfachen Geschichte, die man ihm vorgelesen hatte, beantworten? Das ergab keinen Sinn.

Raj ging kurz weg, und wir kehrten in den Warteraum zurück. Es herrschte betretenes Schweigen. Yoram drückte sich in unserer Nähe herum und wirkte niedergeschlagen. Tal saß auf einem Klappstuhl aus Metall und zwirbelte eine Locke ihres langen Haars um einen Finger. Ich sah zu Soma und Tito hinüber. Würde es immer zu dieser Situation kommen – zu der Frage, ob Tito »echt« war oder nicht?

Soma saß zusammengesunken an Titos Seite und sah unendlich enttäuscht aus, während ihr Sohn in höchster Erregung seine stereotypen Bewegungen ausführte. Wahrscheinlich wünschten sie sich, wieder zu Hause in Indien zu sein.

Meine eigene niedergeschlagene Stimmung wich der Ungeduld und dem Ärger, als ich in Gedanken noch einmal die Ereignisse des Tages durchging. Es war zum Verrücktwerden! Wieso brach man die Untersuchung ab, wenn Tito nicht erzählen konnte, wovon eine Geschichte handelte, die man ihm vorlas? Was *konnte* er uns erzählen? Wo lag die Grenze? Konnte er Fragen nach einem Absatz beantworten? Nach einem Satz? Einem einzelnen Wort? Wir würden es herausfinden, beschloss ich. Wir würden ein bisschen weiterforschen, und zwar jetzt und hier in diesem Warteraum. An was genau konnte Tito sich erinnern und an was nicht?

Soma und Tito stimmten meinem Vorschlag zu, und Yoram und Tal sagten, sie würden uns helfen. Yoram hatte eine Armbanduhr mit einem Sekundenzeiger, was abgesehen von Papier und Stift alles war, was wir brauchten. Ich bat Soma, den Raum zu verlassen. Ich las einen einzelnen Satz aus einer Zeitschrift vor und fragte Tito, ob er mich gehört und den Satz verstanden hätte. Er nickte und äußerte einen Laut, der sich nach einem »Ja« anhörte. Ich signalisierte Yoram, dass er die Zeit stoppen sollte. Nach drei Minuten gab Tal Soma das Zeichen zurückzukommen.

Soma setzte sich neben Tito und fragte ihn nach dem Inhalt des Satzes. Titos Antwort bestand darin, dass er anfing zu schaukeln und mit hervorquellenden Augen mit den Händen wedelte.

Wir kürzten die Versuche immer weiter ab, bis wir schließlich bei einem einzigen mickrigen Wort angelangt waren: *Hut*. Tito bestätigte, dass er das Wort gehört und verstanden hätte. Er schrieb es sogar auf. Wir nahmen den Block weg, so dass Tito das Wort nicht ablesen konnte. Inzwischen holten wir Soma schon nach einer Minute zurück. Trotzdem konnte Tito ihr nicht mitteilen, dass es sich um das Wort *Hut* handelte. Aber er konnte uns etwas anderes mitteilen. Merkwürdigerweise schrieb er eine lange Liste mit anderen Wörtern auf: *Cowboy, Ohren, Wind, Cerebrum, Kopf* – Wörter, die eine Verbindung zu dem Wort *Hut* hatten. Aber nicht das Wort *Hut*. Das war eine der seltsamsten Sachen, die ich je erlebt hatte. Tito wusste eindeutig, worum wir ihn baten, und wusste auch irgendwo in seinem Kopf, dass das Wort *Hut* lautete – wie sollte er sonst spontan diese Assoziationskette bilden? Trotzdem konnte er das Wort *Hut* als solches nicht hervorbringen.

Schließlich blieb Soma im Raum und wir ließen Tito den Papierblock in der Hand behalten. »Das Wort lautet *Meer*«, sagte ich. »Hast du es verstanden?« Tito nickte und sagte Ja. Dann notierte er das Wort auf dem Block in seinem Schoß. Yoram drückte auf die Stoppuhr; diesmal würden wir nur fünfzehn Sekunden verstreichen lassen.

»Okay, Tito. Wie lautete das Wort?«, fragte ich.

Erstaunt beobachteten wir, wie Tito direkt unter der Stelle, wo er nur wenige Sekunden zuvor das Wort *Meer* notiert hatte, zu schreiben begann. Er schrieb die folgenden Wörter: *Fisch, blau, Welle, Wasser, Surfen, Schwimmen …*

»Tito«, sagte ich schließlich, »du hast das Wort oben auf die Seite geschrieben.« Seine Augen blickten weiter ins Leere. Ich wusste, er verstand mich, aber irgendwie lösten meine Worte keinerlei Art von visueller Suche bei Tito aus und veranlassten ihn nicht, auf das Papier zu schauen und das Wort zu lesen, das er nur Sekunden zuvor aufgeschrieben hatte. Schließlich tippte ich auf das Wort *Meer*, das er sich notiert hatte. »Hier. Schau hier, Tito. Du hast es hier hingeschrieben.« Das Geräusch meines tippenden Fingers lenkte seine visuelle Aufmerksamkeit auf die Stelle, an die er das Wort geschrieben hatte, und sofort erkannte er es wieder. Aufgeregt sprach Tito das Wort *Meer* aus und schrieb es gleichzeitig hin. Was ging bloß in ihm vor? Was hatte es mit dieser totalen Abwesenheit von visueller Aufmerksamkeit auf sich?

»Mach weiter«, sagte ich zu Soma und gab ihr den Block.

»Mach schon!«, drängte Soma. »Das Wort ist *Kiste*«, sagte sie zu Tito, während wir alle zusahen. »Sag es!«, befahl Soma.

»Kiste«, sagte Tito laut.

»Jetzt schreib es hin!«, ordnete Soma an und tippte auf den Block. Tito schrieb pflichtschuldig »Kiste«.

»Hast du es verstanden?«, verlangte sie zu wissen und gab mir mit einem Seitenblick zu verstehen, dass sie sich darüber lustig machte, wie ich Tito zuvor befragt hatte.

»Ja«, sagte Tito.

Soma fing an, auf und ab zu gehen, als ob sie eine Suppe auf dem Herd hätte. Yoram hob den Finger, um anzuzeigen, dass eine Minute verstrichen war, und Soma blieb vor Tito stehen.

»Wie lautete das Wort?«, fragte sie in forderndem Tom.

»Kiste«, antwortete Tito und schrieb es ohne zu zögern auf.

Somas Augen verengten sich, dann verschränkte sie die Arme vor der Brust und blieb abwartend stehen.

»Hallo!«, durchbrach die liebliche italienische Stimme von Francesca Pei das angespannte Schweigen.

»Was ist los?«, fragte sie mit einem Blick in die Runde.

»*Vielleicht denkt der Herr, dass ich ihn zum Narren halte*«, schrieb Tito.

Francesca sah verwirrt aus.

»*Ich war heute nicht gut*«, fuhr Tito fort.

Francesca warf Yoram einen forschenden Blick zu. Aber Yoram war tief in Gedanken versunken, stirnrunzelnd drehte er immer wieder an seinem Ehering, einen gequälten Ausdruck im Gesicht.

Schließlich richtete er seine blauen Augen auf Tito und sagte: »Ich glaube dir, Tito.«

Ein weiteres angespanntes Schweigen.

Dann fing Tito an zu schreiben. Yoram schaute auf den Block in Titos Schoß und las laut vor.

»*Was halten Sie von Gaza?*«

Yoram schaute verwirrt hoch. Dann begriff er plötzlich: Tito versuchte, Smalltalk zu machen. Yoram grinste wie ein Honigkuchenpferd. »Wir könnten beim Essen über Gaza reden«, sagte Yoram überschwänglich. »Würde dir das gefallen?«

»*Ja*«, antwortete Tito.

Yoram nahm Tito am Arm, und wir folgten den beiden mit einem Seufzer der Erleichterung zum Mittagessen. Diesmal wählte Tito das Lokal und entschied sich – selbstverständlich – für McDonald's. Und wir würden versuchen, zur Abwechslung einmal über etwas anderes zu reden als über Autismus.

Als wir nach dem Essen zurückkehrten, erwartete uns John Houde. Seine Brille mit Metallrand und der schwarze Schnauzer gaben ihm ein distinguiertes, gelehrtes Aussehen, das ebenso wie seine beeindruckende wissenschaftliche Arbeit leicht darüber hinwegtäuschen konnte, dass er relativ jung an Jahren war. In einem bahnbrechenden Aufsatz mit dem Titel »Sensomotor Adaptation in Speech Production«, der 1998 in der Zeitschrift *Science* erschien, hatte Houde gezeigt, dass die Sprache, die wir hören, einen direkten und weit reichenden Effekt auf unsere Sprechweise hat. Bei einem kreativen Experiment setzte Houde eine auditive Feedbackschleife ein, bei der man bestimmte Vokallaute verändert hatte, um Probanden zu trainieren. Wie sich herausstellte, veränderte das abgewandelte Feedback schon nach kurzem Training auf spektakuläre Weise die Aussprache der gehörten Vokale bei den Probanden. Es wirkte sich nicht nur auf die Art aus, wie sie bestimmte Wörter artikulierten, sondern ganz allgemein auf die Aussprache aller Wörter, in denen die veränderten Vokale vorkamen. Ich war beeindruckt, dass Mike gerade John Houde damit beauftragt hatte, zu untersuchen, wie Tito sprach und sein eigenes Sprechen wahrnahm. Genau genommen hätte ich mir keinen Besseren dafür vorstellen können.

Dennoch sah ich diesen Tests mit noch größerer Nervosität entgegen als allen anderen. Was könnte sich ein Mensch, der nicht sprechen kann, sehnlicher wünschen, als seine Stimme zu finden?

Tito hatte den Versuch, sprechen zu lernen, nie aufgegeben. Er bemühte sich weiterhin jeden Tag, die richtigen Laute hervorzubringen, um Wörter und Sätze zu formulieren, unabhängig von der Tatsache, dass all seine Versuche bisher gescheitert waren. Selbst wenn man Tito gut kannte, konnte man nur in begrenztem Maß verstehen, was er sagte, und sogar Soma musste Tito häufig dazu anhalten, seine gesprochenen Worte zu buchstabieren, damit sie ihn verstand. Was ließ ihn beharrlich weitermachen? Hing es damit zusammen, dass seine krakelige Handschrift und sogar sein Fingerdeuten und Tippen ihn ungeheure Anstrengung kosteten? Oder lag es daran, dass das Schreiben und das Tippen ihn viel mehr Zeit kosteten, was dazu führte, dass sie einfach keinen befriedigenden Ersatz für ein zwischenmenschliches Gespräch boten? Was immer es war, diese Tests würden Tito in emotionaler Hinsicht am stärksten aufwühlen, weil er dabei das meiste zu verlieren hatte, nämlich seine Hoffnung, je die Fähigkeit zum Sprechen zu erwerben.

John Houde zog sich einen Stuhl heran und begann damit,

Tito Fragen zu stellen. Die Untersuchung von Titos Stimme war für den nächsten Tag angesetzt.

»Was hörst du, wenn du sprichst, Tito?«, fing er an.

»Ich schenke meinem eigenen Sprechen keine Aufmerksamkeit«, antwortete Tito.

»Aber du weißt, wann du sprichst?«, fragte John.

»Das weiß ich«, entgegnete Tito.

»Wäre es möglich, dass du einmal auf deine eigene Stimme achtest, sogar mehrere Minuten lang?«, wollte John wissen.

»Ich werde es versuchen«, versprach Tito.

»Kannst du unterscheiden, ob du zu laut oder zu leise sprichst?«, fuhr John fort.

»Ich denke, das kann ich nicht, Mr. John«, erwiderte Tito. *»Die Lautstärke verändert sich in verschiedenen Situationen von allein.«*

Tito hatte mir früher schon berichtet, dass seine Stimme manchmal lauter und manchmal leiser wurde und dass er keine Kontrolle darüber hatte.

John machte sich einige Notizen und dachte einen Moment nach. »Ich erkenne, dass er phonieren kann«, erklärte er an Soma gewandt. Er meinte, dass Tito physiologisch in der Lage war, eine Reihe von winzigen Lauteinheiten, die so genannten Phoneme, zu erzeugen, um Wörter und Sätze hervorzubringen, auch wenn sie nicht sehr verständlich waren.

»Sie sind die erste Person, die mein Sprechen zu schätzen weiß«, schrieb Tito.

»Ich erkenne, dass er nachahmen kann«, sagte John zu Soma.

Ich wusste oder ahnte zumindest, was John dachte: Wenn Tito verschiedene Laute erzeugen konnte und wenn er zur Nachahmung fähig war, dann war er in Lage, sprechen zu lernen.

»Tito, wenn du anfängst zu sprechen – hörst du dann deine eigene Stimme und hörst auf zu sprechen, weil du sie hörst?«, fragte John.

»Ich bin nicht sicher«, gestand Tito.

»Fällt es dir leichter, ein Wort nachzusprechen, wenn eine andere Person es vorsagt?«, erkundigte sich John.

»Nachahmung erfordert weniger Konzentration«, antwortete Tito.

John beschloss, Titos stimmliche Nachahmungsfähigkeit zu testen. »Sag mal das Wort ›wahrheitsgemäß‹«, bat er.

Tito wiederholte das Wort, aber er sprach es sehr undeutlich aus und die vier Silben klangen eher wie vier gleichartige gutturale Laute und weniger wie ein Wort.

»Wie wäre es«, überlegte John laut, »wenn ich dir ein Wort auf Papier zeige?« Er kritzelte das Wort ›wahrheitsgemäß‹ hin und zeigte es Tito.

Tito las es laut vor. Es klang ein bisschen besser, aber er sprach immer noch sehr undeutlich. *»Sagen Sie mir ein neues Wort«*, bat Tito.

»Sag ›hoffnungsvoll‹«, bat John.

Tito wiederholte das Wort.

»Versuch es noch einmal langsamer«, schlug John vor.

Tito versuchte es erneut, und John erklärte Soma: »Seine Aussprache ist besser, wenn er das Wort laut vorliest, als wenn er es ohne Vorlage ausspricht.«

»Ich konzentriere mich auf das nächste Wort und dann verschließt sich meine Stimme für das Hören«, erläuterte Tito.

»Du fängst also an, das erste Wort auszusprechen, denkst dann aber über das zweite Wort nach und vergisst dadurch das erste?«, stellte John klar.

»Genau«, schrieb Tito.

»Du weißt also nicht, dass du das erste Wort zu Ende gesprochen hast?«, fragte John

»Es kümmert mich nicht«, antwortete Tito.

»Warum kümmert es dich nicht?«, fragte ich.

Plötzlich schnappte sich Tito den Stift aus Somas Hand. Soma versuchte, ihn wieder abzuluchsen, aber Tito ließ nicht los. Im Nu hatte er angefangen, seine Hand mit dem Stift zu bekritzeln.

»Nein!«, brüllte Soma.

»Doch!«, gab Tito lautstark verbal zurück.

Soma funkelte Tito an und entschied dann, ihn zu ignorieren. Stattdessen fing sie an, John Houde zu erzählen, wie sie Tito das erste Mal zum Sprechen gebracht hatte.

Ich kannte die Geschichte bereits. Tito hatte sie in seinen »Erinnerungen und mehr…« beschrieben:

Ich hatte keine Ahnung, wo meine Stimme sich versteckte. War sie irgendwo in meinem Bauch? Oder war sie in meinem Mund? Ich hatte geweint und wohl auch laut geschrien, aber gar nicht gemerkt, dass ich meiner eigenen Stimme zugehört hatte.

Mutter wollte mir helfen, weil ich mit der Zeit immer lauter schrie und es mir wohl nicht leichtfiel, damit aufzuhören. Sie hielt mir meine Kommunikationstafel hin und bat mich, darauf zu deuten und ihr mitzuteilen, was mich störte. Ich sagte ihr, dass ich möglicherweise weinte, weil ich meine Stimme nicht finden konnte.

Ich erinnere mich, dass Mutter mir plötzlich ohne Vorwarnung einen Stoß in den Rücken gab. Es geschah so schnell und unerwartet, dass ein »uh«-Laut aus mir herauskam.

»Das war deine Stimme«, sagte Mutter.
»Jetzt werde ich die Stimme aus dir herausstoßen.« Sie versetzte mir einen Stoß, und ich gab immer wieder den »uh«-Laut von mir und machte ihn mit jedem Stoß willentlicher.

Mutter hielt ein Glas Wasser in der Hand und forderte mich auf, mit meiner Stimme darum zu bitten.

Dann fing sie wieder an, mir Stöße zu versetzen, und ich sagte: »Uh wah wah tah dah kah.«

Ich hörte meine Stimme sagen »Ich will Wasser trinken.«
Ich machte mit meinem Sprechen weiter, solange Mutter mir Stöße in den Rücken gab.

Ich war nicht beeindruckt von dem, was meine Ohren als meine gesprochene Sprache hörten, wenn Mutter mir Stöße von hinten gab, um meine Stimme aus meinem Mund zu schubsen.

Ich fragte mich immer wieder besorgt: »Bewegen sich meine Lippen wie die der anderen?«

Fortan begleitete mich mein Sprechen oder eher der Gebrauch meiner Stimme bei meinen Therapiesitzungen und zu Hause. Mein Sprachtherapeut Mr Kant gab mir immer eine Liste mit Wörtern, die ich lesen sollte. Wörter, die aussahen wie bittere Pillen. Bittere Pillen warteten darauf, ihre Vollständigkeit in meiner Stimme zu finden. Und weil jeder in meiner Umgebung sich so sehr darüber freute, wenn ich diese Laute erzeugte, und weil Mr Kant mich jedes Mal großzügig mit einem Stück Schokolade belohnte, wenn ich diese Wörter sagte, hatte ich keine andere Wahl, als meine Stimme weiter dazu einzusetzen, diese Wörter laut zu lesen. Es war, als erwiese ich allen einen großen Gefallen, wenn ich die Wörter laut aufsagte.

So habe ich angefangen zu sprechen.

aus »Erinnerungen und mehr ...«

Am dritten Testtag trafen wir uns wieder im Teesalon des Hotels zum Frühstück. Tito war bereit, sofort mit der Kommunikation zu beginnen. Er habe sich viele Gedanken über den gestrigen Tag gemacht, berichtete Soma mir.

»Ich habe gestern Nacht darüber nachgedacht«, schrieb Tito, *»dass es sehr schwierig ist, die Meinung von Wissenschaftlern zu ändern. Gestern hörte ich, wie einer von ihnen etwas von ›Konzentrationsstörung‹ sagte. Es ging um die Ansicht, die ich total ablehne, und er sagte, er sei dabei, sie zu entdecken.«*

Worüber redete Tito da?, überlegte ich. »Was zu entdecken?«, fragte ich.

»Die kleine Konzentrationsstörung«, erklärte Tito.

»Beim Autismus?«, hakte ich nach.

»Bei autistischer Störung«, bestätigte Tito.

»Und wer hat darüber gesprochen?«, erkundigte ich mich und versuchte immer noch, zu verstehen, was Tito meinte.

»Die Sprech-Person«, klärte Tito mich auf.

Jetzt wurde mir klar, dass Tito sich auf etwas bezog, das John Houde gestern gesagt hatte. Houde hatte Vermutungen darüber angestellt, ob Autismus vielleicht eine extreme Variante des Aufmerksamkeitsdefizitsyndroms sein könnte. Möglicherweise weil Tito berichtet hatte, dass er dem Klang seiner eigenen Stimme keine Aufmerksamkeit schenken konnte.

»Du meinst John Houde?«, sagte ich. »Er hat nur laut gedacht.«

Tito wirkte erregt, schaukelte und schnalzte mit der Zunge.

»Tito, machst du dir deswegen Sorgen?«, fragte ich.

»Ja, weil ich weiß, dass er sich am äußeren Verhalten orientiert«, antwortete Tito.

Ich wusste, was Tito meinte. Er befürchtete, dass John ihn nach seinem Verhalten beurteilen würde anstatt nach seinem Denkvermögen, wie es schon so häufig geschehen war. Das hatte er auch gemeint, als er eingangs gesagt hatte: »Es ist schwierig, die Meinung von Wissenschaftlern zu ändern«. Und ich stimmte mit ihm überein. Wenn die Wissenschaftler nur sein äußeres Verhalten bewerteten, dann war das Ganze sinnlos, weil sie dann nur wieder denselben Fehlschluss ziehen würden.

»Ich glaube, John Houde hat Autismus einfach nur mit anderen Störungen verglichen, die er kennt, wie etwa dem Aufmerksamkeitsdefizitsyndrom«, erklärte ich in dem Versuch, Titos wachsende Anspannung zu lindern.

»Das Problem ist, dass jeder versucht, ein Psychologe zu sein«, antwortete Tito.

»Tito, damit hast du gerade das größte Problem in der Geschichte des Autismus auf den Punkt gebracht! Gott sei Dank bist du jetzt da, um das zu ändern!«, sagte ich in aufrichtiger Dankbarkeit.

Doch Tito wedelte jetzt wie wild mit den Händen und schaukelte mit hervortretenden Augen auf seinem Stuhl, als würde er gleich explodieren.

»Soma, frag ihn, was los ist«, bat ich sie.

Soma stürzte ihren letzten Schluck Tee hinunter und kehrte geduldig mit Papier und Stift an Titos Seite zurück. Tito hörte gerade so lange auf zu schaukeln, wie er brauchte, um einen weiteren Satz zu schreiben: *»Morgens kann ich mich am besten konzentrieren. Ich hatte Mühe, auf das Wort ›beide‹ zu deuten und das löste eine gewisse Ungläubigkeit aus.«*

»Wer hat dir nicht geglaubt?«, fragte ich und vermutete, dass Tito sich auf die Testverfahren des gestrigen Tages bezog.

Dann sah ich, dass Tito angefangen hatte, den Stift auseinander zu nehmen – Kappe, Mine, Feder, Patrone. In null Komma nichts hatte er das Ding in seine Bestandteile zerlegt und verteilte jetzt überall schmierige schwarze Tinte von jener katastrophalen Sorte, die aus billigen Kugelschreibern leckt – auf seinen Händen, dem Tischtuch und seinem Hemd. Soma versuchte, Tito den Rest des Stiftes aus der Hand zu winden, aber er hielt ihn mit aller Kraft fest. Es folgte ein kleines Gerangel zwischen Mutter und Sohn, neugierig beobachtet von einer Schar Croissant-mampfender Hotelgäste. Soma schaffte es schließlich, den Kugelschreiber und seine Bestandteile aus Titos tintenbeflecktem Griff zu befreien, und wir alle setzten uns wieder hin. Soma wischte schimpfend Titos Hände unter dem entsetzten Blick des chinesischen Hotelangestellten mit der weißen Stoffserviette ab.

Tito hatte mir gesagt, dass ich sein Verhalten ignorieren sollte, aber zumindest in dieser Situation schien es in Zusammenhang damit zu stehen, was in seinem Kopf vorging. Die Wissenschaftler hatten ihn wütend gemacht und enttäuscht, vor allem Yoram und John Houde. Tito hatte den Eindruck, dass man ihn falsch beurteilte, und er hatte Angst, erneut als geistig behindert bezeichnet zu werden. Ich konnte es ihm nicht verübeln.

»Wer hat dir nicht geglaubt?«, wiederholte ich.

»Der israelische Herr glaubt mir nicht«, antwortete Tito.

»Was glaubt er nicht?«, fragte ich. Ich hatte gedacht, zwischen Yoram und Tito wäre wieder alles in Ordnung, aber offenbar fühlte Tito sich noch nicht von ihm ernst genommen.

»Ich bin ein guter Beobachter von Menschen, und ich merke, dass er denkt, ich mache es nur so gut, wie es mir gefällt, und deshalb glaubt er, ich will ihn austricksen. Das kann ich, wenn ich will, aber ich will es nicht, weil du mir vertraust, Portia.«

Tito dachte, Yoram zweifele daran, dass er bei den Tests sein Bestes gab.

»Ich bin froh, dass du weißt, dass ich dir vertraue«, versicherte ich Tito. »Auch deshalb, weil es wirklich wichtig ist, deine Wahrnehmung zu testen«, sagte ich. »Deine Wahrnehmung ist anders, aber das heißt nicht, dass du nicht intelligent bist. Wenn wir mehr über deine Wahrnehmung herausfinden, kann es vielleicht anderen Menschen mit Autismus helfen, die das gleiche Problem haben und auch intelligent sind. Klingt das einleuchtend für dich?«

Tito antwortete: *»Das bedeutet nicht, dass du sein Anwalt werden musst. Ich werde mich nicht schlecht benehmen. Darauf kannst zu dich verlassen. Ich werde kooperieren und versuchen, es zu vergessen.«*

Insgeheim musste ich lachen, obwohl ich eine feierliche Miene bewahrte, weil ich wusste, dass Tito es ernst meinte. Er wollte deutlich machen, dass ich Yoram nicht verteidigen musste und dass er versuchen würde, keinen Groll gegen ihn zu hegen. »Danke, Tito. Darüber bin ich wirklich sehr froh«, sagte ich.

»Da zeigen sich meine Kenntnisse vom ›Kaufmann von Venedig‹«, fügte er hinzu.

Nur für den Fall, dass ich seinen feinen Intellekt, seine eindrucksvolle Bildung oder seinen Sinn für trockenen Humor noch nicht bemerkt hatte, oder falls mir – schlimmer noch – der verborgene Sinn seiner Bemerkung, ich müsse nicht als Anwalt für Yoram auftreten, völlig entgangen war, machte Tito mich jetzt noch einmal auf die Mehrdeutigkeit aufmerksam: Er spielte darauf an, dass ich denselben Namen trug wie die Fürsprecherin Portia in Shakespeares Stück »Der Kaufmann von

Venedig«. Ich hatte die Anspielung tatsächlich nicht verstanden, bis er mich darauf hinwies.

Als wir im Labor eintrafen, nahm ich Yoram und John Houde beiseite und erzählte ihnen von Titos Bedenken. Dass er fürchtete, sie zögen voreilige Schlüsse, die auf seinem sichtbaren Verhalten und nicht auf seinem Verstand beruhten, und dass Tito immer noch das Gefühl hatte, Yoram glaube ihm nicht. Yoram wirkte bestürzt. Er beschloss, vorsichtiger mit seinen Äußerungen zu sein, wenn Tito in der Nähe war. John Houde reagierte verblüfft, als ich ihm sagte, Tito sei aufgebracht über die von ihm geäußerte Vermutung, dass Autismus mit einem Aufmerksamkeitsdefizitsyndrom verbunden sein könnte, und dass er diese Annahme für falsch hielt. »Das hat er gehört?«, fragte er mit offenkundiger Überraschung.

Vielleicht waren Titos Vermutungen doch nicht ganz so abwegig, wie ich angenommen hatte. Ich dachte, John Houde hätte erkannt, dass Tito alles, was um ihn herum geschah, hörte und verstand. Doch ich wusste, dass es für jemanden, der Tito nicht näher kannte, schwierig war, sich daran zu erinnern, dass er trotz seines auffälligen Verhaltens geistig völlig präsent war. Wenn jemand sich so verhielt, als nehme er andere Menschen gar nicht wahr, ging man vielleicht automatisch davon aus, dass er auch selber nicht wahrnahm, was um ihn herum geschah. Denn wenn er sich der Worte und Taten anderer wirklich bewusst wäre, warum sollte er sich dann auf so unakzeptable Weise verhalten? Und doch *war* Tito sich seiner Umwelt bewusst.

»Ja, er hat es sehr wohl verstanden«, beantwortete ich Johns Frage.

John sah perplex und verlegen aus.

»Nun, das ist gut!«, erklärte er schließlich.

Ich wusste aus den Gesprächen mit John Houde, dass er ein mitfühlender Mensch war, und ich wusste, seine Bemerkung war aufrichtig gemeint. Er hielt es buchstäblich für eine sehr gute Sache, wenn Tito über ein so erstaunlich waches Bewusstsein und einen funktionierenden Verstand verfügte.

Dann kam Al ins Labor gesaust, der hauseigene Tüftler und Erfinder, der buchstäblich vom Fernseh- zum Hirnmechaniker avanciert war. Er sah genauso aus wie der zerstreute Erfinder, als den man ihn mir beschrieben hatte, mit dicken Brillengläsern und einem Schädel, der mühelos zwei Gehirnen Platz geboten hätte. Man sagte mir, er sei ein Genie im spontanen Zusammenbasteln der kleinen Geräte und technischen Hilfsmittel, die Wissenschaftler benötigten, um ihre Ideen auszuprobieren. John Houde brauchte ein Gerät, das die Lautstärke von Titos Sprach-Feedback auf sehr kontrollierte Weise erhöhte. Außerdem wollte er eine variable Verzögerung in das Feedback von Titos Stimme einführen und die Frequenz seines Stimmklangs steuern und beeinflussen, um zu sehen, ob irgendeine dieser Abwandlungen Tito helfen würde, seine eigene Stimme zu hören.

Wenn Tito sich selbst sprechen hören *könnte*, postulierte John Houde, sei er möglicherweise in der Lage, sprechen zu lernen.

»Tut mir leid, ich musste warten, bis Radio Shack aufmacht«, erklärte Al und beförderte ein kleines Gerät aus seiner Hemdtasche, das aussah wie ein Transistorradio. Al hatte das Gerät erst vor wenigen Minuten so verändert, dass es all den Anforderungen entsprach, die John Houde gestellt hatte. Houde bedankte sich bei ihm, fummelte an den Einstellungen herum und verband das Gerät mit einem großen Kopfhörer.

Wieder einmal drängten wir uns alle in den winzigen Testraum. John Houde gab Soma den Kopfhörer und bat sie, Tito dazu zu bewegen, ihn aufzusetzen. Obwohl Tito stundenlang einen Kopfhörer trug, wenn er Reggaemusik hörte, hasste er es, ihn zu Testzwecken aufzusetzen. Nach Titos ablehnender Reaktion am ersten Tag, hatte Yoram versucht, die Verwendung von Kopfhörern zu vermeiden, aber heute gab es keine andere Möglichkeit. Als Soma versuchte, Tito den Kopfhörer aufzusetzen, rebellierte er. Mir gelang es, seine Aufmerksamkeit zu erregen und ihm einen Blick zuzuwerfen, der sagte: *»Du hast es versprochen!«* Auch wenn er mich nicht direkt ansah, merkte ich, dass er lächelte, und ich hätte schwören können, dass ihm unser kleiner Moment heimlichen Einvernehmens Vergnügen bereitete. Danach ließ sich Tito den Kopfhörer ohne weiteres Theater aufsetzen.

John Houde rückte den Kopfhörer auf Titos Ohren zurecht. »Ist das okay so?«, fragte er.

»Ja, in Ordnung«, antwortete Tito verbal.

»Konnte er sich selbst hören?«, fragte ich Houde aufgeregt.

»Es ist noch nicht eingeschaltet«, erklärte John Houde geduldig. »Ist das okay so?«, fragte er erneut.

»Es ist okay«, gab Tito zurück.

Zuerst wolle er einige Basisdaten erheben, erläuterte John. Zum Beispiel die Frage klären, was geschah, wenn Tito einfach nur den Kopfhörer trug und seine eigene Stimme dadurch zurückgeleitet wurde.

Soma schlug vor, Tito etwas zum Lesen zu geben; das erleichtere ihm das Sprechen, erklärte sie und zog eine Ausgabe von *Alice im Wunderland* aus ihrer Einkaufstasche. Sie hielt Tito das aufgeschlagene Buch hin und forderte ihn auf, laut zu lesen, indem sie mit dem Finger über die Sätze glitt und dabei bei jedem Wort einen kleinen gutturalen Laut ausstieß. Beim Lesen wurde Titos Stimme immer lauter und schneller, als ob er sich selbst nicht hören könnte. Als er weiterlas, fing er an, seinen Kragen zwischen den Fingern zu zwirbeln und dann abwechselnd an seinen Fingern und seinem Kragen zu schnüffeln. Dann wurde seine Stimme langsamer und leiser, und er hörte auf zu lesen. Er riss sich den Kopfhörer herunter und stand auf.

John nahm ihm den Kopfhörer aus der Hand. »Das war gut, Tito. Ausgezeichnet.«

»Ich habe auf das nächste Wort geachtet …«, Tito brach mitten im Satz ab und blickte ins Leere, wie erstarrt, den Stift in der Luft haltend. »Mach schon!«, befahl Soma und klopfte ihm leicht auf die Hand. Tito fing wieder an zu schreiben und vervollständigte den angefangenen Satz: *»… und nicht auf mein Sprechen.«*

John machte sich eine Notiz. »Das ist gut zu wissen.«

Er fing an, die Einstellungen an dem Gerät, das Al konstruiert hatte, zu verändern. John sagte uns, er würde jetzt eine kurze Verzögerung von 23 Millisekunden in das akustische Feedback einbauen. Nun steckte er das Gerät in Titos Hemdtasche und verband es mit dem Kopfhörer. Tito las eine weitere Passage aus *Alice im Wunderland* und wieder beschleunigte er das Tempo beim Lesen und wurde lauter. Plötzlich veränderte sich seine Stimme und wechselte in eine tiefere Tonlage. Es klang, als ob er besessen wäre. Erneut riss er den Kopfhörer herunter.

»Kannst du dich selber hören?«, fragte John wieder.

»Ich glaube, das kann ich nicht«, antwortete Tito.

John Houde stellte das Gerät erneut ein; diesmal würde er das Frequenz-Feedback verändern,[23] sagte er, das den Klangumfang erweitere.

Soma setzte Tito wieder den Kopfhörer auf.

»Ich will Wasser trinken«, brachte Tito hervor.

Als Soma unseren erstaunten Blick sah, erklärte sie: »Das ist seine Testfrage.«

Es dauerte einen Moment, bis ich begriff, was Soma meinte. Unglaublich. Das war der Satz, den Soma verwendet hatte, um Titos Aufmerksamkeit auf seine Stimme zu lenken und sie aus ihm »herauszustoßen«, als er sechs Jahre alt gewesen war. Tito benutzte den ersten Satz, den er je gesprochen hatte.

»Konntest du das hören?«, fragte John schnell.

»Ja«, sagte Tito.

Johns Augenbrauen schossen in die Höhe.

»Aber Sie konnte ich nicht hören«, erklärte Tito und fügte hinzu: *»Das ist nicht förderlich für die Kommunikation.«*

»Du konntest deine Stimme also hören, aber sie klang seltsam?«, fragte John.

»Ja«, antwortete Tito.

»Der Wechsel der Frequenz erzeugt einen komischen hohen Ton. Das ist nicht so nützlich wie das Feedback beim Sprechenlernen, aber es zeigt, dass wir Tito dazu bringen können, seine eigene Stimme zu hören.«

John Houde klang aufgeregt. »Wenn wir das jetzt einfach wiederholen könnten, aber seine Stimme dabei in einem normalen Frequenzbereich halten …« Er dachte angestrengt nach. »Versuchen wir einmal, die Frequenz zurück auf normal zu setzen und die Verzögerung von 23 Millisekunden beizubehalten.« Er fummelte an dem Gerät herum. »Und die Lautstärke verdoppeln wir. Vielleicht klappt das.« Soma warf mir einen nervösen Blick zu. Ich nickte ihr beruhigend zu.

Soma setzte Tito wieder den Kopfhörer auf und motivierte ihn, mit dem Lesen fortzufahren. Titos Stimme wurde leiser und leiser, während er sein Tempo drosselte. Er riss den Kopfhörer herunter und sah sich mit großen Augen um.

»Was ist?«, fragte John Houde.

Tito griff selbstständig nach dem Block, was ich bisher erst ein einziges Mal erlebt hatte, und fing an zu schreiben.

»Ich spreche schlecht«, schrieb er mit immer noch weit aufgerissenen Augen.

»Woher weißt du das?«, platzte ich heraus.

»Ich habe mich gehört«, antwortete Tito.

Ich starrte ihn einen Moment lang an und sah dann zu John Houde hinüber. Er lächelte.

»Anders als sonst?«, hakte ich nach. »Hast du diesmal mehr von deiner Stimme gehört als sonst?«

»Ja, ich schäme mich«, antwortete Tito.

»Warum?«, fragte ich verblüfft.

»Tito, hast du dich selbst sprechen gehört?«, fragte John Houde, um Bestätigung bittend.

»Ja«, sagte Tito.

»Was hast du gehört?«, wollte ich wissen.

»Ich habe das Echo gehört«, erklärte er.

»Hast du mit dem Kopfhörer etwas anderes gehört als sonst?«, bohrte ich hartnäckig nach.

»Sicher. Ich habe mich selbst gehört. Sonst höre ich mich nicht«, bestätigte Tito.

»Ohne den Kopfhörer hörst du es also nicht?«, fragte John.

»Ich mache mir nicht die Mühe zuzuhören, weil Mutter es ausspricht«, antwortete Tito.

»Tito, hast du stärker auf deine Stimme geachtet oder hat der Kopfhörer dir geholfen, dich selbst zu hören«, erkundigte ich mich.

»Er hat mir geholfen«, bestätigte Tito.

John Houde und ich sprachen aufgeregt durcheinander, als wir beide versuchten, Tito zu erklären, wie unglaublich bedeutsam es war, dass er seine eigene Stimme hören konnte. Dass es ihm nicht nur die Möglichkeit eröffnete, seine Sprechweise zu steuern, sondern auch eine wesentliche Voraussetzung war, um überhaupt sprechen zu können.

John Houde wollte den letzten Versuch sofort unter den gleichen Bedingungen wiederholen – mit der leichten Verzögerung von 23 Millisekunden und der doppelten Lautstärke –, um zu überprüfen, ob er dasselbe Ergebnis erzielen würde. Wir alle wollten wissen, ob Tito seine eigene Stimme erneut hören würde oder nicht – ob eine simple Veränderung tatsächlich so gut funktioniert hatte, wie es den Anschein hatte.

Tito schaukelte im Stehen, was aussah, als würde er sich wiederholt verbeugen, und fuchtelte dabei mit dem Stift vor seinen Augen herum. Aber er lächelte auch und obwohl seine Augen hingerissen an dem zuckenden Stift hingen, fand ich, dass er glücklich wirkte.

Der Kopfhörer wurde wieder aufgesetzt, und Tito war startklar.

»Fang an, Tito. Du kannst anfangen zu lesen«, wies John ihn an.

Soma hielt das Buch hoch und gab Tito die üblichen Zeichen. Aufgeregt las Tito vor, und lächelte sogar dabei. Dann hörte er auf.

Ich wandte mich an John. »War das genug?«, fragte ich.

»Ja. Ich möchte wissen, ob er dieselbe Erfahrung gemacht hat oder nicht«, sagte er mit seinem Blick auf Tito gerichtet.

»Dieselbe«, konstatierte Tito.

»Großartig!«, rief John strahlend.

Aber Tito war mit seiner Antwort noch nicht fertig. *»Ich denke, ich sollte aufhören zu sprechen«*, fuhr er fort.

»Was meinst du damit?«, fragte ich verwirrt.

»Ich spreche schlecht«, sagte Tito.

»Aber in Anbetracht der ganzen Probleme, die du gehabt hast, sprichst du sehr gut!«, setzte John schnell dagegen.

»Und du wirst noch viel besser werden«, versuchte ich, Tito zu ermutigen. »Ich höre deine Stimme wahnsinnig gern«, fügte ich hinzu und merkte, wie meine eigene Stimme zitterte.

»Ich auch«, schaltete John sich ein. Er klang sehr bewegt.

»Hörst du ihn nicht auch unheimlich gern sprechen«, fragte ich Soma in der Hoffnung, sie würde Tito ebenfalls ermutigen.

Soma sah sehr ernst aus, aber ich konnte sehen, dass sie versuchte, die Tränen zurückzuhalten.

»Ja«, sagte sie schlicht.

»Schon die Tatsache, dass du deine eigene Stimme hören kannst und weißt, dass sie anders klingt als normal, zeigt, dass du deine Sprechweise verbessern kannst. Es gibt nichts, weswegen du dich schämen oder schlecht fühlen müsstest. Es ist nur … es ist nur Neurologie!«, beendete ich meinen Satz schnell in Ermangelung des richtigen Wortes.

Aber Tito schien immer aufgeregter zu werden. Er sprang von seinem Stuhl auf und lief hin und her. Dann fing er an, an dem Klebeband zu zerren, das man über einer schadhaften Stelle des Plastikstuhls angebracht hatte. Im nächsten Moment rannte er aus dem Testraum, kam wieder zurück und blieb einen Moment lang stehen.

»Ich habe gehört, dass ich sehr schlecht spreche, und ich weiß es«, erklärte er, jetzt wieder wild schaukelnd.

»Warst du überrascht?«, fragte ich.

»Ja«, antwortete er. Dann stürmte er wieder auf den Korridor.

Soma und ich hefteten uns an seine Fersen. Als Tito sich ein bisschen beruhigt hatte, setzten wir uns zusammen auf das kleine rote Ledersofa, und ich versuchte, noch ein bisschen mehr von ihm zu erfahren.

»Ich fühle mich so anders«, schrieb Tito.

Er wollte wieder aufspringen, aber Soma drückte ihn auf das Sofa zurück.

»Ich habe festgestellt, dass ich ganz schlecht spreche«, fuhr Tito fort.

»Hast du gemerkt, dass es besser wurde?«, fragte John.

»Nein. Ich bin nicht auf Ihrem Niveau.« Tito meinte, dass er nicht so gut sprechen konnte wie wir anderen.

John legte Tito eine Hand auf die Schulter. »Tito, ich befasse mich wissenschaftlich mit der Sprache und meine professionelle Meinung ist, dass du besser geworden bist.« Der Wissenschaftler in John konnte nicht umhin, eine Frage hinzuzufügen: »Ich habe mich auch gefragt, ob du es hören konntest – dass du besser geworden bist?«

»Vielleicht«, räumte Tito zögernd ein.

John Houdes Miene hellte sich wieder auf. »Okay, du suchst das nächste Wort aus, Tito«, bot er an.

»Was könnte süßer klingen als dein Name?«, schrieb Tito und wandte sich leicht in meine Richtung.

»Willst du mich in Verlegenheit bringen?«, fragte ich und musste nun auch lächeln.

»Ja.«

»Versuch mal, ihn auszusprechen«, wies John Tito an.

»Portia«, sagte Tito mit seiner Stimme.

Ja, es war eindeutig besser zu verstehen.

»Konntest du die Veränderung hören?«, fragte ich Tito und versuchte, meine Aufregung zu verbergen.

»Ich denke, dass jedes Wort des Wörterbuchs zehn Jahre lang behandelt werden muss.«

Tito war überwältigt von der ungeheuren Größe der Aufgabe, die vor ihm lag. Er dachte, dass er nacheinander die Aussprache jedes einzelnen Wortes der englischen Sprache lernen müsste.

John kam mir zu Hilfe: »Es gibt nur vierzig verschiedene Laute, die du für die englische Sprache brauchst, Tito. Wenn du die beherrschst, kannst du jedes Wort aussprechen.«

Tito schwieg.

»Du hast etwas gesagt, und ich konnte es verstehen!«, sagte John mit Nachdruck, um zu Tito durchzudringen.

»Spielt das eine Rolle?«, fragte Tito.

»Du musst nicht auf mein Wort vertrauen – du konntest es selber hören«, sagte John.

»Wird man aufhören, mich autistisch zu nennen?«, fragte Tito.

Ich wusste, Tito stellte die brennende Frage, die jeder von uns insgeheim im Sinn hatte: Wenn er sprechen könnte, wäre er dann immer noch autistisch?

John dachte einen Moment lang nach. »Schwer zu sagen – aber sprechen zu können würde einen himmelweiten Unterschied machen«, sagte er aufrichtig.

Erneutes Schweigen.

»Mir kommt es so vor, als wärst du randvoll mit Gedanken und Ideen. Aber es ist, als wären sie in einer verschlossenen Flasche, die man öffnen muss. Durch die Fähigkeit zu sprechen könntest du deine Gedanken leichter herauslassen«, versuchte John, seine eigenen Gedanken in Worte zu fassen.

»Ich denke, der Hals sollte umgedreht werden«, stellte Tito fest.

»Der Flaschenhals?«, fragte ich und ahnte, was Tito meinte.

»Ja«, bestätigte er.

Ich hatte Recht. Es war ein Bild mit dreifacher Bedeutung. »Den Hals umdrehen« war ein bildlicher Vergleich. Die Metapher bezog sich auf die Flasche, die John Houde angesprochen hatte, wobei »Hals« sowohl im wörtlichen wie im übertragenen Sinn gemeint war. Der Ausdruck bezog sich auf den Hals der Flasche, die geöffnet werden musste, damit die Gedanken herausströmen konnten, auf Flaschenhals im Sinne von Engpass und möglicherweise auch auf den tatsächlichen Hals als Sitz der Stimme, der »umgedreht« im Sinne von »völlig verändert« werden musste, um besser zu funktionieren. Tito hatte eine außergewöhnliche Fähigkeit, die vielfältigsten Bedeutungen in seine Worte zu legen.

John, der Tito Mut machen wollte, fuhr fort: »Du bildest normale Sätze. Man würde dich nicht als autistisch bezeichnen, wenn du sprechen könntest«, wagte er zu behaupten.

»Ich brauche das Geflattere.«

Ja, auch wenn Tito sprechen könnte, würden seine autistischen Verhaltensweisen sich nicht verändern. Aber vielleicht würde er sich den Stereotypien seltener hingeben, wenn er reden könnte. Wenn Tito zum Sprechen fähig wäre, könnte er in Echtzeit Minute für Minute den Kontakt mit anderen Menschen aufrechterhalten, und das hätte bestimmt eine beruhigende, regulierende Wirkung auf seine Erregung und seine Aufmerksamkeit, vielleicht sogar auf seine Wahrnehmung und seine Sinnesverarbeitung. »Tito, du hast mir selbst gesagt, dass das Lesen und Schreiben dir hilft, dich zu sammeln, stimmt's?«, warf ich ein.

»Stimmt«, bestätigte er.

»Dann müsste das Reden dir helfen, dich noch besser ins Gleichgewicht zu bringen«, argumentierte ich.

»Das ist eine entfernte Möglichkeit«, räumte Tito ein.

Als ich aufsah, entdeckte ich Mike Merzenich, der direkt draußen vor der Tür stand und zuhörte. Wie lange schon, wusste ich nicht.

Mike Merzenich sah genauso aus, wie ich ihn von unserer ersten Begegnung auf der Konferenz *Innovative Technology for Autism* im letzten Jahr in Erinnerung hatte. Tatsächlich wirkte er völlig unverändert. Seine Brille rutschte ihm immer noch auf die Nasenspitze, sein Hemd hing ihm halb aus der Hose, und auf seinem Gesicht lag immer noch das warmherzige, charmante Grinsen. »Hallo, Tito. Ich bin Dr. Merzenich.« Er kam herein und schüttelte Tito die Hand.

»Es freut mich sehr, Ihre Bekanntschaft zu machen«, antwortete Tito höflich.

Mike wandte sich Soma zu, schüttelte ihr die Hand und bedankte sich bei ihr, dass sie in sein Labor gekommen war. Dann fragte er Tito: »Tito, spürst du beim Sprechen, dass du sprichst – fühlst du es in deinem Hals, kannst du es hören?«

»Ich weiß, ich spreche, aber ich kümmere mich nicht um das Wie«, erklärte Tito und wiederholte damit, dass er nicht darauf achtete, wie seine Stimme sich anfühlte oder klang.

»Tito, wenn du ein Wort aussprichst«, fuhr Mike fort, »was denkst du dann? Denkst du an einen Buchstaben oder an eine Bedeutung, an ein Wort, an Töne?«

Ohne zu zögern erwiderte Tito: *»Ich denke an das nächste Wort.«*

Mike bohrte weiter: »Denkst du manchmal an die Bedeutung von mehr als einem Wort – zum Beispiel an einen Satz?«, fragte er.

»An das nächste mögliche Wort, das zu dem Wort passt, das ihm vorausgeht«, erläuterte Tito.

»Geht es dir beim Schreiben genauso wie beim Sprechen? Denkst du an Buchstaben, Laute oder das nächste Wort?«

»Ich denke an das nächste Wort«, wiederholte Tito.

»Als du dich selbst über den Kopfhörer gehört hast, konntest du da an das nächste Wort denken?«

Eine interessante Frage: Wenn Tito sich selbst hören konnte, geriet das dann mit seiner Denkfähigkeit und seiner Fähigkeit zum Sprachgebrauch in Konflikt?

»Ich steckte irgendwie fest«, meinte Tito.

Mike hatte Recht.

»So abstoßend«, sagte Tito und fällte damit ein hartes Urteil über sich selbst.

»Tito, es ist überhaupt nicht abstoßend – du bist nur nicht daran gewöhnt«, versuchte ich, ihm Mut zu machen.

Mike stand auf. »Tito, du bist ein großartiger Junge«, sagte er und schüttelte Tito energisch die Hand.

Darauf verkündete er, dass wir alle bei ihm zu Hause zum Dinner eingeladen wären. Seine arme Frau, dachte ich.

Ich wusste, es würde für Tito zu spät stattfinden. Und wenn Tito nicht zum Dinner kommen konnte, dann konnte Soma auch nicht kommen. Ich wünschte, sie könnten länger in den Staaten bleiben. Wenn sie blieben, würde ich eine Hilfe suchen, einen persönlichen Betreuer für Tito, um Soma ein bisschen Freiheit zu erkaufen.

Als Soma, Tito und ich wieder in unserem Hotel eintrafen, war im Salon gerade »Teatime«. Der chinesische Hotelangestellte begrüßte uns kühl, aber bald darauf hatten wir es uns mit unserem Tee und Gebäck gemütlich gemacht. Soma erzählte mir, dass Tito in den beiden Monaten, die sie jetzt mit ihm in den USA sei, mehr Menschen kennengelernt habe als in Indien in seinem ganzen Leben. Mir wurde klar, dass Titos Kommunikation sich radikal verändert hatte. Die Sprache, die Tito benutzte, als ich ihn das erste Mal traf, war kompliziert und kryptisch, und er drückte sich häufig in Reimen aus. Aber jetzt wurden Titos Sätze natürlicher und gesprächsorientierter. Er fing an, seine eigenen Ideen auszudrücken und nicht nur Fragen zu beantworten. »Was halten Sie von Gaza?« Ich fand das toll.

Am Abend setzte ein Taxi mich oben an der Straße ab, in der das Haus von Mike Merzenich lag. Die Straße selbst war so kurz und steil, dass der Taxifahrer sich weigerte, bis in die Sackgasse hineinzufahren.

Mikes Ehefrau Diane war hübsch und energiegeladen. Sie trug einen kurzen braunen Bob und hatte ein freundliches Gesicht mit einem immer leicht amüsierten Ausdruck, woran Mike, wie ich vermutete, nicht ganz unschuldig war. Sie schien guter Laune zu sein, trotz der Tatsache, dass ihr Ehemann ihr Knall auf Fall ein Dutzend Dinnergäste aufs Auge gedrückt hatte. Als wir uns setzten, wusste ich auch schon, dass sie eine fantastische Köchin war. Irgendetwas sagte mir, dass dies nicht das erste Mal war, dass Diane ein spontanes Dinner auf den Tisch zaubern musste. Wo fanden diese Männer bloß immer solche fantastischen Ehefrauen?, fragte ich mich.

In dieser Nacht fand ich mich umringt von den besten und klügsten Wissenschaftlern der Welt, die alle über Autismus redeten, und ich hatte den Eindruck, dass ich irgendwo angekommen war. Etwas Gutes war im Entstehen.

13. In Ton träumen

Zurück in Los Angeles hatten wir eine sehr öde und langweilige, aber dennoch wichtige Aufgabe zu erledigen. Wir mussten dem wissenschaftlichen Establishment ein für alle Mal beweisen, dass Tito autistisch war. An einem heißen, sonnigen Tag stieg Sarah Spence die Betonstufen zur Wohnung von Soma und Tito hinauf, unter dem Arm einen großen Aktenkoffer voller Papiere, einschließlich der beiden Goldstandard-Tests der Autismusdiagnose: Das Diagnostische Interview für Autismus (ADI)[24] und die Diagnostische Beobachtungsskala für autistische Störungen (ADOS)[25]. Nach der ganzen Aufregung in San Francisco hatte uns das gerade noch gefehlt, aber ich wusste, dass es notwendig war. Wenn die Erkenntnisse, die wir in Merzenichs Labor über Tito gewonnen hatten, je irgendwelche Veränderungen bewirken sollten, mussten wir dafür sorgen, dass kein Zweifel daran bestand, dass Tito wirklich autistisch war.

Sarah Spence, Kinderneurologin an der *UCLA*, hatte auch an der Genbank von *CAN* (Autism Genetic Resource Exchange) mitgearbeitet und dazu Hunderte von multiplexen Familien aufgesucht. Sie war groß und schlank und wahrscheinlich schöner als alle Ärzte, die Tito je gesehen hatte. Statt eines weißen Kittels und beginnender Glatze trug Dr. Spence einen langen, geblümten Rock und schulterlanges sandfarbenes Haar, das sie ordentlich hinter die Ohren gestrichen hatte. Sie strahlte etwas Offizielles, Geschäftsmäßiges aus, doch mit Tito sprach sie in einem sanftem, liebenswürdigem Ton und voller Respekt.

Mit der ADOS sollen unter anderem das Sozialverhalten

und die Sprache eingeschätzt werden, die beiden wohl größten wahrgenommenen Defizitfelder beim Autismus. An Titos Beeinträchtigung in sozialer und kommunikativer Hinsicht bestand kein Zweifel. Doch im Hinblick auf die Einschätzung von Titos sprachlichen Fähigkeiten gab es ein Problem – die ADOS war nicht dafür konzipiert, bei jemandem angewendet zu werden, der nicht sprechen konnte, aber dennoch über sprachliche Fähigkeiten verfügte.

Sarah Spence erklärte Tito den Test und begann mit der Durchführung.

Ob Tito irgendwelche Freunde habe, fragte Sarah.

»*Ich bin autistisch, wie sollte ich da Freunde gewinnen?*«

Tito hatte sich verändert, seit wir vor nur wenigen Wochen in Courchesnes Labor gewesen waren und die Frage nach Freunden ihn verletzt hatte. Jetzt behandelte er die Angelegenheit eher nüchtern und sachlich. Als Nächstes fragte Sarah ihn, warum sein Autismus ihn daran hindere, Freunde zu gewinnen.

»*Sie wissen, dass ich nicht fähig bin, etwas zu initiieren*«, antwortete er. Ich spürte, dass Tito ungeduldig wurde. Ich konnte es ihm nicht verdenken.

»Möchtest du Freunde haben?«, fragte Sarah.

»*Ja, aber ich muss es akzeptieren, keine zu haben, weil es das Gesetz der Welt ist.*«

Nach einigen weiteren Fragen, die in dieselbe Richtung gingen, wirkte Tito erschöpft und versuchte, die Aufmerksamkeit auf seine Begabungen anstatt auf seine Defizite zu lenken.

»*Aber meinen Sie, dass ich besser schreiben könnte, wenn ich geselliger wäre?*«, fragte er Dr. Spence.

Sarah verstand Titos Wink und ging kurz zu anderen Themen über, fragte ihn zum Beispiel, auf welche Weise er um Gegenstände bat und wo er zur Schule ging. Dann fragte sie ihn, ob er eine Freundin hätte.

Die Tatsache, dass Tito unmöglich eine Freundin haben konnte, machte seine Antwort noch herzzerreißender.

»*Man muss realistisch sein*«, erklärte Tito. »*Ich erwarte nicht, dass es geschieht. Diese kichernden Mädchen sind im Allgemeinen sowieso nicht mein Fall. Ich mag ältere Frauen, aber die sind alle verheiratet.«*

»Hättest du gern Freunde?«, bohrte Sarah hartnäckig nach.

»Wie sollte ich auf etwas antworten können, das ich nicht erlebt habe?«

Mir war klar, dass Tito diese Art von Fragen satt hatte, und dann tat er etwas, das ich noch nie zuvor bei ihm erlebt hatte. Er reagierte mit offenem Sarkasmus.

»Okay, ich kann sagen, Wichtignehmen vorhanden und bla, bla, bla«, schrieb er.

Ich wusste, was er meinte. »Ich kann sagen, es ist mir wichtig«, wenn Dr. Spence das unbedingt hören wollte.

Die Durchführung der ADOS dauerte drei Stunden. Als der Test schließlich abgeschlossen war, bedankte sich Sarah bei Tito und Soma für ihre Beteiligung, und Tito verschwand in seinem Zimmer.

Obwohl Sarah Spence die ADOS schon bei zahlreichen Kindern durchgeführt hatte, räumte sie ein, dass ihr ein Fall wie Tito noch nie untergekommen war. Es würde schwierig werden, den Sprach-Baustein des Tests auszuwerten, weil Tito allen Thesen über Autismus und Sprache, auf denen ADOS aufbaute, widersprach.

Dennoch sei sie sich sicher, dass Tito die Diagnosekriterien der ADOS für Autismus erfülle, erklärte Sarah Spence, als sie ihren Aktenkoffer wieder einpackte und zum Aufbruch rüstete. Sie sagte, Tito sei faszinierend und dass sie sich frage, ob es wohl andere wie ihn gebe.

Das war natürlich genau die Frage, die auch mich insgeheim beschäftigte.

Die Psychiater in England, die bei Tito im Alter von elf Jahren die Diagnose Autismus gestellt hatten, waren sich sicher, dass Tito etwas ganz Besonderes war, ein Fall, der einmal unter einer Million Fällen auftrat. Aber war es möglich, dass vielleicht nicht Tito, sondern Soma das ganz Besondere war? Immerhin war sie diejenige, die Tito das Kommunizieren beigebracht hatte.

Gab es vielleicht andere stumme Autisten, die genauso aussahen und handelten wie Tito, aber über kein Kommunikationsmittel verfügten?

Tito war autistisch, aber keine Autismusdefinition, die ich je gelesen oder gehört hatte, traf auf ihn zu. Autisten dachten laut dieser Definitionen visuell und hatten Probleme mit Sprache und mit der Kommunikation. Aber Tito war das Gegenteil einer visuell denkenden Person. Tito war eine »selektiv blinde« Person.

Meine Gedanken wanderten zu einem Nachmittag zurück, als ich einmal mit dem fast dreijährigen Dov in der Küche saß und aufgeregt mit Temple Grandin telefonierte.

Temple ist die vielleicht berühmteste Autistin der Welt. Das 1995 erschienene Buch von Oliver Sacks, *Eine Anthropologin auf dem Mars,* erzählte von ihrer Geschichte und katapultierte sie schlagartig ins öffentliche Bewusstsein. Temple hat auch selbst mehrere bekannte Werke veröffentlicht, die sich mit dem Thema Autismus beschäftigten, ebenso wie zahlreiche Bücher über ihre berufliche Tätigkeit als Beraterin für artgerechte Tierhaltung und den Bau entsprechender Anlagen.[26] Nach ihrem Studium der Tierwissenschaften machte sie auf diesem Gebiet erfolgreich Karriere. Sie ist eine begehrte Vortragsrednerin zum Thema Autismus und tritt häufig öffentlich auf, um über ihre Erfahrungen zu berichten.

»Autisten denken visuell«, erklärte Temple mir gerade am Telefon, während ich zusah, wie Dov, nur mit einer Windel bekleidet, durch die Küche raste. Die Therapeuten hatten uns bereits empfohlen, im Umgang mit Dov verstärkt mit Bildern und weniger mit Sprache zu arbeiten. Sprache könne er nicht verstehen, hatten sie gesagt, was bedeutete, dass sich daran wahrscheinlich auch nie etwas ändern würde.

Dov, der mit dem Rücken zu mir stand, griff nach oben, zog ein Geschirrhandtuch von der Arbeitsfläche und warf es auf den Boden. »Heb das auf, Dov!«, sagte ich verärgert, einfach nur so, weil ich nun von Temple wusste, dass er mich sowieso nicht verstehen konnte. Zu meiner Verblüffung hob Dov das

Handtuch auf, ohne sich umzudrehen und legte es wieder auf die Arbeitsfläche. Ich war völlig verblüfft.

Einen Moment später zog Dov das Handtuch erneut herunter, und wieder forderte ich ihn auf, es aufzuheben, was er prompt tat, abermals ohne sich zu mir umzudrehen und mich anzuschauen. Es war, als ob er meine Worte verstanden hätte. Wie war das möglich? Was ich gerade erlebt hatte, widersprach allem, was man mir über Dov und über Autismus erzählt hatte.

Jetzt, sechs Jahre später, fing ich allmählich an zu verstehen, was ich an jenem Tag erlebt hatte. Ich erkannte, dass es wahrscheinlich eine weitere Art von Autismus gab, die Ausprägung des auditiven Typs, von der niemand etwas wusste, weil diejenigen, die davon betroffen waren, nicht sprechen konnten. Nach dem, was Tito und Temple mir berichtet hatten, schien es zwei Haupt-Autismustypen zu geben – einen visuellen Typ wie Temple und einen auditiven Typ wie Tito. Temple sagte, dass sie schon früh eine sensorische Überlastung erlebt hätte – ganz ähnlich dem »Chaos«, das Tito beschrieb. War es vielleicht wirklich so einfach? Der eine Typus passte sich an, indem er fast ausschließlich sein Gehör benutzte, während der andere sich anpasste, indem er fast ausschließlich seinen Sehsinn benutzte?

Tatsächlich hatte Tito genau diesen Gedanken in einer früheren E-Mail formuliert:

> *... jeder Autist neigt dazu, ein bestimmtes Sinnesorgan besonders stark zu entwickeln, durch das er die Umwelt wahrzunehmen versucht.*
> *Ich habe meinen Hörsinn besser ausgebildet als meine anderen Sinne. Ich habe die Erfahrung gemacht, dass ich mich auf diese Weise wohl fühle, weil der Versuch, alle Sinne anzuwenden, ein totales Chaos ergibt.*

Nach dieser Hypothese wäre ein visuell orientiertes autistisches Kind durch eben diese Vorliebe für den Sehsinn eindeutig im

Vorteil, wenn es um die Nachahmung von motorischen Fähigkeiten und Verhaltensweisen ginge, vor allem im Hinblick auf die Fähigkeit, sprechen zu lernen. Doch dieser Vorteil hätte einen hohen Preis: Der bevorzugte Einsatz des Sehsinns würde die Entwicklung der auditiven Verarbeitung beeinträchtigen, mit katastrophalen Folgen für die Sprachentwicklung.

Das auditiv orientierte autistische Kind wäre dagegen zu dieser Sprachentwicklung fähig. Doch es müsste einen anderen Preis zahlen, wenn es ausschließlich seine Ohren und nicht seine Augen benutzte. Aufgrund der stark verringerten visuellen Aktivität würde die Nachahmungsfähigkeit des auditiven Typs leiden, was zur Folge hätte, dass seine motorischen Fähigkeiten stark eingeschränkt wären, was wiederum seine Fähigkeit zur Erzeugung willentlicher Handlungen und Verhaltensweisen, einschließlich des Sprechens, behindern würde. Dieser Typus würde möglicherweise sein Leben lang in kognitiver Hinsicht den Stempel »niedriges Funktionsniveau« erhalten, auch wenn es gar nicht zuträfe.

Doch warum passten sich einige Kinder durch den bevorzugten Gebrauch ihres Sehsinns und andere durch den ihres Hörsinns an? Ich war mir nicht sicher, aber ich hatte da so eine Ahnung, weil man bereits wusste, dass der Sehsinn bei Autisten nicht normal ausgeprägt war.

Vielleicht war bei Personen, die unter besonders schwerwiegenden autistischen Störungen litten, das Sehen einfach zu überwältigend, um von Nutzen zu sein, und erwies sich sogar als Hindernis beim Verständnis der Umwelt, wie Tito es beschrieb. Das könnte dazu führen, dass die Betreffenden es vermieden, ihren Sehsinn einzusetzen, oder letztendlich sogar in einer Art entwicklungsbedingter Blindheit resultieren. Ein verringerter Gebrauch des Sehsinns von früher Kindheit an würde die Entwicklung einer aktiven visuellen Verarbeitung einschränken.

Bei autistischen Kindern mit geringeren Einschränkungen wirkten die visuellen Reize vielleicht nicht so überwältigend, dass sie sich ausschließlich nachteilig auswirkten. Ein Kind mit einer deutlich überlegenen Fähigkeit zur visuellen Verarbeitung könnte sich zu stark auf seinen Sehsinn stützen, sich sogar zu Lasten seines Hörsinns davon richtiggehend gefangen nehmen lassen. Ein verringerter Gebrauch des Hörsinns von früher Kindheit an würde die Entwicklung einer aktiven auditiven Verarbeitung einschränken, was zu einem Defizit im Sprachvermögen führen würde.

Beide Anpassungsformen der Verarbeitung würden zu Einschränkungen in der Wahrnehmung, Erinnerung und beim Informationsabruf führen und die Kommunikation beeinträchtigen. Gelinde gesagt wäre nichts davon förderlich für die Entwicklung sozialer Fähigkeiten.

Dov war jetzt neun Jahre alt, und ich hatte seit sehr langer Zeit nicht mehr mit Temple Grandin gesprochen. Ich fragte mich, was Temple zu einem Autisten wie Tito sagen würde – oder ob sie mir überhaupt glauben würde, wenn ich ihr erzählte, dass eine Person mit solchen Fähigkeiten existierte. Tito stand im Widerspruch zu einigen von Temples tiefsten Überzeugungen bezüglich des Autismus und zu ihren eigenen Erfahrungen.

»Sie sind schwer zu erreichen«, beschwerte sich eine kauzige Stimme am Telefon. Das stimmte. Wir tauschten seit über einer Woche SMS-Mitteilungen aus.

»Ich habe einen sehr ungewöhnlichen Autisten kennengelernt, und ich würde gern Ihre Meinung dazu hören«, begann ich unser Gespräch. Ich erklärte, dass Tito nicht sprechen könne, trotz eines hohen IQs geistig zurückgeblieben wirke, lesen und schreiben könne und einen Gedichtband verfasst hätte. »Tito stützt sich auf sein Hörvermögen so wie Sie sich auf Ihr Sehvermögen«, sagte ich. Dann sei Tito wahrscheinlich nicht autistisch, beharrte Temple. Tito sei definitiv autistisch, widersprach ich und fügte hinzu, dass man ihn aufgrund der Standard-Diagnose-Instrumente wie dem ADOS-Test als autistisch diagnostiziert hätte. Temple glaubte es nicht.

Wenn sie Tito doch nur persönlich kennenlernen könnte! Doch im Moment musste ich mich damit begnügen, Temple einige Fragen zu stellen – Fragen, die mir nie zuvor in den Sinn gekommen waren. Ich wollte herausfinden, welche Wahrnehmungserfahrungen Tito im Vergleich zu Temple gemacht hatte und ob es irgendwelche Parallelen gab.

Tito habe Schwierigkeiten, gleichzeitig zu sehen und zu hören, berichtete ich Temple. Ob sie diese Erfahrung auch schon einmal gemacht habe? »Nein«, erwiderte sie, ohne zu zögern, sie erinnere sich nicht, je dieses Problem gehabt zu haben.

Als Nächstes fragte ich sie, wie es für sie sei, einen Film zu sehen. Temple sagte, sie könne problemlos Filme anschauen. Obwohl es da eine Sache gebe, mit der sie Schwierigkeiten hätte – die Handlung. Sie habe Mühe, die Handlung zu verstehen. Als ich Tito nach Kinobesuchen fragte, wie es ihm gefallen habe, erklärte er, er sehe keinen Sinn darin, Geld dafür auszugeben, in einem dunklen Raum zu sitzen und einer Geschichte zuzuhören.

Dann fragte ich Temple nach ihren Träumen. Sie berichtete, ihre Träume bestünden aus »Bildern, voll in Farbe« und seien »hauptsächlich visuell«. Das Akustische, sagte sie, »sei nicht der Hauptteil«. Sie meinte, dass sie sich nicht erinnern könne, in Träumen etwas zu hören, und dass es schwierig sei, »im Traum zu sprechen«.

Ich hatte auch Tito nach seinen Träumen befragt.

Wie ich träume?
Mein Traum ist eine Erweiterung meines wachen Reizsystems und meiner Weltdeutung mit Hilfe dieser Stimuli.
Das Sinnesorgan, das ich am intensivsten nutze, ist mein Hörsinn.
So wie ich die reale Welt erlebe, nämlich indem ich sie höre, höre ich auch meine Träume, mit sehr wenigen »Assoziations«-Bildern darin.
So wie ich bei meinem wachen Erleben auf irgendeinen Fleck starre und auf Musik oder auf Stimmen höre, so ist es auch in meinem Traum.
Doch ich erkenne die Stimmen in meinem Traum und kann

sagen, dass es Portias Stimme ist, und die Worte gehen nicht von der Stelle aus, auf die meine träumenden Augen gerichtet sind.
Hast du dich je gefragt, wie ein Sehbehinderter träumt?
Oder ob in den Träumen eines Hörbehinderten Schweigen herrscht?
Die Methode der Welterkennung, zu der ein Autist fähig ist, ist auch die Methode, die er in seinen Träumen nutzt.

Tito träumte »in Ton«. Später berichtete er, dass er auch Farben in seinen Träumen sah, aber nie Bilder, außer ein Mal, als er von einem schrecklichen Feuer träumte, kurz bevor er einen furchtbaren manischen Anfall erlitt.

Dann fragte ich Temple nach ihrer Wahrnehmung von Gesichtern. Sie erklärte, sie »tue sich schwer mit Gesichtern« und dass sie nicht gleichzeitig mit einer Person sprechen und ihr dabei ins Gesicht sehen könne.

Tito erzählte mir, er erkenne Menschen an ihren Stimmen. Als ich Tito nach Gesichtern fragte, erklärte er: *»Gesichter sind wie Wellen, in jedem Moment anders. Könntest du dich an eine bestimmte Welle erinnern, die du im Meer gesehen hast?«*

Und als ich ihn fragte, warum er seinen Blick nicht auf die Gesichter der Menschen fokussiere, antwortete er: *»Warum sollte ich dich ansehen und mir deine Worte entgehen lassen?«*

Temple berichtete mir, sie habe in der dritten Klasse Lesen gelernt. Dies geschah mit Hilfe von »Look and Say, Dick and Jane«-Büchern und indem sie »bei jedem Wort die Laute ausgelotet« habe. Auch Soma hatte einen phonischen Ansatz benutzt, um Tito das Lesen beizubringen. Wenn ihre Mutter ihr vorgelesen habe, sagte Temple, seien vor ihrem inneren Auge Bilder aufgetaucht, während Tito erklärte, er habe »das Bild nicht erfassen« können.

Nachdem Temple Lesen gelernt hatte, fing sie an, Wörter in Bilder umzuwandeln und irgendwann geschah das von allein. »Jetzt verwandle ich Wörter einfach automatisch in Bilder«, sagte sie. Um mir zu demonstrieren, wie sie das machte, fing sie an, am Telefon laut aus einer Zeitschrift vorzulesen, und erklärte mir dabei, wie sie vorging.

»CD-Piraten (ich sehe CDs und ein Piratenschiff), nehmt euch in Acht! Die Musikbranche (ich sehe einen Haufen wichtiger Leute, lauter Managertypen) hat eine neue Waffe (ich sehe ein Gewehr) im Ärmel (ich sehe eine Knarre aus einem Hemdsärmel hervorgucken).«

Ich fragte sie, wie sie Bedeutungen begreife. »Wie ich den Sinn kodiere?«, formulierte Temple meine Frage um. »Ich weiß, dies ist ein Artikel über Leute, die illegal CDs kopieren.«, erklärte sie, was zeigte, dass sie die Bedeutung verstand, die Frage nach dem Wie allerdings unbeantwortet ließ.

Temple war mit einem anderen Problem beschäftigt: Sie machte sich Sorgen, dass Bilder sie beeinflussen könnten. »Ich muss einen Artikel finden, der keine Bilder hat«, erklärte sie. Dieser Gedanke war mir gar nicht gekommen, aber sie schien unbedingt beweisen zu wollen, dass sie Wörter spontan in innere Bilder umwandeln konnte, ohne Unterstützung durch äußere Bilder. Schließlich grub sie eine Ausgabe von *Feedstuffs* aus, eine, wie sie meinte, »langweilige Viehzeitung«. In *Feedstuffs* gebe es keine Bilder, erklärte Temple, bevor sie anfing, daraus vorzulesen, und sofort, wie angekündigt, Wörter in Bilder verwandelte.

In seinem Buch *Der Mann, dessen Welt in Scherben ging* stellt der russische Psychologe Alexander Lurija die Fallgeschichte seines Patienten Shereschewski vor. Lurija hat Shereschewskis kognitiven Stil über einen Zeitraum von dreißig Jahren sehr gründlich erforscht. Nachdem ich Lurijas Bericht über diesen Patienten gelesen hatte, war ich beeindruckt von der bemerkenswerten Ähnlichkeit zwischen Shereschewskis und Temples Methode, Wörter in Bilder umzuwandeln. »Wenn S. irgendein Wort hörte oder las, verwandelte sich dieses in seinem Geist sofort in ein Bild des Objekts, welches das Wort für ihn bezeichnete.« Und »wenn S. eine lange Reihe von Wörtern las, rief jedes dieser Wörter ein Bild hervor«.

Temple hatte ein fantastisches Video für *CAN* angefertigt, in dem sie ihr Denken in Bildern erläutert. Darin erklärt sie, dass sie keine allgemeine Vorstellung von den Dingen hat, wie etwa die Vorstellung »Hund«. Vielmehr müsse sie in ihrer Erinnerung die Schublade mit den Hundebildern durchsuchen – sich der Reihe nach jeden Hund ins Gedächtnis rufen, den sie je im Leben gesehen habe. Sie zeigt ein Bild von einem haarlosen mexikanischen Chihuahua und fragt: »Woher soll ich wissen, dass *das* ein Hund ist?« Als Nächstes zeigt sie ein Bild von einem Cartoon-Hund und stellt – noch perplexer – dieselbe Frage.

Temple berichtete mir von ihrem Versuch, Regeln zur Identifizierung von »Hund« aufzustellen. Zum Beispiel: Ein Hund hat vier Pfoten, zwei Ohren, einen Schwanz, Fell usw. Aber diese Arten von Regeln erwiesen sich als zu unspezifisch, erklärte sie, weil sie nicht nur bei Hunden funktionierten, sondern auch bei Katzen und einer Reihe weiterer Tiere. Die Unfähigkeit, eine auf Regeln basierende Strategie anzuwenden, um Bedeutungen zu erschließen oder zuzuordnen, weist bemerkenswerte Ähnlichkeiten mit den Problemen auf, auf die man in der Entwicklungsgeschichte der künstlichen Intelligenz gestoßen ist. Tatsächlich habe ich erst nach der Lektüre von Hubert Dreyfus' Buch *Was Computer nicht können* wirklich angefangen zu begreifen, wie der kognitive Stil eines Autisten funktioniert.

Ich dachte an Tito und wie er die Bedeutung von Dingen zu erfassen schien, indem er im Kopf andere Wörter abfragte, genauso wie Temple die Bilder in ihrem Kopf durchsuchte.

Liebe Portia, ein einziges Wort kann so vieles ausstrahlen. Es ist wie eine Kettenreaktion, die immer größer wird, weil mehr und mehr Wörter dazukommen, hatte Tito mir geschrieben.

Inzwischen könnte man Temples Denken wohl eher als Google-Bildersuche beschreiben und Titos als Online-Thesaurus.

Die Annahme, dass es zwei unterschiedliche Autismusformen, den visuellen und den auditiven Typus, gab, war eine prima Theorie, aber was brachte sie mir? Sogar wenn die Theorie zutreffend war, beantwortete sie nicht die Frage, ob Tito ein Einzelfall war oder ob es noch andere gab, die so waren wie er.

14. Eine Galaxie ist eine Gruppe von Sternen

Man setzt sich zum Abendessen und das Leben, das man kennt, hört auf.

Joan Didion
Das Jahr magischen Denkens

Das Telefon klingelte. Der Wecker, den ich nur verschwommen wahrnahm, zeigte 6 Uhr morgens. Ich fragte mich, wer mich zu dieser unmenschlichen Zeit anrief. Wahrscheinlich irgendeine Mutter von der Ostküste, die den Zeitunterschied vergessen hatte – durch *CAN* geschah das häufig. Eine vor Beunruhigung bebende Stimme schreckte mich auf: »Portia, hast du den Fernseher oder das Radio eingeschaltet? Sie bombardieren New York, und ihr nächstes Ziel ist das Weiße Haus.«

Meine Schwester hat gelegentlich einen Hang zur Dramatik. Sie war früher Schauspielerin. Aber was konnte sie damit meinen, dass man New York bombardierte? Ich stand auf und schaltete den Fernseher ein, während sie weitersprach.

Ich spürte, wie ich von einer Welle körperlicher Angst erfasst wurde, als die Bilder, die über den Bildschirm flimmerten, ihre Worte bestätigten. Draußen sah alles aus wie immer. Hunderte phosphoreszierende grüne Blätter füllten unsere Schlafzimmerfenster und zitterten in der Morgenbrise. Meine Schwester redete weiter. Für das, was dort geschah, gab es keine Worte.

Den Kindern sagte ich, dass sie heute nicht in die Schule gehen müssten und erließ ein Fernsehverbot.

Ich wollte es nicht sehen, aber ich konnte die Augen nicht von den Bildern losreißen. Meine Gefühle fingen an, außer Kontrolle zu geraten.

Am späten Vormittag wussten wir, dass das relativ ruhige, friedliche Kapitel der jüngeren Geschichte, das wir erleben durften, vorüber war.

Besorgt rief ich bei Soma und Tito an, stellte aber fest, dass Soma in Seelenruhe einen Topf Curry kochte und Dolly Parton hörte. Das Leben in Indien hatte sie mit einer Regelmäßigkeit, die jenseits meiner Vorstellungskraft lag, mit religiösen und politischen Umwälzungen, mit kriegerischen Auseinandersetzungen und Naturkatastrophen konfrontiert. Ich solle Dov doch zu ihr schicken, schlug Soma vor, als ich ihr erzählte, dass ich die Kinder zu Hause behalten hatte.

Der Tag zog sich ohne Anfang und ohne Ende dahin, ein zeitloser Nebel drängender Fragen ohne sichtbare Lösung, ein Tag voller Furcht und Trauer. Die Kinder spielten vor dem Haus, und Maria brachte Dov zu Soma. Er besuchte Soma seit etwa sechs Wochen regelmäßig einmal in der Woche.

Unser Haus war dunkel und still, als Maria und Dov nach Hause kamen. Maria half Dov, seinen Rucksack abzunehmen und die Schuhe auszuziehen und begleitete ihn Schritt für Schritt durch die Prozedur des Händewaschens. Anschließend führte sie ihn in die Küche, wo wir uns zum Abendessen versammelten. »Portia«, sagte Maria lächelnd, als sie ihre Tasche nahm und zum Aufbruch rüstete, »du hättest sehen sollen, was Soma heute gemacht hat. Sie hat seinen Arm heute überhaupt nicht berührt, und er hat mit dem Finger gedeutet.«

Es dauerte eine Weile, bis ihre Worte zu mir durchdrangen. »Was meinst du damit?«, fragte ich, während ich einen Topf Reis zurück auf den Herd stellte.

»Dovie macht das wirklich großartig«, antwortete Maria. »Du solltest es sehen.«

»Was sehen?«, fragte ich und folgte ihr zur Haustür, immer noch die Topflappen in der Hand.

»Sie drückt nur auf sein Knie, und er macht es«, sagte Maria und strahlte vor Stolz.

»Tut was?«, fragte ich ungeduldig.

»Kommunizieren!«, antwortete sie und winkte mir über die Schulter zu, als sie die Tür hinter sich schloss.

Verwundert beobachtete ich, wie sie über den Rasen auf ihr Auto zuging und wegfuhr. Ich fragte mich, was genau Maria mit »Kommunizieren« meinte und nahm mir vor, Dov am nächsten Tag selbst zu Soma zu bringen, um es herauszufinden.

Am nächsten Morgen wachte ich früher auf als gewöhnlich, und die jähe Erinnerung an das Geschehen des vergangenen Tags wallte wieder in meinem Bewusstsein auf. Ich schaltete den Fernseher ein und verfolgte die kontinuierliche, in zahllose entsetzliche Ausschnitte und Bilder aufgespaltete Berichterstattung über den Anschlag. Auch Jon war schon wach, saß aufrecht neben mir und starrte ebenfalls auf den Bildschirm.

Die Wahrheit war, dass Jon und ich nicht mehr zu einem ganz normalen Tag erwacht waren, seitdem man die Autismus-Diagnose bei Dov gestellt hatte.

Als ich an diesem Morgen meine E-Mails durchsah, entdeckte ich eine Nachricht von Soma, die um 6 Uhr 40 eingegangen war. Soma stand gewohnheitsmäßig um 5 Uhr morgens auf, betete, meditierte, bereitete Titos Frühstück vor und schrieb dann ihre E-Mails. Sie schickte jeden Morgen pflichtschuldigst eine Mail an ihren Ehemann, ihre Schwiegermutter und ihre Mutter. Ich fühlte mich geehrt, dass sie mich in diese Riege aufgenommen hatte, fragte mich aber trotzdem, warum ich heute auch dabei war.

Portia,
ich würde dir bei Dov gern etwas Neues zeigen.
Dov und ich machen gute Fortschritte.
Ich würde sehr gern noch mit jemand anderem arbeiten, bevor ich wieder abreise.
Und ich habe keine Angst vor großen Herausforderungen.
Wir sprechen später,
Soma

Trotz Somas ehrgeizigen Wesens wusste ich, dass sie sehr bescheiden sein konnte, wenn es um ihre eigenen Leistungen ging. Deshalb verstand ich ihre Worte so, dass sie einen Durchbruch mit Dov erzielt hatte und sich dadurch ermutigt fühlte, ihre Methode mit anderen autistischen Kindern auszuprobieren. Wenigstens hoffte ich, dass sie das meinte, aber ich wollte mich keinen falschen Hoffnungen hingeben – nicht bis ich sah, was Maria und Soma meinten.

Nachdem Dov gebadet hatte, angezogen war und sein Frühstück gegessen hatte, fuhren wir zu Somas Wohnung. Ich nahm auch Gabriel mit, weil an diesem Morgen niemand da war, der auf ihn aufpassen konnte. Trotz seiner vier Jahre sah Gabriel mit seinem pummeligen Körperbau, den leicht abstehenden Dumbo-Ohren und den großen braunen Augen weniger wie ein Kleinkind, sondern eher wie ein Riesenbaby aus. Wenigstens hatte er jetzt Haare, dachte ich, als ich ihn auf den Kopf küsste und ihn in seinen Kindersitz schnallte. Heute trugen Gabriel und Dov zwei zueinander passende blau gestreifte Hemden, wie zwei ganz normale Brüder, und einen Moment lang wirkten sie tatsächlich wie zwei ganz gewöhnliche Jungen. Aber wie unterschiedlich sie doch waren, dachte ich, als ich den Sitzgurt über Dovs mageren Brustkorb zog und er dabei scheinbar teilnahmslos aus dem Fenster starrte.

Auf dem Weg zu Somas Wohnung gingen mir eine Vielzahl enttäuschender Möglichkeiten durch den Kopf, ohne dass ich etwas dagegen hätte tun können. Wahrscheinlich würde Soma Dovs Hand halten oder zumindest seinen Ellbogen. Vielleicht würde sie die Buchstabentafel unter seine Hand schieben. Es war nicht so, dass ich Zweifel an Soma hatte, aber es gab tausend Möglichkeiten, diese Methode falsch anzuwenden, eine Million Möglichkeiten, ungewollten Einfluss auszuüben. Ich war auf eine Enttäuschung vorbereitet, aber ich hatte die Videokamera trotzdem eingepackt – nur für alle Fälle.

Soma öffnete die Tür und begrüßte uns wie immer mit einem fröhlichen Lächeln und lebhaften Bewegungen. Das Apartment sah noch fast genauso aus wie an dem Tag, an dem sie eingezogen war, außer dass das Seidenblumengesteck auf dem Esstisch und jeder andere nicht unbedingt notwendige Gegenstand außerhalb von Titos Reichweite im Schrank verstaut worden waren. Tito, der in der Wohnung auf und ab marschierte, wirkte missmutig und erregt. Ich fragte mich, ob er vielleicht eifersüchtig war – seine Mutter hatte noch nie zuvor mit einem anderen Kind gearbeitet.

Soma verschwendete keine Zeit und dirigierte Dov zum Sofa. Ein Spiralblock und einige farbige Filzstifte lagen auf dem Couchtisch, zusammen mit einem Lehrbuch und einem Stück Pappe, auf dem das ABC in Kleinbuchstaben aufgedruckt war – die gleiche Art Tafel, die Soma häufig bei Tito benutzte. Dov saß im Schneidersitz neben Soma auf dem Sofa und schaute auf das Fenster, wo vertikale Jalousien das Sonnenlicht in unregelmäßige Lichtstreifen spalteten. Doch immerhin blieb er dort neben Soma sitzen, sagte ich mir, in dem Versuch, positiv zu denken.

Soma öffnete das Lehrbuch und fing an, laut und in einem unglaublichen Tempo vorzulesen. »Eine Galaxie ist eine Sternengruppe …« Warum las sie ihm etwas über das Sonnensystem vor? Wie konnte sie erwarten, dass Dov sie verstand, wenn sie derart schnell las, ganz zu schweigen von ihrem starken indischen Akzent? Ich steckte trotzdem eine Kassette in die Videokamera und schaltete sie ein.

Gabriel hielt sein Gesicht vor das Objektiv und verdrehte die Augen, in der Hoffnung, auf diese Weise auch etwas Aufmerksamkeit zu bekommen. »Hör auf!«, zischte ich leise, weil ich Soma bei ihrer Arbeit mit Dov nicht stören wollte, auch wenn dieser meiner Bemerkung keine Beachtung zu schenken schien und weiterhin in Richtung der Jalousien starrte.

Soma hörte auf zu lesen und befahl, ohne eine Millisekunde Pause zu machen: »Okay! Eine Galaxie ist? … Mach schon, zeig es!« Dov wandte sich der Tafel zu, die Soma vor ihn in die Luft hielt. »Mach schon! Los! Zeig, zeig, zeig!«, befahl sie und drückte ihren Daumen in sein Knie, während sie ihn antrieb.

Dann, in einem Augenblick, der mir immer noch klar vor Augen ist und mich mit größerem Staunen erfüllt als jeder Mann auf dem Mond, hob Dov die Hand – aus eigenem Antrieb –, warf einen zögernden Blick auf die Tafel und deutete auf den Buchstaben »G«. War das Zufall? Ich hatte keine Zeit, darüber nachzugrübeln, denn Soma drängte, fortzufahren.

»Okay, ›G‹«, sagte sie und schrieb den Buchstaben gleichzeitig auf. »Gut so! Du kannst es! Mach schon, zeig es!« Wieder schaute Dov auf die Tafel, schaute weg und deutete auf einen Buchstaben, diesmal »R«. »Weiter! Mach weiter!«, setzte Soma ihr lebhaftes Drängen fort.

G-R? Was war *G-R*? Das ergab keinen Sinn. Trotzdem blieb ich an der Kameralinse, um sicherzugehen, dass ich alles aufnahm. Nur für alle Fälle. Ich sah, dass Gabriel hinter den beiden auf das Sofa hochgeklettert war. »Gabe! Geh da weg!«, flüsterte ich streng. Er ignorierte mich und pirschte sich weiter an die beiden heran. »Mach schon!«, ließ Soma sich wieder vernehmen.

Dov deutete auf einen Buchstaben nach dem anderen, während Soma alles mitschrieb und ihn zum Weitermachen drängte. »›*G-R-U-P-P-E!*‹«, buchstabierte sie triumphierend. »Ja, wir schaffen es! Sehr gut! Mach schon, zeig!«, wiederholte sie immer wieder. Schließlich brachte Dov drei Wörter hervor: *»Gruppe von Sternen«.*

Gruppe von Sternen? Natürlich – eine Galaxie ist eine Gruppe von Sternen! Hatte Dov tatsächlich auf die Frage geantwortet? War das möglich? Es schien wahr zu sein. Wie konnte ein Junge, der nicht einmal seinen eigenen Namen buchstabieren konnte, eine derartige Antwort geben? Soma las es erneut vor: »›Gruppe von Sternen!‹ Das war richtig! Mach weiter!«

In der nächsten halben Stunde beobachtete ich ehrfürchtig und fasziniert, wie Soma Dov weitere wissenschaftliche Fakten vorlas und ihm Fragen zu dem Vorgelesenen stellte. Es schien verrückt, vollkommen absurd. Dov konnte nicht einmal Farben voneinander unterscheiden. Er beherrschte weder das Alphabet, noch konnte er zählen. Wir hatten versucht, ihm diese Dinge beizubringen, seit er drei war, und er hatte so gut wie keine Fortschritte gemacht. Es ergab überhaupt keinen Sinn.

Doch wieder und wieder deutete Dov auf einen Buchstaben, dann auf einen weiteren, vergaß mitunter einen, zögerte manchmal, machte aber unverdrossen weiter, bis er Somas Fragen beantwortet hatte. Dov schien einen Grad an Intelligenz zu zeigen, von dem ich nie zu träumen gewagt hätte.

Ich versuchte, ganz genau zu beobachten, was Soma eigentlich machte.

Sie redete nonstop, mit eindringlicher, lauter Stimme. Sie hielt dabei nicht seine Hand, sie berührte nicht einmal seine Schulter. Sie stupste mit dem Daumen gegen sein Knie. Darüber hinaus konnte ich keine anderen Hinweise finden, wie sie Dov auf so wundersame Weise dazu brachte, mit dem Finger auf Buchstaben zu zeigen und Fragen zu beantworten, von denen ich nicht einmal gewusst hatte, dass er fähig war, sie zu verstehen.

Ich konnte nicht einmal ansatzweise begreifen, was das bedeutete. Es bedeutete, dass Dov intelligent war – weit intelligenter, als wir zu hoffen gewagt hatten oder als er uns je hatte zeigen können. Es bedeutete, er war nicht geistig behindert. Es bedeutete, dass er da drin gewesen war … all die Jahre. Ich konnte kaum die Tränen zurückhalten.

Die Welt kann sich an einem einzigen Tag für immer verändern. Gestern war die Welt, wie ich sie kannte, zerstört worden. Und heute wurde eine ganz neue Welt geboren.

Alles, was ich über Dov zu wissen glaubte, über das Lernen und über Intelligenz, über Sprache und Sprechen, über Entwicklung und Verhalten, über Denken und Sein, wurde auf den Kopf gestellt.

Als ich an diesem Tag mit Dov und Gabriel auf dem Rücksitz nach Hause fuhr, war ich froh, dass sie mein Gesicht oder die Tränen, die mir über die Wangen rollten, nicht sehen konnten. Zum ersten Mal wusste ich, dass Dov jedes Wort, das ich sagte, verstehen konnte. Wie lange war er schon in der Lage, uns zu verstehen? Ich wusste es nicht, aber jetzt konnte ich vielleicht von Soma lernen, ihn zu fragen. Er hatte uns die ganze Zeit verstanden. Und jetzt, nach so vielen Jahren der Getrenntheit, wusste ich nicht, was ich sagen sollte. Ich sah Dov im Rückspiegel an. Er wirkte genauso distanziert, abwesend und einsam wie immer, starrte auf die Perlenschnur, die er wie immer vor seinem Gesicht drehte, und dennoch sah ich ihn jetzt mit ganz anderen Augen.

Wie war er? Nach all diesen Jahren gab es tausend Fragen, die ich ihm stellen wollte, und eine Million Dinge, die ich ihm erzählen wollte. Und doch wusste ich nicht, was ich sagen sollte. »Ich hab dich lieb«, platzte ich heraus. Meine Worte klangen seltsam dumpf im Innern des Autos. Ich warf einen Blick nach hinten und sah einen leicht verwirrten Ausdruck auf Gabriels pummeligem Kindergesicht, während Dov einfach weiter auf seine wirbelnde Schnur starrte.

Würde ich je in der Lage sein, mit Dov zu kommunizieren? Ich konnte nicht abwarten, es auszuprobieren. Soma würde es mir beibringen.

Ein jähes krachendes Geräusch schreckte mich auf und holte mich wieder in die Gegenwart zurück. »Was war das, Mami?«, fragte Gabe verängstigt.

Ich schaute nach draußen auf den Himmel, der, wie ich jetzt bemerkte, ungewöhnlich dunkel war. »Das war Donner, Gabriel«, sagte ich ihm und konnte es selbst kaum glauben. »Hab keine Angst, es ist bloß ein Gewitter«, erklärte ich und schaute mich nach Dov um. Hatte er Angst? Ich zögerte und holte tief Luft. »Dov, weißt du noch, als wir mit dir nach Jersey Shore gefahren sind, als du ein kleiner Junge warst, und es den ganzen Urlaub geblitzt und gedonnert hat?« Ich warf erneut einen prüfenden Blick in den Spiegel. Dov wirkte gleichgültig.

»War ich auch da?«, fragte Gabe.

»Nein, du warst nicht da«, antwortete ich und lächelte in mich hinein, »du warst noch nicht geboren.« Diese Frage stellte Gabe immer, auch wenn wir über Dinosaurier sprachen.

Der erste schwere Regentropfen fiel platschend auf die Windschutzscheibe. Dann folgte ein weiterer und noch einer. Und dann regnete es. Es regnet nie in Los Angeles, vor allem nicht im Herbst. Heute war das Wetter ausnahmsweise mal auf meiner Seite, dachte ich, als die schweren Tropfen herunterprasselten, als weine auch der Himmel vor Freude und vor Reue.

Während wir schweigend nach Hause fuhren, erinnerte ich mich daran, wie Jon zum ersten Mal gesehen hatte, dass Soma und Tito kommunizierten, und wie er es mit Dov versucht hatte. Er legte seine Hand über die von Dov und drängte ihn auf die Buchstabentafel zu tippen. Das schien manchmal einige Wörter hervorzubringen, aber nicht sehr häufig oder nicht sehr zuverlässig. Als ich es selbst probierte, hatte ich dasselbe Gefühl wie bei meinen Versuchen mit der gestützten Kommunikation. Ich war skeptisch, und ich war nicht sicher, wer eigentlich kommunizierte.

Ich erinnerte mich auch an eine Nacht, in der ich nicht zu Hause war, weil ich an einer *CAN*-Konferenz teilnahm. Jon war bei den Kindern geblieben und las ihnen aus *Harry Potter* vor. Dov lief geschäftig im Schlafzimmer herum, wie üblich in seine Stereotypien vertieft, doch er verließ kein einziges Mal den Raum, obwohl er die Möglichkeit dazu gehabt hätte – genauso wie Soma es von Tito berichtet hatte.

Als Jon das Buch zuklappte und sagte, dass es Zeit zum Schlafen sei, rannte Miriam nach unten in die Küche und kam mit einem Platzdeckchen mit aufgedrucktem ABC zurück. »Hier, Dov!«, sagte sie liebenswürdig. »Wie fandest du *Harry Potter*?« Sie warteten, aber nichts geschah. »Hat es dir gefallen?«, beharrte sie. »Zeig auf *J* für Ja, wenn es dir gefallen hat, und auf *N* für Nein, wenn nicht.« Jon legte seine Hand auf die von Dov, und Dov schien auf den Buchstaben J zu deuten.

»Wie fandest du es?«, bohrte Miriam erfreut nach. Wieder legte Jon seine Hand auf die von Dov, und Dov zeigte auf die Buchstaben »*U-N-H-E-I-M-L-I-C-H*«. Miriam und Gabe lachten darüber.

»Okay, was war so unheimlich daran?«, fragte Jon, seine Hand noch immer fest auf die von Dov gedrückt. »*D-E-M-E-N-T-O-R-E-N*« war das Wort, das Dov anzuzeigen schien.

Jon hatte mich in dieser Nacht im Hotel angerufen, um mir die gute Nachricht zu verkünden, dass Dov kommuniziere. Doch als ich einige Tage später nach Hause kam, sah ich, dass es die altbekannte Hand-auf-Hand-Methode war. »Niemand wird das je glauben«, sagte ich Jon, nachdem er Dovs Hand beim Anzeigen eines Wortes gehalten hatte. »So wie du es machst, kann man unmöglich unterscheiden, wer in Wahrheit kommuniziert«, erklärte ich und bereute im selben Moment meine Worte, die wie eine Anklage klangen.

Jetzt konnte ich es kaum abwarten, Jon zu berichten, was ich in Somas Wohnung erlebt hatte. »Sie berührt weder seine Hand noch seinen Arm, nicht einmal seine Schulter«, erzählte ich atemlos, sobald Jon nach der Arbeit durch die Haustür kam.

Aber Jon lächelte nicht einmal. Stattdessen ging er sofort nach oben, zog sich aus und legte sich, nur mit Boxershorts und Socken bekleidet, aufs Bett und fing an, in der *Variety* zu lesen. Was war los mit ihm?

»Ich glaube das einfach nicht«, sagte er und setzte sich meine Lesebrille auf, mit der er skeptisch und lächerlich zugleich aussah. »Ich möchte es gern, aber es ist reines Wunschdenken.«

»Ich habe es ja selbst nicht wirklich geglaubt, bis ich es heute mit eigenen Augen gesehen habe«, sagte ich und versuchte immer noch, ihn zu überzeugen. »Nicht, dass ich je auch nur eine Sekunde an Soma oder Tito gezweifelt hätte. Aber ich habe einfach keine Möglichkeit gesehen, wie es bei Dov funktionieren könnte«, fügte ich hinzu.

Ich musste Jon in Somas Wohnung bringen.

Schweigend stiegen Jon und ich am nächsten Morgen in den Wagen, um zu Somas Wohnung zu fahren. Maria würde uns dort, nach der Schule, mit Dov erwarten. Jon musste unbedingt selbst sehen, wie Soma mit Dov arbeitete. Ich wusste, er hielt sich zurück, versuchte, sich keine Hoffnungen zu machen – schließlich war er schon zu oft enttäuscht worden.

Als wir die Betonstufen hochstiegen, konnten wir Somas Stimme hören, die durch das Fenster und über die Stufen zu uns herunterdrang. Die Worte, die durch die Jalousien strömten und auf unsere ungläubigen Ohren stießen, klangen seltsam, ein Eindruck, der durch Somas starken indischen Akzent mit dem schroffen britischen Einschlag noch verstärkt wurde.

»Ob es unsere schlafenden Seelen wecken oder als Schlachtruf gegen den schlimmsten Teil unserer Natur gedacht ist, der archaische Klang des Schofar berührt uns im tiefsten Innern.«

Die Tür stand offen, als wir den oberen Treppenabsatz erreichten. Soma saß auf dem Sofa, wo sie Dov laut aus einem Buch mit dem Titel *The Jewish Holidays* vorlas, während Maria mit zufriedenem Gesichtsausdruck zuschaute. Wir lächelten Soma zu und setzten uns still hin, während Soma weiterlas.

»Auf seiner elementarsten Ebene scheint das Widderhorn auszudrücken, was wir mit Worten nicht zu sagen vermögen. Die Hornstöße sind die wortlosen Schreie der Menschen Israels.«

Tito kam aus seinem Zimmer und stand in der Tür, gab drängende Laute von sich und schaute zu seiner Mutter, eindeutig bemüht, ihre Aufmerksamkeit zu erregen. »Später, Tito. Wir gehen später spazieren«, sagte Soma ohne hochzusehen. Tito blieb stehen. »Tito, setz dich hin und mal was!«, befahl sie und deutete mit einer Kopfbewegung auf das Papier und einige Buntstifte auf dem Tisch. Aber Tito ging zurück in sein Zimmer.

»Der Schofar ist das Instrument, das diese Schreie des Schmerzes und der Sehnsucht über weiteste Entfernungen zum Anderen tragen kann.« Soma klappte das Buch zu und schaute uns stolz und erwartungsvoll an.

»Dov«, fing ich mit einem Blick zu Jon zögernd an. »Wie fandest du es gestern in der Synagoge?«

Sofort hakte Soma wieder ein. »Mach schon!«, drängte sie Dov und stieß leicht mit dem Daumen gegen sein Knie. Dov hob die Hand und deutete auf *»I-C-H«*. »*›Ich‹*«, wiederholte Soma. Es entstand eine Pause. Dovs Hand stockte. »*›Ich‹*…

Werd nicht weniger!« Das sollte wahrscheinlich heißen »Werd nicht langsamer«, dachte ich.

Dov hob erneut die Hand und machte weiter: *»F-A-N-D-E-S-S-C-H-Ö-N.«*

»Ich fand es schön«, las Soma seine Worte laut vor. »Oh, du fandest es schön! Sehr gut!« Jetzt schaute Soma uns an. Ihre Augen strahlten vor Stolz. Sie hatte allen Grund, stolz zu sein.

»Dov, erinnerst du dich an den Namen des Feiertags?«, wagte ich mich vor. Wieder fing Dov an, mit dem Finger auf die Buchstabentafel zu deuten: *»R-O-S-C-H«* – dann sank Dovs Hand wieder in seinen Schoß. »Der nächste Buchstabe ist *H*«, sagte ich fast flüsternd, als ob wir *Stille Post* spielten.

Dov warf sich aufs Sofa und stieß mit zusammengebissenen Zähnen einen frustrierten Schrei aus. »Seht ihr, wie es ihn ärgert?«, fragte Soma.

Regte er sich wirklich darüber auf, dass er das Wort nicht buchstabieren konnte? »Weißt du, Dov, Rosch ha-Schana ist ein schwieriges Wort. Ich wollte es heute im Computer nachschauen und konnte es nicht buchstabieren.«

Jetzt setzte Dov sich wieder auf. Er schien sich zu beruhigen. »Ja! Mach schon! Wir schaffen das!«, feuerte Soma ihn weiter an. Erneut deutete er auf die Buchstaben *I-C-H*, dann auf *B-I* und auf *M*.

»B-I-M?« Was soll das denn heißen?, dachte ich.

»Ich halte es für ein *N*«, erklärte Soma ohne zu zögern. Das *M* war tatsächlich direkt neben dem *N*. Gut, in Ordnung, schauen wir mal, dachte ich. Dann deutete Dov auf *G* und *E* und dann *R-N*.

»Ich bin gern«, Soma sprach die Worte aus, während Dov die Buchstaben mit dem Finger anzeigte. Dann kam *H-I-N* und dann *G-E-G-A-N-G-E-N*. *»Ich bin gern hingegangen!«*, rief Soma aus.

»Was hast du empfunden? Wie hast du dich gefühlt, als du dort warst?«, fragte Soma zu meiner Überraschung, da sie sich normalerweise an Sachthemen hielt und emotionale Fragen vermied. *»N-A-H-E.«*

»Ausgezeichnet! Sag, was immer du willst!«, hielt Soma ihn an. »Mach schon!«, drängte sie. Dov deutete weiter: *»B-E-I.«*

»Nahe bei«, sagte Soma. »Mach schon! Du kannst das!« *»G-O.«* »›Go‹! Ja! Sehr gut!«

Plötzlich wurden Somas Züge weicher, und sie verstummte. Dov deutete auf die Buchstaben *T-T* und ließ dann die Hand fallen. Soma sah uns still, fast verlegen, an, und ihre Augen schimmerten ein bisschen feucht. *»Nahe bei Gott«*, sagte sie mit ruhiger Stimme.

Nahe bei Gott? Was hatte das zu bedeuten? Ich war mir nicht einmal sicher, ob ich noch an Gott glaubte. Wir sprachen bei uns zu Hause nicht viel über Gott.

Jetzt war Jon an der Reihe, etwas zu sagen. Seine Stimme zitterte ein wenig, als er seine Worte formulierte. »Du hast dich …« Seine Stimme brach, und er hielt inne, um sich wieder zu fangen, räusperte sich laut. »Du hast dich … Gott nahe gefühlt?«

Soma gewann schnell ihre muntere Haltung zurück. »Gut, du hast so viel zu sagen!«, ermutigte sie Dov und wedelte mit der Buchstabentafel vor seinen Augen. Dov hob die Hand und fing wieder an, mit dem Finger zu deuten. »Gut, sehr gut, prima!«, lobte sie, als Dov weitermachte. Er zeigte die Buchstaben jetzt schneller und besser an. *»I-C-H-H-O-F-F-E.«*

»›*Ich hoffe*‹ …«, gab Soma wieder, während Dov weitermachte.

»D-I-E-S-E-S-J-A-H-R-I-S-T.« *»Dieses Jahr ist …«* *»E-I-N-W-E-C-K«* *»Ich hoffe, dieses Jahr ist ein Weck …«* Ich konnte mir nicht vorstellen, wohin dieser Satz führen sollte.

Dov wurde wieder frustriert, lehnte sich vor und gab bekümmerte Laute von sich. Vielleicht war er für heute an seine Grenzen gestoßen. Es gab keinen Grund, ihn zu überfordern. Er konnte uns ein anderes Mal mehr erzählen. Es war in Ordnung, wenn dieser Satz keinen Sinn ergab.

Aber Soma drängte weiter, bohrte immer hartnäckiger nach. Dov bleckte die Zähne in ihre Richtung und machte eine Bewegung mit dem Kopf, von der ich wusste, dass er sie immer machte, kurz bevor er anfing, in großer Frustration oder Wut seinen Kopf zu schütteln. »Es ist gut«, sagte ich zu Soma, in der Hoffnung, sie würde aufhören, solange sie ihn noch im Griff hatte und bevor er explodierte.

Aber sie machte ungerührt weiter. »*R-U-*«, zeigte er. »›*R-U*‹, mach schon! Versuch es! Okay, ich deute das mal als ein *F*.« Dov tippte auf das *F*. Die Macht der Suggestion, des Initiierens, des Stichwortgebens – egal was, jedenfalls lernte er!, dachte ich im Stillen.

»*Ü-R* – okay, ich deute das mal als ›*Ruf für*‹!«, fuhr Soma triumphierend fort. »*A-L-L-E-W-I-E-M-I-C-H*.« »›*Alle wie mich*‹.«

»Kannst du das Ganze noch mal vorlesen?«, bat ich Soma. »Ich habe den Faden verloren.«

»*Ich hoffe, dieses Jahr ist ein Weckruf für alle wie mich*.«

Wir saßen ganz still da, versuchten zu verarbeiten, was wir gerade erlebt hatten. Schließlich brach Jon das Schweigen. »Es ist sehr rücksichtsvoll von dir, Dov« – Jon klang, als würde er gleich weinen – »an andere zu denken.« Er verstummte.

Aber es ging noch weiter. »›*Z-U-N-E-U*‹.« »›*Zu neu …*‹« »*E-Q*.« »›*E-Q*‹? Versuch es noch einmal! Komm schon! Gut! Weiter so!« »*E-R*« »Gut, sehr gut! Du schaffst das! Ja! Komm schon, mach!« »*H-O-F-F-N-U-N-G*.« »›*Hoffnung. Zu neuer Hoffnung*.‹«

»Soma, bitte – lies noch einmal den ganzen Satz«, bat ich erneut. Sie wiederholte die Wörter, die sie beim Sprechen in ihr kleines Notizbuch geschrieben hatte.

»›*Ich hoffe, dieses Jahr ist ein Weckruf für alle wie mich, zu neuer Hoffnung*.‹«

»Oh, das ist so schön, Dov«, sagte ich. Zur Abwechslung versagte mir jetzt die Stimme. »Ich werde das aufschreiben und aufbewahren, okay? Du hast etwas sehr Schönes gesagt.« Ich schaute zu Jon und sah, dass er sein Gesicht in den Händen vergraben hatte.

Soma sah unbehaglich aus. »Siehst du, du hast angefangen zu kommunizieren«, sagte sie fröhlich zu Dov, in dem Versuch, die Stimmung im Raum wieder aufzuheitern. »Jetzt werden bald auch ein paar andere Kinder zu mir kommen. Wäre das nicht großartig?«

Tito stürmte aus seinem Zimmer und fing an, in der winzigen Wohnung auf und ab zu gehen. »Schon gut, Tito«, sagte Soma und sprang plötzlich auf. »Jetzt machen wir einen Spaziergang.«

Wie in früheren Jahren bedauerte ich es, nicht im Voraus für einen Parkservice bei der Synagoge bezahlt zu haben. Jon würde uns für den Rosch-ha-Schana-Familiengottesdienst absetzen und sich später drinnen mit uns treffen müssen.

Jon, Gabriel und Miriam beherrschten im Gegensatz zu Dov und mir ein bisschen Hebräisch. Wenn Dov und ich in der Synagoge zusammensaßen und den Gebeten und Liedern lauschten, die in einer Sprache vorgetragen wurden, die wir nicht verstanden, befanden wir uns auf demselben Stand. Es ergab einen gewissen Sinn, da Gott ja nicht wirklich Ohren hat und der Strom der Herzenswünsche, die wir Gebet nennen, nicht aus den Worten als solchen besteht. Welche Sprache verstand Gott?, fragte ich mich. Wie brachte überhaupt irgendjemand Gott eine Botschaft zu Gehör?

Und so ließ ich mich mit Dov an meiner Seite von den erhebenden Klängen davontragen, die Menschen erzeugen können, wenn sie zusammen hoffen, sich in der Gegenwart Gottes zu befinden. Und es stimmte, Dov und ich konnten genauso gut wie jeder andere in der Gemeinde mit Gott zusammen sein, ganz gleich, ob wir Hebräisch verstanden, ob wir böse auf Gott waren oder überhaupt an ihn glaubten.

Ich sah, wie Jon auf uns zukam. Offenbar war ihm das Wunder eines freien Parkplatzes zuteil geworden. Miriam und Gabriel umarmten ihren Vater, als er sich zu uns gesellte, und dann sangen Jon und ich gemeinsam, wir flehten und beteten, während die Kinder abwechselnd vor sich hinträumten und mit einstimmten. Wenigstens beteten Jon und ich noch zusammen, dachte ich, bis ich hörte, wie er Dov zuflüsterte: »Was ist das für ein Buchstabe?«, und dabei auf den hebräischen Buchstaben *Aleph* im Gebetbuch deutete.

Dov zeigte auf das *A* auf seiner Buchstabentafel. John warf mir einen Blick zu. »Zeig mir *Gimmel*«, sagte er und hielt Dov das Gebetbuch vor. Dov deutete auf den hebräischen Buchstaben Gimmel. Jon zögerte, verwirrt und amüsiert.

»Okay, was bedeutet dieses Wort?«, fragte Jon und zeigte auf das Wort *Adonai* im Gebetbuch. Dov tippte auf seiner Tafel die Buchstaben »*G-O-T-T*« an. Jon starrte seinen Sohn vollkommen sprachlos, mit einem verblüfften Lächeln an. »Ich glaub das nicht …«, sagte er schließlich kopfschüttelnd.

Doch zu unserer Überraschung fuhr Dov fort, auf die Buchstaben seiner Tafel zu zeigen. Langsam, mühsam brachte er einen Satz zusammen.

»Warum musst du alles anzweifeln, was ich weiß?«

Jon und ich blickten einander an, ohne dem auf- und abschwellenden Gesang um uns herum Beachtung zu schenken. Plötzlich hörte ich die Stimme des Rabbis, der zu sprechen begonnen hatte. Seine Worte strömten mit plötzlicher Klarheit in mein Bewusstein. »Statt unsere Aufmerksamkeit darauf zu richten, ob Gott uns hört oder nicht, sollten wir uns auf *koleinu*, unsere Stimme, konzentrieren«, sagte er. »Denn das Wesen des Gebets ist die Stimme, die sich erhebt, die Stimme, die sich erhebt in Sehnsucht oder Gesang, in Schuld oder Wut, Trauer oder Verzweiflung.«

Ich sah zu Dov, der neben mir stand und sich an meinen Arm klammerte. Hier war ein Junge, der überhaupt keine Stimme hatte. Wie sollte er sie erheben und zu Gott rufen? Genau in diesem Moment durchbrach ein ohrenbetäubender schmetternder Klang die ernste Feierlichkeit der Synagoge.

Es war der Klang des Schofar – des langen, spiralförmigen Widderhorns, das am Ende des ersten Tages der Rosch-ha-Schana-Feierlichkeiten geblasen wird. Es ist ein Klang, der schwer zu beschreiben ist, bewegend und beunruhigend, fesselnd und aufwühlend, primitiv und erhaben zugleich. Er zwingt die Aufmerksamkeit in den gegebenen Augenblick zurück, ein Ruf, den man nicht ignorieren kann.

Als die durchdringenden Klänge des Widderhorns erschallten, stand ich wie erstarrt. Über dem Altar brannte wie immer das ewige Licht, und die weißen Marmorlöwen bewachten wie immer die Zehn Gebote, und dennoch war plötzlich alles anders. Etwas hatte sich verwandelt, etwas, das ich nicht mit meinen Augen sehen und nicht mit meiner Stimme benennen konnte und doch wusste ich, dass es so war.

Nachdem wir an diesem Abend wieder zu Hause waren und Miriam und Gabriel zu Bett gebracht hatten, setzten Jon und ich uns zu Dov auf die Bettkante. »Frag ihn, wie er Hebräisch gelernt hat«, sagte Jon und gab mir die Buchstabentafel.

Ich hielt Dov die Tafel hin. »Mach schon!«, tönte ich lautstark und gab mir alle Mühe, genauso zu klingen wie Soma. Aber Dovs Augen starrten weiterhin gebannt auf die schimmernde Perlenschnur in seiner Hand. »Mach schon! Du kannst es!«, fuhr ich fort und kam mir idiotisch dabei vor. Ich erinnerte mich, dass Soma leicht gegen Dovs Knie gestupst hatte. Ich drängte Dov weiter und fing an, ihm kleine Stöße ans Knie zu geben. Mein Verhalten kam mir unzusammenhängend und lächerlich vor. Jon wandte den Blick ab; vielleicht empfand er den Anblick als zu demütigend, dachte ich. Es funktionierte nicht. Wie stellte Soma das an? Ohne nachzudenken, legte ich die Hand auf Dovs Schulter.

Zu meiner Überraschung hob Dov die Hand. »Mach schon!«, wiederholte ich aufgeregt und noch etwas lauter als zuvor. »Gut! Sehr gut!«, rief ich aus, als er auf den Buchstaben *P* deutete. »Mach weiter!«, flehte ich und versuchte, einen steten Strom rascher, drängender Anfeuerungsrufe zu produzieren, während ich weiter seine Schulter anstupste. Ich wusste nicht, was ich tat, aber solange es den nächsten Buchstaben hervorbrachte, machte ich damit weiter. Dov zeigte nacheinander auf die Buchstaben *R-E-S-S*. Dann fiel seine Hand herunter, und er hörte auf. Ich hielt ebenfalls inne. Ich war erschöpft. Wie machte Soma das bloß?, fragte ich mich.

»*Press?*«, fragte Jon schulterzuckend. »Das ergibt keinen Sinn.« Er wandte den Blick wieder ab, vielleicht diesmal vor Enttäuschung. Es schien tatsächlich Unsinn zu sein, musste ich zugeben, eine zufällige Aneinanderreihung von Buchstaben.

»Was bedeutete ›*Press*‹, Dov?«, fragte ich und versuchte, meine Soma-Imitation wieder aufzunehmen, stupste seine Schulter an und schüttelte die Tafel vor seinem Gesicht. Ich bemühte mich weiter und plötzlich fing Dov wieder an, mit dem Finger zu deuten, erst auf den Buchstaben *M*, dann *A*, dann *N*. Dann fiel seine Hand wieder zurück und seine Finger kehrten zu den glänzenden Perlen zurück. Seufzend legte ich die Buchstabentafel beiseite.

»*M-A-N*, man! Sehr gut, Dov! Du hast das Wort ›man‹ buchstabiert!« Ich umarmte ihn fest und lächelte dabei. Ich wollte ihn ermutigen, auch wenn seine Worte keinen Sinn ergaben, jedenfalls nicht für mich. Das Entscheidende war, er hatte auf einige Buchstaben gedeutet, er hatte zwei Wörter gebildet, oder zumindest schien es so. Es war ein Anfang, sagte ich mir selbst, auch wenn das Ganze keinen Sinn ergab.

»Warte mal einen Moment!«, rief Jon und erhob sich plötzlich. »*Pressman*!«, rief er und schlang die Arme um Dov. »*Pressman Academy*! Er meint *Pressman Academy*!« Es dauerte einen Moment, bis ich begriff. Dov hatte zwei Jahre lang in Begleitung einer Therapeutin einen Kindergarten, die *Pressman Academy* von Temple Beth Am besucht. Hatte er damals schon – als Drei- und Vierjähriger – einige Buchstaben des hebräischen Alphabets aufgeschnappt? Vor meinem inneren Auge sah ich den Unterrichtsraum des Kindergartens vor mir. Da waren überall Poster: Poster mit dem hebräischen Alphabet, Poster mit Bildern und einfachen Wörtern in Englisch und Hebräisch. Poster mit Wörtern wie *Apfel* und *Mädchen* und *Junge* und *Gott*. War das möglich? Hatte Dov einige dieser Wörter gelernt, während er dort war, einfach indem er ihnen ausgesetzt war? Und sogar wenn es sich so verhielt, wie war es möglich, dass er sich noch daran erinnerte?

Es war unfassbar! Ein Junge, der nicht bis zehn zählen konnte, ein Junge, der nicht einmal das Alphabet oder auch nur ein einziges Wort zu kennen schien – wie konnte ein solcher

Junge auch nur einen einzigen Buchstaben des hebräischen Alphabets kennen, geschweige denn, sich daran erinnern, dass er ihn vor fünf Jahren gesehen hatte?

Zum, wie es schien, hundertsten Mal innerhalb weniger Tage stiegen mir Tränen in die Augen, als ich mich hinunterbeugte und Jon und Dov umarmte. Und wie ein Haufen menschlicher Verwirrung und Unvollkommenheit, wie ein Bündel Verblüffung und Staunen ließen wir uns so aufs Bett fallen, Jon mit den Armen um Dov und ich mit den Armen um beide. Ich fühlte mich verrückt, ekstatisch, verängstigt. Wunder, so lernte ich gerade, lösten nicht nur Freude aus, sondern mussten ihrer Natur entsprechend auch deine Welt erschüttern und alles, was du für unumstößliche Wahrheiten gehalten hast, in alle vier Winde zerstreuen.

15. Ein hübscher Kerl in einem Jackett

Was hast du all die Jahre gemacht?

Jon Shestack

Zugehört.

Dov

Von da an begleitete ich Dov jeden Tag zu Soma und beobachtete in ehrfürchtigem Staunen, wie sie Dov in die Welt des Wissens einführte: Sie erklärte ihm Farben und Formen, Pflanzen und Tiere, das Meer, die Berge und das Wetter, Grammatik und Mathematik und den menschlichen Körper, während Dov neben ihr saß, zuhörte und dann ihre Fragen beantwortete. Es war, als versuche Soma, schnellstmöglich die Lücken zu füllen, die die jahrelange Isolation von Dovs Wissensschatz hinterlassen hatte. Sie baute eine geistige Welt in ihm auf, indem sie immer mehr Fakten miteinander verband und ein sprachliches Gerüst schuf, das die Welt, wie wir sie kennen, verständlich machte.

Dovs Betreuerin Maria war eine der Ersten, der es gelang, Dov dazu zu bringen, mit dem Finger auf Ein-Wort-Antworten und kurze Ausdrücke zu deuten. Vielleicht lag es daran, dass Maria streng katholisch erzogen war und es ihr von daher nicht schwerfiel, an Wunder zu glauben. Maria führte genau Buch über die Ereignisse in der Schule, und als Dov anfing, mit Soma zu kommunizieren, schrieb Maria in den ersten Tagen und Wochen auch über den Unterricht dieser beiden.

12. September 2001
Wenn Miss Karen sehen könnte, wie Soma mit Dov arbeitet, würde sie vielleicht ihre Meinung ändern und erkennen, dass diese Kinder klug genug zum Lernen sind.

Ich habe die ABC-Tafel in der Schule benutzt, aber bei mir fängt er nur an zu spielen. Ich weiß, dass er es schafft. Ich muss es mit ihm üben.

Maria Lopez

Nur wenige Wochen nachdem Dov zu kommunizieren begonnen hatte, war zufällig der jährliche Termin für die Aktualisierung seines individualisierten Lehrplans (IEP, *Individualized Education Plan*) angesetzt. Ich nahm Soma mit zu dem IEP-Termin, um dem Hexenzirkel der »Expertinnen« zu zeigen, was wir über Dov herausgefunden hatten. Er würde einen radikal aktualisierten IEP brauchen, mit ganz neuen Zielen, die zum Teil um Jahre über die Lernziele hinausreichten, die man festgesetzt hatte, als Dov das letzte Mal getestet worden war. Dov saß neben Soma und tippte kurze Antworten auf die einfachen Fragen, die sie ihm stellten.

»Tut mir leid«, platzte eine der Schulpsychologinnen heraus, rückte ihren Stuhl vom Tisch ab und verdrehte sichtbar die Augen, »aber das kaufe ich Ihnen nicht ab. Ich glaube nicht, dass die Sprachkenntnisse, die er zeigt, funktional sind.«

Ich brauchte einen Augenblick, um zu verstehen, was sie meinte. »Sie denken, dass er die Worte einfach nur benutzt wie … wie ein Papagei?«, fragte ich ungläubig.

»Genau«, antwortete sie.

»Dov«, sagte ich laut und deutlich, damit alle mich hören konnten. »Weshalb sind wir heute hier?« Ich konnte ein kleines Lächeln nicht unterdrücken, das in meinen Mundwinkeln zuckte, als er tippte: *»Für meinen IEP.«*

Während dieser Phase wachte ich jeden Morgen mit einem Gefühl aufgeregter Vorfreude auf. Ich öffnete die Augen und plötzlich fiel mir wieder ein, dass Dov kommunizierte. Jeder Tag war ein neues Abenteuer, weil ich immer wieder etwas Neues über Dov entdeckte. Ich fing an, Stück für Stück zusammenzusetzen, was er wusste, und entwickelte eine Ahnung davon, was für ein Mensch er war.

Und jeden Abend, wenn ich im Bett lag, tauchten neue Fragen auf. Ich schaltete das Licht an und notierte sie mir, um sie Dov am nächsten Tag bei Soma zu stellen.

Was hielt er von seinem Bruder und seiner Schwester? Konnte er lesen? Wie lange verstand er uns schon? Konnte er die Uhr lesen? Welche Art Musik gefiel ihm? Was wollte er werden, wenn er groß war? Was mochte er lieber, Katzen oder Hunde? Bevorzugte er die Dusche oder die Badewanne? Was war seine Lieblingsfarbe? Wie hatte er Subtrahieren und Addieren gelernt? Es gab eine Million Dinge, die ich Dov fragen wollte.

Ich machte Fotokopien von der Buchstabentafel, laminierte sie und verteilte sie an jeden, der mit Dov Kontakt hatte – seine persönliche Betreuerin Maria, seine Therapeuten, seine Lehrer, unsere Babysitter und Miriam und Gabe – an jeden. Ich forderte sie auf, die Tafel mit Dov zu benutzen oder es zumindest zu versuchen.

»Er ist intelligent, und er versteht alles, was man sagt«, erzählte ich ihnen. Ich zeigte ihnen, wie sie Dov die Buchstabentafel vorhalten mussten. Ich bestand darauf, dass sie Soma besuchten und sie bei der Arbeit mit Dov beobachteten, um sich abzuschauen, wie sie vorging. Ich ignorierte die Tatsache, dass ich selbst nicht besonders erfolgreich darin war, jedenfalls noch nicht. Wir würden alle zusammen lernen, verkündete ich. Wir würden immer besser werden, und wir würden in der Lage sein, es genauso zu machen wie Soma – wir mussten uns nur ordentlich anstrengen.

Als ich mit Dov einen Besuch bei seinen Onkeln und Tanten machte, hielt er sich an meinem Arm fest, umklammerte seine Lieblingsmurmel, sah zu Boden, drückte die Augen zusammen und verdrehte die Finger unter seinem auf die Brust gepressten Kinn. Ich wusste, er fühlte sich eingeschüchtert und wahrscheinlich überwältigt. Ich hatte meinen Schwestern und Brüdern berichtet, dass Dov angefangen hatte zu kommunizieren, und jetzt waren sie alle zusammengekommen, um es mit eigenen Augen zu sehen.

Zu meiner großen Überraschung war sogar Billy gekommen. Mit seinem Erscheinen hatte ich nicht gerechnet. Lächelnd winkte ich ihm zu. Ich wusste, es war alles ein bisschen viel für ihn. Ich hatte ihn eine ganze Weile nicht gesehen, mehrere Monate, um genau zu sein. Billy war erwachsen und führte jetzt sein eigenes Leben. Ich hatte ihn nicht dazu bewegen können, uns zu besuchen, seit Dov angefangen hatte zu kommunizieren. Vielleicht hatte er Angst, dass es sich als Irrtum herausstellen würde. Billy war durch den Autismus seines Bruders in so vielerlei Hinsicht verletzt worden. Zuerst als er selbst ein Kind war. »Dov hat mich nicht mehr lieb«, erzählte er uns todtraurig, als sein geliebter Babybruder ihn nicht mehr ansah oder anlächelte. Und später, in seiner Jugend, war er durch den Kampf gegen den Autismus zu sehr in Anspruch genommen, um sich um seine eigenen Probleme in der Schule zu kümmern oder um zu bemerken, wie sehr er unsere Zuwendung gebraucht hätte. Das tat mir leid.

Wir setzten uns hin, ich schüttelte die Tafel vor Dovs Gesicht und drängte ihn, darauf zu deuten. Ich hoffte inständig, er würde in der Lage sein, einfach auf ein Wort oder zwei zu tippen, um ihnen zu zeigen, dass er begriff, was sie sagten, dass er einen funktionierenden Verstand besaß und dass sie den wahren Dov, der in ihm steckte, kennenlernen konnten.

Alle warteten. Nach mehreren Fehlstarts deutete Dov auf eine Reihe von Buchstaben und heraus kam: »*Hi, Tante Sarah.*« Meine Schwester fing an zu weinen. Auch meine andere Schwester, Lenore, die Ärztin, schien den Tränen nahe. Mein Bruder Lloyd, erfüllt von Empathie und Mitgefühl, hatte ein so starkes Bedürfnis, mit seinem lang verloren geglaubten Neffen in Kontakt zu treten, dass er sich die Buchstabentafel schnappte und eine Botschaft zu tippen begann. »Lloyd«, sagte ich sanft, weil ich ihn nicht kränken wollte, »du kannst mit ihm sprechen. Er versteht, was du sagst.« Lloyd wurde ein bisschen rot. »Oh, ja, klar«, meinte er lächelnd. Dann sprach er die Worte aus, die er auf der Tafel gezeigt hatte: »Hi, Dov. Ich hab dich lieb.« Wir fingen alle an, abwechselnd zu lachen und zu weinen und dann wieder ein bisschen zu lachen.

Eine der ersten Fragen, auf die ich eine Antwort suchte, war, ob Dov lesen konnte. Wenn er sich ein Buch nahm, was er häufig tat, blätterte er die Seiten einfach ganz schnell vor seinen Augen durch, als ob er es nur für seine Stereotypien benutzte. Eigentlich konnte er das Buch auf dieses Weise unmöglich lesen – oder vielleicht doch? Er schien so viele Dinge gelernt zu haben, einfach, weil er ihnen ausgesetzt gewesen war.

Deshalb nahm ich mir eines Tages, ohne etwas zu sagen, ein Blatt Papier und einen Stift und notierte die Frage: »Welche Farbe haben Zitronen?«, und zeigte sie Dov. Ich hatte keine Ahnung, in welcher Größe ich die Buchstaben schreiben sollte oder wie kompliziert die Frage sein durfte, aber ich wusste, wenn Dov antwortete, konnte er lesen. »*Gelb*«, lautete seine Antwort. Ja, er konnte lesen.

»Wann hast du lesen gelernt?«, fragte ich ihn.

»*Sechs*«, buchstabierte er. Dov war sechs, als wir anfingen, Nina Lovaas Methode des Sichtlesens mit ihm auszuprobieren. Die Methode schien damals den ersten kleinen Fortschritt seit Jahren zu bringen, und wir waren begeistert. Nach zwei Jahren, als er acht war, hatte er offenbar gelernt, zwanzig Wortbilder wiederzuerkennen. Das bedeutete, er konnte das korrekte Wort aus zwei Möglichkeiten auswählen und die Karte in den leeren Zwischenraum des Satzstreifens einsetzen. Doch dieser Lernerfolg erweiterte sich nicht auf andere Sätze oder Antwortmöglichkeiten. Mit anderen Worten: Er führte nicht so schnell zu Sprache und Kommunikation, wie wir es uns erhofft hatten.

Dann hatten wir einige Jahre lang Bilderkarten benutzt und

gebrauchten sie immer noch, als ich Soma und Tito kennenlernte. Diese kleinen Karten mit Klettband auf der Rückseite zeigten Abbildungen von Dovs Lieblingsspeisen, von Wasser und von Spielsachen, die er für seine Stereotypien benutzte. In Dovs Ordner befanden sich Hunderte von diesen Bildkarten, aber er benutzte selten mehr als drei oder vier davon. Jetzt hatte ich den Verdacht, dass auch sie eine Rolle beim Lesenlernen gespielt hatten. Wir hatten die Bezeichnung des Gegenstands immer unten auf die Karte geschrieben, in der Hoffnung, dass Dov die Wörter vielleicht wiedererkennen würde. Vielleicht hatte er das tatsächlich.

Jetzt, wo ich wusste, dass Dov lesen konnte, wurde mir klar, dass ich keine Ahnung hatte, auf welchem Level er sich befand. Ich wusste auch nicht genau, wie ich ihn testen sollte, also dachte ich mir etwas aus. Zuerst zeigte ich ihm ein ganz einfaches Buch speziell für Leseanfänger mit ganz wenigen, groß gedruckten Wörtern auf jeder Seite. Ich nahm seinen Zeigefinger und führte ihn an den Wörtern entlang, während ich laut: »Lies! Lies! Lies!« forderte, was sogar in meinen eigenen Ohren schwachsinnig klang.

Ich beobachtete aus den Augenwinkeln seinen Blick und sah, dass er jedes Mal, wenn ich »Lies!« sagte, flüchtig auf die Seite schaute. Dann testete ich ihn auf den Inhalt, und er konnte auf meine Fragen tatsächlich kurze Ein-Wort-Antworten geben, schien die Sätze also gelesen zu haben. Als Nächstes ging ich zu den Bilderbüchern über, die ein paar Sätze in normaler Größe auf jeder Seite und einen umfangreicheren Wortschatz aufwiesen. Wieder schien Dov in der Lage zu sein, die Wörter still zu lesen und dann Fragen zu beantworten.

Auf diese Weise arbeitete ich mich durch immer anspruchsvolleren Lesestoff, bis wir schließlich auf ein Buch für Viertklässler über Helen Keller stießen. Auch das konnte Dov lesen. Ich erhöhte die Anzahl der Sätze von einigen wenigen auf einen ganzen Absatz und dann auf eine ganze Seite. Er konnte alles lesen und Fragen dazu beantworten.

Wie sich herausstellte, hatte Dov alle möglichen Informationen aus den verschiedensten Quellen aufgenommen. Einige Wochen nach dem Terroranschlag auf das World Trade Center besuchte uns unser Freund John Lee, ein Kunsthändler aus New York. Wir hatten ihm berichtet, dass Dov angefangen hatte, zu kommunizieren, und über eine normale Intelligenz zu verfügen schien. Nun konnten wir es kaum abwarten, dass John Lee kam und Dov sah.

Wir saßen am Küchentisch, als John eintraf. Ich legte die Tafel vor Dov und fragte ihn, ob er sich an John Lee aus New York erinnere. »*Ja*«, buchstabierte Dov. John Lee lächelte. »Hallo, Dov«, sagte er sanft.

»Gibt es etwas, das du John sagen möchtest?«, fragte ich Dov und hoffte, dass er an diesem Abend gut drauf war. Alle Augen waren auf Dov gerichtet, als er anfing, auf die Tafel zu deuten. »*Kennen Sie jemanden, der gestorben ist?*«, fragte er John Lee. Eine Weile blieb es still im Raum. »Ja«, antwortete John und schaute auf die Hände in seinem Schoß.

»Dov … woher wusstest du davon?«, fragte ich erstaunt. Ich hielt die Buchstabentafel hoch und wieder tippte er: »*N-P-R*«. »Das ist kein Wort«, sagte ich sanft und legte die Tafel zur Seite.

Jon fing an zu lachen. John Lee und ich sahen ihn entgeistert an. »Doch, es ist ein Wort«, gluckste er. »National Public Radio.« Es stimmte. In der Küche hatten wir immer das Radio an, und es war immer auf NPR eingestellt.

Seltsamerweise war Dovs bestes Thema, jedenfalls wenn es um die Mitteilung von Antworten ging, Mathematik. Zahlen zeigte er korrekter an als alles andere. Das war ein Glück, denn dass Dov tatsächlich rechnen konnte, war vielleicht am schwersten zu glauben oder zu verstehen. In der Schule war von seinen Rechenfähigkeiten nichts bekannt. Dovs schulisches Lernziel in Mathematik war, von zehn bis zwanzig zu zählen. Er hatte bereits fünf Jahre daran gearbeitet, von eins bis zehn zu zählen.

Doch bei Soma sah ich, dass Dov elementare Additions- und

Subtraktionsaufgaben lösen konnte, und er beherrschte das kleine Einmaleins bis zu den Sechsern.

Seit Miriam in der ersten Klasse angefangen hatte, Hausaufgaben zu machen, erledigte sie diese Arbeit zusammen mit unserem Babysitter an einem kleinen Tisch in Dovs Zimmer. Auf diese Weise blieb Dov unter Aufsicht, da man ihn nicht allein lassen konnte. Er hüpfte dann auf seinem Bett auf und ab, drehte an seinen Perlen und schien nicht zu bemerken, was die anderen beiden taten. Wenn Miriam Schule hatte, übte sie dort auch jeden Abend laut ihre wöchentliche Vokabelliste, und schließlich kam mir die Erleuchtung: Gemeinsam mit dem Babysitter hatte Miriam das Einmaleins monatelang laut auswendig gelernt. Sie hatte sich die Multiplikationstabellen bis zu den Sechsern eingeprägt. Und das Gleiche galt für Dov, wie mir mit einem kleinen Schreck, gefolgt von Erleichterung, bewusst wurde. Wenigstens hatte ich eine rationale Erklärung dafür gefunden, wie er Multiplizieren gelernt hatte.

Eines Abends, kurz nachdem Soma Dov die ungekürzte Division beigebracht hatte, fuhr ich mit Dov, Miriam und zwei ihrer Freundinnen, die bei uns zu Abend essen sollten, nach Hause. Die Mädchen auf dem Rücksitz beklagten sich bitterlich über ihren Hebräisch-Unterricht. »Dov hat kein Hebräisch in seiner Schule«, kommentierte ich, weil ich wusste, dass sie neidisch sein würden, und machte mir in Gedanken eine Notiz, dass ich einen Hebräisch-Lehrer für Dov finden musste, wenn er irgendwann seine Bar-Mizwa feiern sollte. »*Der* geht zur Schule?«, fragte eines der Mädchen ungläubig. Ich krümmte mich innerlich zusammen, weil ich wusste, dass Dov die verletzende Bedeutung ihrer Worte verstanden hatte. Mir war klar, dass das Mädchen nicht absichtlich so grausam zu Dov war, sie war sich einfach nicht bewusst, dass Dov sie verstehen konnte. »Natürlich geht Dov zur Schule«, antwortete ich so gleichmütig wie möglich. »Er kann lesen, und er kann tippen, und er versteht alles, was du sagst.« Den restlichen Heimweg legten wir schweigend zurück.

Als wir nach Hause kamen, versuchte ich, die Stimmung etwas aufzuheitern. »Hey, kommt mal her und schaut euch das an – Dov ist wirklich gut im Rechnen.« Ich schnappte mir eine Buchstabentafel, die oben eine Zahlenreihe von eins bis zehn und Symbole für die Grundrechenarten hatte. Die Mädchen drängten sich zusammen, während ich Dov die Tafel vorhielt. »Okay, Dov«, fing ich an, »lass uns ein bisschen ungekürzte Division machen.« Ich strahlte die Kinder an. »Kennt sich eine von euch mit der ungekürzten Division aus?«, fragte ich unschuldig, obwohl ich genau wusste, dass Miriams vierte Klasse sich schon das ganze Schuljahr sehr schwer damit tat.

Schweigen. Dann leises Gemurmel: »Ein bisschen«, »Sozusagen«, »Das ist total schwer«.

»Dov, kannst du zeigen, wie du diese Aufgabe lösen würdest?«, fragte ich und schrieb die Aufgabe auf. »168 geteilt durch zwölf ist? …« Die Mädchen machten große Augen.

»Was ist der erste Schritt?«, fragte ich Dov. Ich dachte, ich hätte ein kleines Lächeln gesehen, als er die erste Rechenoperation anzeigte. »Zwölf geht einmal in sechzehn«, sagte ich und schrieb es auf. »Könnt ihr folgen?«, fragte ich die Mädchen. »Irgendwie«, »Na ja«, »Hä? Das hab ich nicht verstanden«, kamen ihre jeweiligen Antworten.

»Und dann?«, fragte ich Dov. Jetzt lächelte er tatsächlich. Wir machten eine Weile auf diese Weise weiter: Dov zeigte die nächsten Schritte der Rechenoperation an und ich schrieb es hin, bis er schließlich zur Lösung kam. »Das ist richtig! Zwölf geht vierzehn Mal in 168!« Ich warf einen Blick in die Runde der verblüfften Mädchengesichter.

»Haben das alle verstanden?«, fragte ich und konnte meinen Stolz kaum verbergen. »Nicht wirklich«, »Hä?« und »Das haben wir noch nicht durchgenommen«, waren ihre Kommentare. Dann liefen sie nach draußen zum Spielen. Ich umarmte Dov und gab ihm einen dicken Kuss. »Ich bin so stolz auf dich!«, sagte ich und wünschte, mir würde etwas weniger Banales einfallen, um ihm zu sagen, dass ich ihn für etwas ganz Besonderes hielt.

Obwohl Dov eine erstaunliche Menge an Informationen

aufgenommen hatte, indem er einfach zugehört hatte oder bestimmten Situationen ausgesetzt gewesen war, gab es doch immer noch vieles, was er noch nicht kannte, so dass die Wissensaufnahme sehr wahllos und eher zufällig erfolgt war und auch große Lücken aufwies. Seine schulische Ausbildung hatte sich größtenteils auf die eine Stunde am Tag beschränkt, in der er beobachtet hatte, wie seine Schwester ihre Hausaufgaben in seinem Zimmer machte. In seiner eigenen Schule war er die ganze Zeit auf Vorschulniveau unterrichtet worden. Ich konnte es kaum ertragen, an die endlosen Stunden zu denken, in denen er an Aufgaben gescheitert war, die er nicht bewältigen konnte, wie mit Hilfe farbiger Würfel von eins bis zehn zu zählen, obwohl er bereits die Grundrechenarten beherrschte. Genau genommen war dies die Art von Aktivitäten, mit denen er den ganzen Tag, jeden Tag seines Lebens beschäftigt gewesen war.

Dov erschien mir jetzt in einem ganz anderen Licht: Anstatt ihn für unkooperativ oder desinteressiert zu halten, sah ich in ihm nun einen unendlich geduldigen Jungen, der nie aufgegeben hatte.

Fast noch größere Lücken als in seinem schulischen Repertoire hatte Dov in seinem sozialen Wissen, weil er sein Leben lang nur sehr eingeschränkte Kontakte mit anderen Menschen gehabt hatte. Da er in der Schule von anderen Schülern umgeben war, die nicht sprechen und ihr Verhalten nicht steuern konnten, und von Lehrern, die nicht ahnten, dass Dov sie verstand, waren seine Möglichkeiten zum sozialen Lernen begrenzt gewesen.

Jetzt fing Dov zum ersten Mal in seinem Leben an, um Dinge zu bitten. Bei Soma buchstabierte er einmal das Wort »*Spielzeug*«, und auf die Frage, welche Art von Spielzeug, buchstabierte er »*Puppe*«. Ich fragte, was für eine Puppe. Die Antwort lautete »*Barbie*«. Ich war begeistert. Meinetwegen konnte Dov gern autistisch *und* schwul sein – wichtig war nur, dass er zum allerersten Mal von sich aus nach einem Spielzeug verlangte. Nach der Sitzung bei Soma fuhren wir schnurstracks zu

Toys'R'Us. Drinnen steuerten wir zielstrebig den eindrucksvollen Gang mit Barbies an und suchten eine Puppe aus. Sicherheitshalber warf ich auch noch eine Ken-Puppe in den Einkaufswagen.

Als wir nach Hause kamen, versuchte ich herauszufinden, wie ich die Puppen für ein Spiel mit Dov nutzen konnte. Er hatte Probleme mit seinen motorischen Fähigkeiten und wandte den Blick immer wieder ab. Ich hielt eine Puppe in jeder Hand und ließ sie sprechen. »Hi, Dov!«, zirpte Barbie. »Freut mich, dich kennenzulernen!«, sagte Ken. Ich beobachtete, ob Dov irgendeine Reaktion zeigte. Er presste dic Augen fest zusammen und drückte das Kinn auf die Brust. Ich konnte nicht erkennen, ob ihm dieses Spiel gefiel oder nicht. Ich führte Dovs Hand und ließ ihn die Ken-Puppe halten. Dann sprach ich wieder für beide Puppen, ließ sie noch ein bisschen plaudern und legte sie nach einer Weile in eine Plastikbox, die ich in ein Regal auf der anderen Seite des Zimmers stellte.

Einige Tage später schickte ich Dov gemeinsam mit Barbie und Ken zur Schule, damit er sie im Anschauungsunterricht zeigen konnte. Eine Woche später brachte unsere Babysitterin eine weitere Barbie-Puppe für Dov mit, und ich schlug vor, dass er sie ebenfalls mit in die Schule nehmen und seinen Klassenkameraden zeigen sollte, aber er schob sie weg. »Was ist los?«, fragte ich. »*Puppen sind für Mädchen*«, tippte er zu meinem Erstaunen. Einige der Kinder hatten gelacht, als Dov letzte Woche seine Puppen mitgebracht hatte, erzählte Maria mir.

Dov fing nicht nur an, die Lücken in seinem Schulwissen zu schließen, er fing auch an, etwas über soziale Regeln zu lernen.

Dieses soziale Lernen setzte sich in den folgenden Wochen und Monaten in verblüffendem Tempo fort, und Dov zeigte uns sogar, dass er Sinn für Humor hatte. Eines Morgens am Frühstückstisch gab ich Dov seine Buchstabentafel und fragte, ob er uns etwas sagen wolle. Die Küche war voll und laut, wie jeden Morgen vor Schulbeginn.

»Seid still! Dov versucht, uns etwas mitzuteilen!«, rief ich, bis die Kinder sich schließlich beruhigten und gespannt warteten. »Mach schon, Dov! Du kannst es!«, rief ich fordernd, woraufhin er plötzlich einen lauten Furz von sich gab. Es war ein Bombenerfolg. Die Kinder lachten sich schier tot.

Gabriel stürmte zu Dov und schnappte sich die Tafel. »Dovie, was wolltest du damit sagen?«, fragte er prustend und halb erstickt vor Lachen. *»Witz«*, tippte Dov. Offenbar entwickelte Dov in rasantem Tempo ein Gespür für das, was in unserer Familie als Humor galt.

Eine weitere Veränderung, die mir auffiel, war, dass Dov anfing, am Abendbrottisch auf seinem Stuhl sitzen zu bleiben, wenn die anderen Kinder längst zum Spielen fortgerannt waren. Bevor er kommunizieren konnte, hatte Dov kaum zehn Minuten still am Tisch sitzen können. Jetzt schien er gern zuzuhören, wenn sich die Erwachsenen über Politik oder Klatschgeschichten aus der Arbeit unterhielten. Ich hatte den Eindruck, dass Dovs Interesse an unserer Welt, jetzt wo er eine Art Schnittstelle mit ihr gefunden hatte, stetig wuchs. Langsam fing er an, sich der sozialen Gemeinschaft anzuschließen – vielleicht einfach deshalb, weil er es jetzt konnte.

Wie groß Dovs kulturelle Benachteiligung gewesen war, wurde mir erst klar, als Soma ihm eines Tages Begriffe des menschlichen Zusammenlebens erklärte – Begriffe wie Zuhause, Heimat, Gemeinschaft, Stadt usw. »Was gehört zu den Sehenswürdigkeiten, die sich ein Tourist oder Besucher in Los Angeles ansehen möchte?«, fragte Soma, worauf Dov antwortete: »*Kmart*«, »*McDonalds*« und »*Strand*«. Es stimmte, das waren die Orte, die Dov gern aufsuchte. Ich schwor mir, dass Dov ab jetzt häufiger in Museen, ins Kino und zu kulturellen Veranstaltungen in Los Angeles gehen würde.

Eines Abends fuhr ich mit Dov zum Einkaufen. Er blieb vor einem Elektrogeschäft stehen, und wir setzten uns dort auf eine Bank. »Was ist?«, fragte ich und zog die Buchstabentafel aus seinem Rucksack. »Gibt es etwas, was du dort gesehen hast und das dir gefällt?« Ich hielt ihm die Tafel hin und wartete. Währenddessen beobachtete ich die blinkenden Lichter, die am Rand des Schaufensters an einer Leuchtröhre entlangrasten und Dutzende von gleichzeitig flimmernden Mini-Bildschirmen erleuchteten. Was hatte Dov dort entdeckt?, fragte ich mich. Wie wirkten diese Lichter auf ihn?

»Mach schon!«, flehte ich, legte meine Hand auf seine Schulter und stupste ihn sacht an. »*Jacke*«, tippte er. Meine Augen glitten suchend zum *Brooks Brothers Store* neben dem Elektronikgeschäft. »Eine Jacke? Du willst eine Jacke?«, fragte ich erfreut. »Was für eine Jacke? Für kaltes Wetter? Oder für besondere Anlässe, wie einen Besuch in der Synagoge?«, fragte ich. »*Überall*«, antwortete er. »Du meinst, eine Art Anzugjacke, wie Dad sie trägt?«, fragte ich mit klopfendem Herzen. »Ja«, sagte er mit seiner Stimme.

Ich schaute auf meine Uhr; es war dreißig Minuten vor Ladenschluss. »Mach schon!«, drängte ich und zog ihn hoch. Wir gingen zu *Brooks Brothers* und Dov probierte ein Hemd und einen marineblauen Blazer an. Ich zog ihn an der Hand auf den Spiegel zu. »Schau bloß mal«, sagte ich, »was für ein gut aussehender Junge du bist!« Dov hatte die Angewohnheit, beim Gehen nie hochzublicken, und so hob ich sanft sein Kinn an, bis er sich sehen konnte. Als Dov sich selbst mit dem Jackett im Spiegel erkannte, schossen seine Augenbrauen in die Höhe, und er riss die Augen weit auf, als ob er ausrufen wollte: »*Wow! Sehe ich aber gut aus!*«

Es gab nur ein Problem: Die Ärmel der Jacke waren viel zu lang. Ich fragte den firmeninternen Änderungsschneider, einen kleinen, dunkelhaarigen Mann in den Sechzigern mit dem stoischen Aussehen eines Menschen, dessen Beruf ein hohes Maß an peinlicher Genauigkeit erfordert. Ja, er könne die Ärmel kürzen. In einer Woche könne ich wieder vorbeikommen und die Jacke abholen.

»In einer Woche? Nein, das ist zu spät«, erklärte ich in verzweifeltem Ton. »Sie verstehen mich nicht. Mein Sohn hat noch nie zuvor in seinem ganzen Leben um irgendetwas gebeten.

Das ist das erste Mal. Wir müssen dies Geschäft mit der Jacke verlassen, heute Abend noch.« Der Mann sah mich an, als ob ich nicht alle Tassen im Schrank hätte, aber auch mit einem gewissen Mitgefühl, als er zu Dov hinüberschaute, der mit gesenktem Kopf und geschlossenen Augen da stand, immer noch in der Jacke mit den viel zu langen Ärmeln, die bis über seine Hände reichten.

Der Schneider sah auf seine Uhr und erklärte mir, es täte ihm leid, aber es wäre unmöglich, der Laden schließe in einer Viertelstunde. »Bitte«, flehte ich, den Tränen nahe. »Schauen Sie!«, sagte ich und hielt Dov die Buchstabentafel vor, ohne zu wissen, was er uns mitteilen würde oder ob er überhaupt reagieren würde. Langsam, mit großer Mühe, tippte Dov die Wörter *»Vielen Dank«*. Der Mann sah schockiert und tief bewegt aus. Irgendwie, wundersamerweise, wurde die Änderung in den verbleibenden fünfzehn Minuten, bis sich die Türen von *Brooks Brothers* an diesem Abend schlossen, ausgeführt.

»Komm und überzeug dich selbst«, sagte ich zu meiner Freundin Marianne Toedtman. Sie hatte alles über Dovs neue Kommunikationsfähigkeit, über seine verborgene Intelligenz und über Soma gehört. Marianne war eine ausgesprochen praktisch denkende, bodenständige Frau; sie war außerdem die wichtigste Anwerberin von Familien für *CAN*s Genbank, die *Autism Genetic Resource Exchange*, und hatte selbst ein autistisches Kind. Wie die meisten Eltern reagierte Marianne außerdem äußerst skeptisch auf jedes »neue Wunder« in der Autismusbehandlung.

Marianne beobachtete, wie Soma Dov vorlas und ihm dann Fragen stellte. Als Dov anfing, auf die Tafel zu deuten und Wörter und Sätze zu buchstabieren, sah ich, dass ihr Mund aufklappte, aber keine Worte herauskamen.

»Tito und Dov sind natürlich zwei aus einer Million«, platzte Marianne schließlich heraus.

Ich starrte Marianne verdutzt an, als mir klar wurde, dass sie nicht scherzte. Dann sah ich Soma an. Plötzlich brachen wir alle drei in schallendes Gelächter aus. Das konnte einfach nicht stimmen. Dov und Tito konnten nicht zwei aus einer Million sein – oder?

In meinem Hinterkopf nahm ein beängstigender Gedanke Gestalt an – ein vollkommen logischer Gedanke, den ich unterdrückt hatte, weil er so ungeheuerlich und so schrecklich war. Wenn Somas Methode tatsächlich bei anderen autistischen Kindern funktionierte, dann war das Undenkbare vermutlich wahr – dann existierten wahrscheinlich noch viel mehr von diesen autistischen Kindern und Erwachsenen mit so genanntem niedrigem Entwicklungsniveau, deren Verstand einwandfrei funktionierte, die aber absolut keine Möglichkeit hatten, sich mitzuteilen.

Ich musste mit jemandem darüber reden.

Ich griff zum Telefon und rief wieder einmal Mike Merzenich in seinem Labor in San Francisco an. Ich war überrascht, ihn sofort selbst am Apparat zu haben, und wusste nicht, wo ich anfangen sollte. Würde er mir überhaupt glauben? Ich erzählte Mike, dass Soma ihre Methode bei Dov ausprobiert hatte und dass es funktionierte. Dov könne jetzt mit dem Finger tippen, auf Buchstaben deuten und kommunizieren.

»Das ist eine wunderbare Neuigkeit! Sie sind bestimmt überglücklich«, erklärte Mike sofort zu meiner ungeheuren Erleichterung. Ob ich Dov mitbringen könne, wenn wir zu weiteren Tests mit Tito nach San Francisco kämen, fragte Mike. Was für eine Frage!

Ich schickte Yoram an der Universität von San Francisco eine E-Mail, und er antwortete sofort:

Liebe Portia,
es freut mich sehr, von Dovs Fortschritten zu hören. Kommt es Ihnen vor, als hätten Sie einen neuen Sohn? Den wahren Dov, von dessen Existenz Sie keine Ahnung hatten? Irgendwie erinnert mich das Ganze an die Split-brain-Geschichte

(z.B. die Arbeit von Sperry und Gazzaniga). Es ist, als ob 2 Personen da wären und man nur mit einer von ihnen kommunizieren könnte (derjenigen in der sprechenden Hirnhälfte). Sie konnten auch vorher schon mit Dov kommunizieren – Sie konnten nur nicht mit dem anderen Dov kommunizieren. Es passt zu der Beschreibung des »fragmentierten Denkens« von Autisten. Aber die scheinbare »Gespaltenheit« von Autisten muss nicht zwangsläufig mit den Hirnhälften verbunden sein, wie Sie meinten (obwohl es möglich ist). Ich werde über eine Möglichkeit nachdenken, dies experimentell zu untersuchen.

Halten Sie es für möglich, dass Dov die Tests machen könnte, die wir mit Tito durchgeführt haben?

Yoram

Ja, das hielt ich für möglich.

16. Unter dem Schweigen

Es gab nur wenige Dinge, die Jon mit größerem Stolz erfüllten als das Wissen, dass sein jährlicher *CAN*-Rundbrief im ganzen Land an den Kühlschränken hing. Seit der Gründung von *CAN* hatte Jon in jedem Herbst den Spendenaufruf zum Jahresende geschrieben. Und alljährlich zögerte Jon die Arbeit daran bis zur letzten Sekunde hinaus. Vielleicht machte gerade die Tatsache, dass die Briefe eine tiefempfundene und manchmal schmerzliche persönliche Mitteilung enthielten, den Schreibprozess zu einer so quälenden Tortur für ihn. Der Prozess setzte Anfang September mit dem ernsthaften Versprechen ein, den Brief diesmal rechtzeitig fertig zu bekommen. Es folgten nächtliche Arbeitssitzungen, die sich mit der Zeit zu häufen begannen und darin bestanden, dass Jon im Zimmer auf und ab marschierte. Im Oktober kamen ein konstant unglücklicher Gesichtsausdruck, plötzliche Schimpfkanonaden sowie jede Menge Bourbon und Zigaretten hinzu. Und dann schließlich, irgendwann im November, etwa zu dem Zeitpunkt, zu dem wir davon ausgingen, dass es wahrscheinlich zu spät war, um irgendetwas mit der Post zu verschicken, hatte Jon dann einen wunderbaren Brief verfasst.

Dieses Jahr würde es nicht anders sein, fürchtete ich, trotz der außergewöhnlichen Neuigkeit, die wir zu verkünden hatten. Aber zu meiner Überraschung hatte Jon den Brief bereits Ende September zur Hälfte fertiggestellt.

Liebe Freunde,
in unserem Haus ist in diesem Jahr etwas Wunderbares geschehen. Wir haben immer gesagt, dass sich im Innern ein

Junge verbirgt. Wir haben immer geglaubt oder versucht zu glauben, dass Dov uns versteht, auch wenn er keine Möglichkeit hatte, uns das zu zeigen.
Obwohl er immer noch nicht sprechen kann und einen Großteil seines Verhaltens nicht zu steuern vermag, hat Dov gelernt, auf die Buchstaben einer ABC-Tafel zu deuten. Es hat sich herausgestellt, dass er die ganze Zeit ungeheuer viele Informationen aufgenommen hat. Er kann lesen, er kann buchstabieren, und er hat angefangen, uns von sich zu erzählen. Auf einer sehr elementaren Ebene hat er uns mitgeteilt, dass er denkt und versteht. Zum ersten Mal wissen wir, dass Rot seine Lieblingsfarbe ist. Schule ist »langweilig«. Sein kleiner Bruder ist ein »total verzogenes Gör«, und er macht sich Sorgen, wenn ich mit dem Flugzeug unterwegs bin. Hinter dem Schweigen verbirgt sich ein Junge mit wachem Verstand und komplexen Gefühlen.
Diese Entdeckung hat unsere Familie auf den Kopf gestellt. Wir können mit Dov nicht mehr reden wie mit einem Zweijährigen oder ihn wie ein Baby behandeln. Wir müssen mit ihm reden wie mit einem Neunjährigen. Er ist ein kluger Junge. Er hat einen funktionierenden Verstand. Er hat Sinn für Humor. Wir sind überglücklich, ihn endlich kennenzulernen.
Doch andererseits finden wir das schreckliche, aber wahre Klischee bestätigt, dass er gefangen ist. Und er weiß, dass er gefangen ist. Er weiß, wie seltsam er auf andere Menschen wirkt, und er hat noch keine Möglichkeit gefunden, seine Stimme so zu benutzen oder seinen Körper so zu steuern, wie er möchte.
Und so mischt sich auch eine Spur Trauer in unser großes Glück …

Eines Abends, nur ein paar Wochen nach unserem ersten Abstecher bei Toys'R'Us, saß ich auf Dovs Bettkante und sah mich in seinem Zimmer um. Die Babyspielsachen und -bücher waren verschwunden und durch andere Bücher ersetzt worden: Bücher über das Wetter, über Architektur und Religion und über berühmte Persönlichkeiten wie den Polarforscher Shackleton oder Abraham Lincoln. Außerdem Bücher mit Volksmärchen und über griechische Mythologie, Bücher über Vögel und Insekten, Steine und Edelsteine und das Sonnensystem. Es gab so vieles, was wir Dov jetzt, wo wir wussten, dass er uns verstehen konnte, über die Welt beibringen wollten.

Doch es gab keine neuen Spielsachen im Zimmer. Dov konnte immer noch nichts mit Spielzeug anfangen. Unbekümmert hatte ich Dov gefragt, warum er in letzter Zeit nicht mit den Puppen gespielt hatte. *»Kann nicht«*, tippte er. »Warum nicht?«, fragte ich. *»Ich bin wütend, weil ich meine Puppen nicht kriegen kann«*, antwortete er. Ich glaubte zu verstehen, was er meinte – er war noch immer unfähig, aus eigenem Antrieb eine koordinierte zielgerichtete Bewegung hervorzubringen. Ich sagte ihm, wie leid es mir tat, dass ihm so zumute war, und dass ich mir vorstellen konnte, wie enttäuschend es sein musste, wenn man bestimmte Dinge nicht in die Hand bekommen oder tun konnte. Er sah mich mit einem Ausdruck an, den ich noch nie zuvor gesehen hatte. Mit einer Mischung aus Wut und Schmerz. Er sah aus, als ob er gleich weinen würde. *»Alle Dinge«*, antwortete er und schob die Tafel und mich von sich weg.

Ich fing an, Somas Sitzungen mit Dov auf Video aufzuzeichnen, und sah mir die Bänder immer wieder an, in der Hoffnung, dass ich irgendwann dahinterkommen würde, wie sie es machte. Ich musste meine Kommunikation mit Dov verbessern und weniger abhängig von Soma werden. Ich wusste auch, dass Somas Entdeckung zu wichtig war, um ein Geheimnis zu bleiben, das in einer einzigen Person verschlossen war.

Wenn Dov mit Soma zusammen war, riss der Kommunikationsfluss nicht ab. Nicht, dass es einfach gewesen wäre – es war sehr schwer für Dov und harte Arbeit für Soma. Aber sie verstand sich meisterhaft darauf, den Fluss in Gang zu halten; bei ihr tippte Dov mehrere Sätze in Folge – viel mehr, als ich aus ihm herausbekam.

Soma bewegte sich schneller als jeder andere Mensch, den ich kannte, ihr Redefluss brach nie ab, wurde lauter und leiser, während sie Dov abwechselnd einen Absatz Fakten vorlas und ihn sofort anschließend befragte. Dabei beruhigte sie ihn auch noch die ganze Zeit und gleichzeitig lockte sie drängend den nächsten Buchstaben und das nächste Wort aus ihm heraus.

Ihre Hände waren ununterbrochen in Bewegung – sie flogen durch die Luft. Eine Hand wedelte mit der Buchstabentafel vor Dovs Gesicht, während die andere sein Knie anstupste. Dann zauberte Soma, so als hätte sie noch eine dritte Hand, ganz nebenbei kleine Skizzen und Diagramme aufs Papier und notierte auch noch alle Buchstaben, Wörter und Sätze, die Dov auf der Tafel anzeigte. Auf diese Weise schuf Soma ganz nebenbei auch noch eine Art Dokumentation des bearbeiteten Unterrichtsstoffs und ihrer Gespräche.

Es war schwierig, alles zu verfolgen, was Soma tat, oder ihre Vorgehensweise gar zu systematisieren. Es kam mir vor, als bliebe mir nichts anderes übrig, als mich an die unmögliche Aufgabe zu machen, Soma zu imitieren.

Soma brauchte ihre ganze Energie und dynamische Präsenz, um Dovs Aufmerksamkeit unter Kontrolle zu halten und sich auf seine Reaktionen und die Veränderungen in seinem Aufmerksamkeitsgrad einzustellen. Buchstäblich von dem Moment an, in dem Dov durch ihre Tür trat, initiierte Soma einen lückenlosen Interaktionsfluss mit ihm, stellte Augenblick für Augenblick erneut den Kontakt zu ihm her. Wenn der Fluss abriss, musste sie von vorn anfangen. Das bedeutete, Soma konnte nicht über das reden, was sie tat, solange sie es tat. Meine Fragen mussten warten.

Ich befragte Soma weiterhin bei jeder sich bietenden Gelegenheit. Ich wollte alles darüber wissen, wie sie die Methode ursprünglich bei Tito entwickelt hatte, in der Hoffnung, dass ich dadurch besser verstehen könnte, wie sie heute vorging.

Aber es wurde schnell klar, dass Soma, obgleich genial in dem, was sie tat, nicht beschreiben konnte, was sie machte oder warum es funktionierte. Und in Anbetracht der vielen Ansätze, die sie im Lauf der Jahre mit Tito ausprobiert hatte, war sie sich nicht sicher, welcher davon tatsächlich zu ihrem Erfolg mit ihm beigetragen hatte.

Dennoch fiel mir von Anfang an auf, dass es einige Dinge gab, die Soma immer gleich machte.

Somas Sitzungen mit Dov waren stets dreißig Minuten lang. Sie arbeitete immer etwa zehn Minuten am Stück und machte dann eine kurze Pause. In den zehnminütigen »Kontakt«-Phasen vermittelte Soma den Lernstoff mit so großer Intensität und Energie, dass Dov keine Möglichkeit zum Ausruhen hatte und auch nicht in seine monotonen Verhaltensmuster verfallen oder anderen Ablenkungen erliegen konnte. Soma fesselte Dovs Aufmerksamkeit, sie »entführte« sie regelrecht. Und genau wie bei Tito kümmerte es Soma nicht, was Dov in den Pausen zwischen den Unterrichtseinheiten trieb; in den Pausen konnte er sich ihretwegen nach Lust und Laune seinen Stereotypien hingeben.

»Du musst schneller sein als die Stereotypien«, erklärte sie mir einmal, in einem der seltenen Momente, in denen sie etwas von ihrem scheinbar völlig intuitiven Handeln preisgab. Was meinte sie damit? Man müsse beobachten, wie das Kind seine Stereotypien ausführe, sagte sie, das Tempo beobachten. Und dann müsse man das eigene Tempo steigern. Da ein autistisches Kind ständig abgelenkt sei, müsse man selbst für die größte Ablenkung sorgen.

»Du musst selbst das stereotype Muster werden!«, erklärte Soma.

Und in polarem Gegensatz zu allen anderen Pädagogen, die mit autistischen Kindern arbeiten, nahm Soma vom Verhalten nicht die geringste Notiz. Genau genommen erwähnte sie es nicht einmal. Mir fiel auf, dass sie Dov immer erlaubte, seine Lieblingsperlen oder welchen Gegenstand er gerade für seine Stereotypien benutzte, in der linken Hand zu behalten, wenn sie mit ihm arbeitete.

Soma setzte Dov nie unter Leistungsdruck. Vielmehr feuerte sie ihn beharrlich an, wobei sie ihn aber auch immer wieder beruhigte und ermutigte. Sie kam ohne Belohnungssystem aus. Ihrer Ansicht nach war die Leistung als solche und die Anerkennung der Intelligenz die größte Belohnung für ein autistisches Kind.

Außerdem fiel mir auf, dass Soma stets auf Dovs rechter Seite saß.

Sie wedelte ständig mit der Tafel vor Dovs Gesicht, manchmal klopfte sie ihm sogar leicht damit auf die Nase und zog sie dann schnell wieder weg. Warum tat sie das? »Nun, wegen der Aufmerksamkeit!«, rief sie aus. Wahrscheinlich machte sie das, um seinen Blick einzufangen und zu lenken, dachte ich.

Mit diesen Anhaltspunkten musste ich mich für den Anfang begnügen – und mit dem unmöglichen Ziel, Somas Verhalten zu imitieren.

Vielleicht wäre ein Experte in der Lage, etwas zu sehen, das mir entging. Ich bat meinen Freund Dan Gillette aus Nordkalifornien zu uns zu kommen, um Soma bei ihrer Arbeit mit Dov zu beobachten. Dan war Vorsitzender des *Innovative Technology for Autism*-Programms von *CAN* und meiner Meinung nach ein Genie, obwohl er aussah wie sechzehn, Tretroller fuhr und am liebsten über seinen Hund Cricket redete. Dan war ein Experte für Psychologie, Kommunikation, Pädagogik und Technik. Vielleicht konnte er herausfinden, was Soma tat.

»Dov sieht nie hin, wenn er auf die Buchstaben deutet«, flüsterte Dan mir etwa fünf Minuten, nachdem Dovs Sitzung begonnen hatte, leise zu. »Er wirft einen Blick auf die Tafel und schaut dann zur Seite«, fuhr er fort. »Jedes Mal, wenn Dov wegsieht, hört Soma auf, die Tafel zu bewegen.« Ich starrte ihn an. Dann beobachtete ich Soma genauer. Er hatte Recht.

Soma wedelte mit der Tafel vor Dovs Gesicht herum. Dov warf einen Blick drauf und schaute dann weg. Sobald Dov den Blick abwandte, hielt Soma die Tafel still. Auf diese Weise konnte Dov mit dem Finger deuten, ohne hinzusehen, weil er wusste, dass sich die Buchstaben noch genau dort befanden, wo sie gewesen waren, als er hingeschaut hatte.

»Danke, Dan«, sagte ich, während ich seine brillante Beobachtung in meinem Notizbuch festhielt.

»Ich glaube, sie benutzt sein Knie als eine Art ›Denk-Tastatur‹«, erklärte unser Freund Rob Lemelson, der Anthropologe von der *UCLA*, nachdem er zum ersten Mal gesehen hatte, wie Dov bei Soma auf die Tafel deutete.

Doch das hieß, dass er der Ansicht war, Soma signalisiere Dov, auf welche Buchstaben er zeigen solle, wenn sie auf sein Knie drückte. »Tatsächlich?«, fragte ich ungläubig. Wenn Soma Dov wirklich über ein imaginäres ABC auf seinem Knie Zeichen gab, wollte ich erst recht alles darüber wissen, weil es mir noch nie gelungen war, Dov irgendetwas zu signalisieren, seit er auf der Welt war.

Sogar wenn Soma eine Art »Denk-Tastatur« entwickelt hatte, müsse man das ernsthaft untersuchen, erklärte ich Rob, weil keine andere Methode je zuvor funktioniert habe.

Nachdem Rob gegangen war, machte ich mir Gedanken über seine Zweifel an Dovs Kommunikationsfähigkeit. Es stimmte, dass Soma sich lieber über Bildungsthemen als über persönliche Angelegenheiten austauschte, auch wenn sie die Begriffe »Bildung« und »Kommunikation« wie Synonyme benutzte. Doch es gab einen großen Unterschied zwischen Wissensbildung und natürlicher Kommunikation.

Normalerweise geht man davon aus, dass man, um Fragen zu beantworten, kommunizieren muss, und Kommunikation deshalb eine Grundvoraussetzung für den Erhalt von Bildung und Erziehung ist. Doch es stellt sich heraus, dass die Aufnahme von Informationen etwas völlig anderes und ein weit unkomplizierterer Vorgang ist als das, was man leichthin als Kommunikation bezeichnet. Kommunikation erfordert eine schnelle Verarbeitung komplexer Informationen in Echtzeit, sie erfordert Initiierung, Spontaneität und Flexibilität. Und anders als beim Faktenwissen kann sich die Bedeutung der Kommunikation durch unvorhersehbare Einflüsse wie Stimmungen und Gefühle verändern.

Von daher war es nicht wirklich überraschend, dass Soma reine Wissensthemen vorzog und dass dieser Bereich sie mit Stolz und Freude erfüllte. Bald nachdem Dov angefangen hatte, mit ihrer Hilfe auf die Buchstabentafel zu deuten, fing sie an, ihm verstärkt schulischen Wissensstoff zu vermitteln. Nach einigen Wochen ließ sie Dov dreißig Rechenaufgaben in einer Sitzung lösen, und er reagierte aufgeregt und reizbar. »Vielleicht möchte er nach all den Jahren der Isolation kein menschlicher Taschenrechner sein!«, sagte ich scherzhaft zu Soma, die das überhaupt nicht witzig fand. »Er muss mehr Ausdauer entwickeln«, erklärte sie ungeduldig, aber mit einem höflichen Lächeln.

»Ausdauer für was?«, fragte ich.

»Für Tests!«, antwortete sie und warf mir einen Blick zu, als sei ich ziemlich beschränkt.

Tests. Natürlich. Tests. Soma hatte Tito darauf trainiert, Tests zu bestehen. Tests bewiesen, dass man intelligent war. Tests bewiesen, dass man nicht geistig zurückgeblieben war. Aber ich wollte, dass Dov auch lernte, mit Menschen zu interagieren. Soma kam mir ein Stück entgegen, und von diesem Zeitpunkt an endeten ihre Sitzungen mit Dov mit fünf Minuten offener Konversation. Trotz der erstaunlichen Lernfähigkeit, die Dov jetzt in Bezug auf schulische Wissensstoffe zeigte, waren es diese letzten fünf Minuten, auf die ich mich am meisten freute. Ich hatte eine Million Fragen, die ich ihm stellen wollte. Ich wollte mit ihm kommunizieren. Ich wollte mit ihm zusammen sein, mich an einem geistigen und emotionalen Ort mit ihm verbinden – das erleben, was man in der Kognitionswissenschaft »gemeinsame Aufmerksamkeit« nennt.

Außerdem war mir aufgefallen, dass Soma nicht gern mit Dov über etwas kommunizierte, das sie nicht bereits wusste. Sie zog es vor, ihm Fragen nach Themen zu stellen, die sie ihm beigebracht hatte, nach Dingen, auf die sie die Antwort kannte. Das ärgerte mich und führte sogar dazu, dass sich leise Zweifel in mir zu regen begannen, wofür ich mich sofort schuldig fühlte.

Soma liebte Daten und Fakten. Sie liebte sie um ihrer selbst willen und auch wegen der Bestätigung und Anerkennung, die sie einbrachten. Ich erinnerte mich, dass sie einmal erzählt hatte, Tito könne die Fakten von Alltagsgeschehnissen nicht immer korrekt wiedergegeben, nicht einmal, wenn man ihn nach Dingen fragte, die am selben Tag geschehen waren, wie etwa, was er zu Mittag gegessen hatte. Er zeigte dann ein Essen an, das er an diesem Tag gegessen haben *könnte* – eine logische, aber unspezifische Antwort auf die Frage. Als ob er nicht in der Lage wäre, sich an die tatsächlichen Details des Ereignisses zu erinnern. Wie seltsam, dachte ich. Das hatte Soma verständlicherweise Angst gemacht, als Tito klein war, weil die Leute seine Kommunikationsfähigkeit sowieso schon skeptisch beurteilten und insbesondere zweifelten, ob er die Gedichte, die er als seine eigenen ausgab, tatsächlich selbst verfasst hatte.

Dann hatte ein Sprachtherapeut den kleinen Tito einmal darüber ausgefragt, warum er »nicht sprechen wolle«, und Tito hatte per Fingertippen geantwortet: *»Weil meine Eltern streiten.«* Soma und R.G. wurden einzeln beiseite genommen und für ihr schlechtes Verhalten getadelt, weil es nach Meinung der Spezialisten die Ursache dafür war, dass ihr Sohn sich weigerte zu sprechen. Beunruhigt schwor sich Soma, ihre Methode bei Tito ausschließlich für Bildungszwecke anzuwenden und jede Kommunikation über unberechenbare Themen künftig zu vermeiden.

Ich musste immer wieder daran denken, dass Soma gesagt hatte: »Über Persönliches sprechen wir nicht«, als ich überlegte, wie einsam Soma und R.G. sich gefühlt haben mussten, als sie den Austausch mit ihrem Sohn auf die Welt der eindeutigen Fakten beschränkten.

Doch Soma und R.G. konnten ihre Ideen, Gedanken und Gefühle wenigstens miteinander teilen. Tito hatte nur seine Mutter. Und Soma war entschlossen, sich an Fakten und ausschließlich Fakten zu halten, wenn es um die Kommunikation mit Tito ging. Wie einsam Tito sein musste, dachte ich traurig – sogar jetzt. Ich wünschte, ich könnte direkt mit Tito kommunizieren. Aber eine gelegentliche mündliche Ein-Wort-Antwort war das Höchste, was ich ohne Soma an seiner Seite aus ihm herausbekam. Ich fragte mich, wie R. G. die Situation heute einschätzte. Ich wusste, er hatte an Somas Methoden gezweifelt, als die Zeitungen und Magazine voll von Geschichten darüber waren, dass die ganze gestützte Kommunikation ein großer Schwindel sei. Doch wie stand er der Sache heute gegenüber? Konnte R. G. mit Tito kommunizieren, wenn sie in Indien waren? Nein, sagte Soma. Sie lösten gemeinsam Rechenaufgaben und das sei alles.

Ich wünschte, es wäre nicht wahr. Aber ich hatte bereits angefangen, dieselben Probleme mit Dov zu erleben. Wenn es um Fakten ging, erhielt ich mühelos Antworten von ihm. Aber Gespräche über Persönliches standen auf einem anderen Blatt. Dov konnte häufig nicht einmal einfachste Fragen nach alltäglichen Erlebnissen korrekt beantworten, zum Beispiel ob in der Schule ein Therapeut mit ihm gearbeitet hatte, ob er bei einer Geburtstagsfeier gewesen war oder ob er und Maria auf dem Nachhauseweg bei McDonald's angehalten hatten.

Noch beunruhigender war die Tatsache, dass Dov uns immer noch nicht zuverlässig seine Wünsche und Bedürfnisse mitteilen konnte. Manchmal war er dazu in der Lage, aber meistens nicht. Er konnte zwar Rechenaufgaben lösen, Fragen nach Sachthemen beantworten und uns manchmal sogar seine Gedanken und Gefühle mitteilen, aber wenn ich ihn fragte, was er zum Frühstück essen wollte, tippte er unter Umständen »Eier« und weigerte sich dann, Eier zu essen, tippte dann »Pfannkuchen« und lehnte die Pfannkuchen ab. Sogar eine Reaktion wie »Ja« oder »Nein« war nicht immer verlässlich. Und häufig griffen wir frustriert auf dieselben alten Ratespiele zurück wie früher. In dieser Hinsicht hatte Dov sich nicht sehr verändert.

Wir fingen an, uns einige einfache Strategien auszudenken, die halfen. Zum Beispiel konnten wir Dovs Absicht überprüfen, indem wir verschiedene Reaktionen auf eine Frage auswerteten – ein mündliches Ja, ein zustimmendes Nicken und ein Multiple-Choice-Ja bedeuteten Zustimmung. Wenn zwei von drei Reaktionen übereinstimmten, zeigte das normalerweise recht zuverlässig an, was er wollte.

Ich wusste, dass Tito früher dieselben Probleme gehabt hatte, aber wie sah es heute aus? Ich fragte Soma. Nicht mehr so häufig, sagte sie, aber manchmal. Deshalb rede sie »nie über etwas Persönliches«.

Aber mir gegenüber hatte Tito durchaus verlässlich über Ereignisse berichtet, die er erlebt hatte. Was war mit dem fünfzigseitigen Dokument über seine frühen Erinnerungen, das er mir geschickt hatte? Soma erklärte, dass alles, was Tito je über seine Vergangenheit geschrieben habe, spontan entstanden sei, »wenn es ihm gerade einfiel«. Doch wenn sie ihn auffordere, über seine persönlichen Erfahrungen zu schreiben, könne Tito das sogar heute nicht »auf Kommando«.

Ich beschloss, Tito selbst danach zu fragen. Er erklärte, dass er sich später nur an Dinge erinnern könne, wenn er »aufgepasst« habe. Warum konnte er sich an bestimmte Dinge erinnern und an andere nicht? Wieso erinnerte er sich an das neue Paar quietschender weißer Schuhe, das ihn im Alter von drei Jahren traumatisiert hatte, aber nicht daran, was er heute Morgen zum Frühstück gegessen hatte? »*Weil die Schuhe einen Eindruck hinterlassen haben und das Frühstück nicht*«, antwortete Tito.

Ich versuchte, mir ein Bild davon zu machen, wie man sich normalerweise daran erinnert, was man zum Frühstück gegessen hat. Ich konnte mich nur drei oder vier Tage genau zurückerinnern, bei weiter zurückliegenden Tagen füllte ich die Lücke einfach mit etwas aus, das ich gegessen haben könnte, wählte also eine Antwort, die allgemein, aber nicht spezifisch korrekt war. Mir wurde klar, dass dies genau das war, was Tito tat – er gab häufig Antworten, die im Rahmen des Möglichen, sogar Wahrscheinlichen lagen – so wie man selbst vielleicht antwortet, wenn man gefragt wird, was man vor einigen Wochen zum Frühstück gegessen hat. Nur dass Tito diese Strategie auch anwandte, um Angaben zu Erlebnissen zu machen, die nur Stunden, manchmal nur Minuten zurücklagen.

Ich musste mir die Zähne geputzt haben. Das tat ich immer, bevor ich ins Bett ging, aber an diesem Tag konnte ich mich nicht daran erinnern. Ich konnte mich nicht einmal daran erinnern, wie ich ins Bett gekommen war. Doch dort fand ich mich auf einmal, als ich in Gedanken wieder und wieder das endlose Rätsel zu lösen versuchte, das Tito und der Autismus uns aufgaben. Wenn ich doch nur noch ein paar Minuten länger darüber nachdenken könnte, ein paar Stunden länger, vielleicht würde ich es dann lösen können. Es war, als säße ich an einem Spielautomaten – wenn ich lange genug dranblieb, mussten irgendwann die Antworten herauskommen.

Ich schaute hinüber zu dem leeren Kissen auf Jons Hälfte des Betts. Er war seit einigen Tagen in Washington. Wenn er heute Nacht nach Hause käme, könnte ich vielleicht aufhören nachzudenken und einschlafen. Ich schaltete das Licht aus, aber die Dunkelheit half nicht. Es war eher wie im Kino, wenn das Licht ausgeht.

»*Weil die Schuhe einen Eindruck hinterlassen haben und das Frühstück nicht.*«

Bedeutete das, dass Tito sich später an ein bestimmtes Ereignis erinnern konnte, wenn es einem gelang, seine Aufmerksamkeit gezielt darauf zu richten? Konnte man steuern, was einen Eindruck bei Tito hinterließ? War es das, was Soma tat?

Dann kam mir die Erleuchtung – die Erregung des autistischen Kindes musste von außen beeinflusst werden. Sie musste aktiviert, gelenkt und aufrechterhalten werden, damit Input *oder* Output überhaupt stattfinden konnten. Und Soma hatte herausbekommen, wie sie genau das bewirken konnte.

Jetzt verstand ich plötzlich, warum Somas Methode so gut funktionierte, wenn es um die Aufnahme von Fakten ging, aber nicht so gut, wenn es darum ging, aus Alltagssituationen zu lernen, wozu auch der Abruf von persönlichen Erfahrungen gehörte. Worauf genau sollte sie schließlich Titos Aufmerksamkeit im normalen Alltagsleben lenken? Es kam einem irgendwie unnatürlich vor, einer anderen Person die flüchtigen Augenblicksereignisse ihrer eigenen Existenz zu beschreiben. Aber dann erinnerte ich mich, dass Soma genau dies in gewisser Weise getan hatte, als sie Tito täglich durch die Straßen von Bangalore geführt und ihm die Umwelt in allen Einzelheiten geschildert hatte.

Mir wurde klar, dass dies genau der Mechanismus ist, nach dem das menschliche Denken typischerweise funktioniert: Wir richten unsere Aufmerksamkeit, Augenblick für Augenblick, in Echtzeit auf die »richtigen« Dinge in der Umgebung, und zwar lernen wir das offenbar sehr früh im Leben, so wie wir auch früh unsere Aufmerksamkeit auf Gesichter richten. Doch woher wissen wir, was die »richtigen Dinge« sind? Durch den Erregungslevel, der mit ihnen verbunden ist und der nicht nur darüber entscheidet, was wir in Erinnerung behalten, sondern auch beeinflusst, was künftig unsere Aufmerksamkeit auf sich lenkt.

Mit anderen Worten: Wenn es mir gelang, Dovs Aufmerksamkeit in einer bestimmten Situation zu wecken, sie, zum Beispiel, auf das zu richten, was wir zum Frühstück aßen, war er dann in der Lage, sich später daran zu erinnern?

Das musste Soma gemeint haben, als sie ihre Vorgehensweise als »Erst-einpauken-dann-abfragen«-Methode beschrieb. So einfach und doch so weitreichend. Sie hatte es mir die ganze Zeit erzählt, aber ich hatte es einfach nicht verstanden. Informationen rein, Informationen raus – beides erforderte eine Beeinflussung der Erregung und damit der Aufmerksamkeit. Zunächst um die Informationen zu speichern und dann um sie wieder abzurufen. Was erklären würde, warum Tito keine einzige Frage zu der Geschichte beantworten konnte, die Raj ihm in Merzenichs Labor vorgelesen hatte, als Soma nicht dabei war. Sie wussten nicht, wie sie Titos Erregung und Aufmerksamkeit wachrufen und aufrechterhalten konnten und deshalb blieb keine Erinnerung haften, die Tito hätte abrufen können, als sie ihn befragten.

Ich dachte an die Studie zurück, die ich vor einigen Jahren zusammen mit Bill Hirstein und Ramachandran durchgeführt hatte und bei der wir mit Hilfe der GSR-Messung den Erregungszustand von vierzig autistischen Kindern untersucht hatten. Das Bemerkenswerte an den Ergebnissen war, dass die Erregungslevel der autistischen Kinder alle Rekorde sprengten, und zwar nicht nur bei den Hochs, sondern auch bei den Tiefs. Sie hatten im Durchschnitt drei Mal so viele Erregungsspitzen pro Minute wie die Kinder der Kontrollgruppe.

Viele Leute haben argumentiert, dass diese auffällig abweichenden Erregungszustände das Ergebnis von Ängsten sein könnten, die durch die Testsituation als solche ausgelöst würden. Diese Möglichkeit hätte ich vielleicht ernsthaft in Betracht gezogen, wenn ich nicht wie besessen erforscht hätte, was in Dovs Innern vor sich ging. Bis ich Dovs GSR-Ausdruck sah, hatte ich keine Ahnung, ob er überhaupt nichts mitbekam oder ob er eine quälende Überlastung von Stimuli erlebte.

Der GSR-Ausdruck bot mir einen kleinen Einblick in Dovs innere Verfassung. Die Methode half mir, ihn besser zu verstehen und eine Art Verbindung zu ihm herzustellen. Deshalb kaufte ich mir die Ausrüstung zur GSR-Messung selbst, um Dovs Erregung über mehrere Wochen zu Hause in seiner gewohnten Umgebung zu beobachten. Ich stellte fest, dass seine Erregungsausschläge wie Blitze über den Computerbildschirm zuckten, auch wenn er ganz still auf dem Sofa saß und ins Leere starrte. Das überzeugte mich davon, dass diese Ergebnisse nicht einfach durch die künstlichen Bedingungen eines Testverfahrens hervorgerufen wurden.

Doch niemand wusste, was dieses Phänomen zu bedeuten hatte, geschweige denn, was man dagegen tun konnte.

Wenn der Erregungslevel von autistischen Kindern so heftig schwankte, wie beeinflusste das ihr Erleben und wie beeinflusste das wiederum, welche Informationen sie speicherten? Und was geschah, wenn die so gespeicherten Informationen bei schwachem Erregungslevel wieder abgerufen werden sollten? Woher wusste das Gehirn, wo es bestimmte Informationen finden konnte? Oder welche anderen Mechanismen waren bedeutsam?

Ich fing an zu verstehen, wie wichtig es für ein Gehirn wie

das von Tito war, mit stabilen Informationen zu arbeiten, mit Informationen, deren Bedeutung nicht vom Erregungszustand abhing: Zahlen, Buchstaben, Fakten oder andere Informationen, die eine feste Bedeutung bewahren konnten, auch wenn wild schwankende Erregungszustände hereinkommende Informationen mit irrelevanten Erregungsleveln verknüpften.

Ob Titos Erregungslevel schwindelnde Höhen erreichte oder in den Keller fiel, ob er eine akute Panikattacke erlebte oder von seiner Aufmerksamkeit her blind für seine Umgebung war – bei Zahlen, Buchstaben und faktischen Informationen konnte er sich darauf verlassen, dass die Bedeutung gleich blieb.

Ramachandran sprach von einer Art »Bedeutungslandschaft mit hervorspringenden Merkmalen« (*salience landscape*), um zu beschreiben, welche Informationen das Gehirn als wichtig kodiert. Seiner Ansicht nach hatten Autisten eine anomale Bedeutungslandschaft. Ich fing gerade an zu verstehen, was er meinte. Man musste ein junges Gehirn nicht nur mit Informationen ausstatten, sondern ihm auch die relative Wichtigkeit dieser Informationen vermitteln. Das autistische Gehirn lieferte keine verlässliche Einschätzung der Umwelt in Bezug auf ihre relative Wichtigkeit oder, wie Ramachandran es formulierte, in Bezug auf die »hervorspringenden Merkmale in der Bedeutungslandschaft der Dinge«.

Eine normale Erregungsaktivität ist keine erlernbare Fähigkeit. Die Entwicklung typischer Erregungsmuster wird durch Erfahrung geformt und gefördert. Doch im autistischen Gehirn läuft irgendetwas völlig falsch, so dass die Erregungsaktivität abgekoppelt vom Erleben der Umwelt zu arbeiten scheint. Wenn der autistische Mensch keine Methode findet, um seine Erregungsaktivität zu regulieren, kann er nur sehr schwer von der Umwelt lernen, *während er sie erlebt.*

Ich erinnere mich, wann mir klar wurde, dass Dov nicht von seiner Umwelt lernte. Die »Umwelt«, in der mir diese Erkenntnis kam, war die Badewanne. Wir wohnten seit etwa sechs Jahren in unserem Haus, und Dov schien die Heiß- und Kaltwasserhähne im Bad noch immer nicht voneinander unterscheiden zu können. Ein normales Kind hätte dies, wenn nicht auf andere Weise, schon allein dadurch gelernt, dass es die Temperaturunterschiede des Wassers wahrgenommen hätte.

Das Ganze war ein kreisförmiges System mit einer Feedbackschleife: Erfahrungen wurden zu Erinnerungen, und Erinnerungen bahnten kontinuierlich den Weg zu neuen Erfahrungen, sagten voraus, was beachtet und bewusst erlebt und anschließend gespeichert werden sollte usw. Es gab eine enge Wechselbeziehung zwischen unserer Wahrnehmung der Umwelt und unseren früheren Erfahrungen. Und beides musste irgendwie verknüpft werden. Es war diese stabile Beziehung zwischen innerer und äußerer Welt, zwischen Informationsspeicherung und Vorhersage, die bei Tito und Dov zu fehlen schien.

Bis zu einem gewissen Grad konnte man Informationen aus der äußeren Welt an die Informationen der inneren Welt anpassen, indem man Regeln anwendete – Kategorien, Klassifikationen, hierarchische Beziehungen –, doch wie erklärte es sich, dass man bestimmte Dinge einfach »wusste«? Damit hatte auch Temple Grandin ihren eigenen Angaben zufolge ein Problem – sie hatte keine allgemeine Vorstellung von »Hund« und musste stattdessen die Erinnerungsbilder von allen Hunden, die sie je gesehen hatte, durchsuchen. Sie sagte, sie habe versucht, Regeln zu benutzen, um »Hunde-Artigkeit« zu erkennen, aber Regeln wie »Vier Beine, Schwanz, zwei Ohren« etc. waren nicht spezifisch genug oder einzigartig genug, um einen Hund von einer Katze oder vielen anderen Tieren zu unterscheiden.

Diese »Hunde-Artigkeit«, die die meisten Menschen einfach automatisch zu erkennen scheinen – indem sie den Hund, den sie in der Umwelt sehen, mit ihrer mentalen Repräsentation von »Hund« vergleichen –, konnte also nicht auf einem Sortiment von Regeln oder einem Katalog mit spezifischen zusammenhängenden Merkmalen beruhen. Aber auf was dann?

Donald O. Hebb schlug im Jahr 1949 eine mögliche Antwort auf diese Frage vor: »... zwei beliebige Zellen eines Zellsystems, die wiederholt zur gleichen Zeit aktiv sind, werden zur ›Verknüpfung‹ neigen, so dass eine Aktivität in der einen

Zelle die Aktivität in der anderen Zelle fördert.«[27] Nach Ansicht von Hebb aktiviert unsere Erfahrung umfangreiche Zusammenschlüsse von Nervenzellen im Gehirn, und je häufiger diese Nervenzellen gleichzeitig feuern, desto stärker werden die Verbindungen zwischen ihnen. Deshalb werden zum Beispiel durch unsere angesammelten Erfahrungen mit Hunden so viele Neuronen gezündet, dass wir vom Minischnauzer über die Riesendogge bis hin zur Peanuts-Cartoonfigur Snoopy alles als Hund erkennen können. Doch angenommen, wir befänden uns jedes Mal, wenn wir einen Hund sähen, in einem völlig anderen Erregungszustand. In diesem Fall, der bei autistischen Kindern offenbar gegeben ist, werden die Nervenzellen möglicherweise nicht in typischen Verbänden aktiviert und bilden stattdessen eine viel größere Zahl von viel kleineren Neuronenverbänden, die alle eine klar getrennte und andere Erfahrung von »Hund« wiedergeben – eine Art Entsprechung zu den Bildern einzelner Hunde, die Temple ihren eigenen Angaben zufolge durchsuchen muss, um einen Hund zu erkennen. Meine Gedanken rasten und ich erinnerte mich, gelesen zu haben, dass nach neuesten Erkenntnissen vertikale Neuronensäulen, so genannte *minicolumns* (Minisäulen), im Gehirn von Autisten zahlreicher, aber schmaler und weniger kompakt sind als bei der Durchschnittsbevölkerung.[28]

In meinem eigenen Gehirn begann ein kleiner Neuronenverband zu feuern und lenkte meine Aufmerksamkeit zurück auf ein Interview, das ich vor einigen Monaten mit dem Psychologen Ivar Lovaas an der *UCLA* geführt hatte, der als Erster erklärt hatte, dass Autisten fähig seien, durch operante Konditionierung zu lernen. »Abgleichen, abgleichen, abgleichen«, hatte Lovaas immer wieder gesagt. »Jeder versucht immerfort, sich auf die Umwelt abzustimmen. Auch autistische Kinder.« Seiner Ansicht nach war jedes menschliche Verhalten irgendeine Variation des Versuchs, innere und äußere Welt aufeinander abzustimmen. »Das Finden von Übereinstimmungen ist wahrscheinlich ein primärer Verstärker«, erklärte er und implizierte damit, dass es aus sich heraus belohnend und möglicherweise eine elementare Antriebskraft ist, die dem menschlichen Verhalten zugrunde liegt. Er meinte, autistische Kinder suchten buchstäblich nach zusammenpassenden Gegenständen, stellten zum Beispiel Gegenstände in einer Reihe auf, weil auch sie versuchten, Dinge aufeinander abzustimmen. »Das stellt autistische Kinder direkt in das Kontinuum menschlichen Verhaltens; es ist im Grunde gar nicht so anders«, vermutete er.

Das stimmte. Dov versuchte ständig, zueinandergehörige Gegenstände zu finden. Er durchsuchte einen Korb mit Bauklötzen, bis er zwei Klötze von gleicher Größe, Farbe oder Form fand oder zwei ähnliche Steine. Ich hatte Dov gefragt, warum er so gern zwei Steine gegeneinanderschlug und auf das dabei entstehende Geräusch lauschte, und seine Antwort lautete: *»Gleich.«*

Lovaas betrachtete die Nachahmung als den menschlichen Versuch, sich *verhaltensmäßig* auf die Umwelt abzustimmen. Seiner Ansicht nach war das Lernen durch Nachahmung das klarste Indiz für eine gute Prognose beim Autismus. »Autistische Kinder machen sehr schnelle Fortschritte, sobald sie mit dem Nachahmen anfangen«, sagte er. »Sie lernen zu lernen, indem sie die Umwelt beobachten.« Das Problem beim Autismus sei, dass die Kinder sich nicht darauf verlassen könnten, dass ihre eigenen Sinne ihnen ein korrektes oder auch nur nützliches Feedback über die Umwelt lieferten. »Wenn die Kinder anfangen zu lernen, lernen sie wie normale Kinder«, fügte Lovaas hinzu. In dieser Hinsicht hatte er sicherlich Recht. Sobald es Soma einmal gelungen war, Titos Aufmerksamkeit zu fesseln, hatte sie ihm das Lesen durch die absolut übliche Methode der Lautlehre beigebracht.

Lovaas hatte mir von seinem ersten Patienten berichtet, einem autistischen Jungen namens Johnny, den er in einer Anstalt entdeckt hatte, wo man ihn an sein Bett gefesselt hatte, um zu verhindern, dass er sich selbst verletzte. Als Lovaas ihn besuchte, war der Junge elf Jahre alt und konnte nicht mehr gehen, weil sich die Sehnen in seinen Beinen durch den Bewegungsmangel verkürzt hatten. Lovaas zog ein paar Karteikarten aus seiner Tasche und schrieb das ABC darauf. Er zeigte dem Jungen *A* und dann *B*, erklärte ihm, dass es Buchstaben waren, und führte ihm vor, wie er mit dem Finger darauf deuten konnte. »Zeig mir *A*«, forderte er, genau wie Soma. »Zeig mir *B*.« Zu seiner Überraschung deutete der Junge auf *A*. Und dann auf *B*. Im Laufe der nächsten Stunde lernte der Junge das gesamte Alphabet. »Er hat so schnell gelernt, dass mir die Spucke wegblieb«, erklärte Lovaas.

Wie seltsam, dachte ich. Das klang genauso wie bei Soma!

Ich war brennend an Lovaas Meinung zu Tito interessiert. Aber zu meiner Enttäuschung lehnte er meine Einladung zu einem Treffen mit ihm ab. Lovaas sagte, er könne nicht einen einzelnen Patienten bevorzugt behandeln. Aber ich hatte den Verdacht, dass Lovaas eine Person wie Tito einfach nicht in sein rein verhaltensorientiertes Paradigma einordnen konnte.

Ich hatte keine Ahnung, warum das Erregungssystem dieser Kinder solche Achterbahnfahrten machte, aber ich wusste, dass es dadurch praktisch unmöglich für sie war, ihre innere Welt und ihre äußere Welt in Übereinstimmung zu bringen.

Ich erspähte meinen Laptop auf der anderen Seite des Zimmers, sprang hoch und nahm ihn mit ins Bett. Ein bläulicher Schimmer breitete sich im Raum aus, als der Bildschirm zum Leben erwachte. Da waren sie – die Originalkurven von unserer GSR-Studie. Ich starrte auf den Bildschirm. Irgendwie hatte das, was Soma tat, mit diesen Ergebnissen zu tun. Soma steuerte die Erregung und die Aufmerksamkeit der Kinder – von einem Augenblick zum nächsten.

Die Schaubilder zeigten, dass die durchschnittliche Amplitude bei den autistischen Kindern drei Mal größer war als normal. Ihre Erregung raste zwischen Extremen hin und her, die die meisten Menschen kaum je erleben. Und diese Spitzen traten etwa zwei Mal so häufig auf. Die Erregungskurve stieg höher und fiel tiefer als normal, und die Erregungsereignisse traten öfter auf. Ich fragte mich, wie sich das auf Wahrnehmung, Lernen und Gedächtnis auswirkte.

Als wir die Studie durchführten, gingen wir von der Annahme aus, dass autistische Personen abnorm auf die Umwelt reagierten, und wollten herausfinden, wie stark sie reagierten, worauf sie reagierten und worauf nicht. Wir zeichneten auf, wie die autistischen Kinder auf einen Gegenstand reagierten, und verglichen dieses Ergebnis dann mit der Reaktion auf ein Gesicht. Doch als ich die Schaubilder jetzt vor mir sah, wurde mir klar, dass sie nicht eine Reihe von Reaktionen auf Stimuli zeigten, sondern eine Aktivität ohne festes Muster.

Der Erregungszustand von autistischen Kindern veränderte sich sprunghaft und schien völlig losgelöst von der Umwelt. Was bedeutete das?

Offenbar erfolgte die Wahrnehmung und anschließende Kodierung von äußeren Reizen entsprechend der Erregungszustände, die nicht zwingend mit den Stimuli als solchen in Zusammenhang standen.

Ich versuchte zu überlegen, wie sich das anfühlen mochte. Was geschah, wenn mein Erregungslevel zu hoch war? Ich erinnerte mich daran, wie ich einmal in einen Autounfall verwickelt gewesen war; ich hatte immer noch ganz klar die Uhr vor Augen, die ich getragen hatte, wusste noch genau, wie mein Arm aussah, das Steuer, die Gürtelschnalle des Polizisten – und nichts davon war von Bedeutung. Bei erhöhter Erregung erfasst das Gehirn alles mit kristallklarer Schärfe, einschließlich irrelevanter Reize und speichert sie für immer.

Was geschah, wenn mein Erregungslevel zu niedrig war? Ich dachte an Situationen, in denen ich die Abfahrt von der Autobahn verpasst hatte, weil ich in Gedanken woanders war, zum Beispiel bei der Farbe, in der ich meine Küche streichen wollte. Wenn wir in einem niedrigen Erregungszustand sind, nehmen wir offenbar manchmal höchst relevante Stimuli überhaupt nicht zur Kenntnis.

Ich versuchte mir vorzustellen, wie es wäre, schlagartig zwischen diesen beiden Zuständen hin- und hergeworfen zu werden. Das würde bedeuten, dass schwer vorherzusagen wäre, was ich beachten oder im Gedächtnis speichern würde. Manchmal wäre ich in einem normalen Erregungszustand und würde normal kodieren, manchmal würde ich übererregt sein und ausnahmslos alles registrieren, und bei wieder anderer Gelegenheit wäre mein Erregungslevel so niedrig, dass ich gar nichts kodieren würde.

Kein Wunder, dass Soma Tito alles beibringen musste, indem sie ihm Fakten und Informationen lieferte. Sein eigenes Erleben war vollkommen unzuverlässig. Was er spontan bemerkte und kodierte, war unvorhersehbar, weil sein Erregungslevel unvorhersehbar war. Fakten und Informationen dagegen waren absolut stabil und vorhersehbar; sie veränderten sich nicht je nach Erregungszustand.

Soma musste Titos Erregungsaktivität wie ein Orchester dirigieren, um sie in einem Bereich zu halten, in dem Tito lange genug auf die dargebotenen Informationen achten konnte, um sie zu kodieren. Von daher war es auch kein Wunder, dass sie mit seiner Aufmerksamkeit jonglieren und quasi mehrere Bälle in der Luft halten musste, um diese Informationen später wieder aus ihm herauszuholen. Somas Methode funktionierte gut, wenn es darum ging, Titos Aufmerksamkeit auf Informationen zu lenken, aber es war nicht klar, ob die Methode je dazu geeignet sein würde, Titos Aufmerksamkeit auf die flüchtige Wirklichkeit seines eigenen Alltagslebens zu lenken.

Dennoch war es nicht so, als ob Tito nicht eigenständig denken könnte. Er hatte eigene Ideen, Vorstellungen und Gefühle. Aber er brauchte immer Soma, um sie zu formulieren.

Doch wenn man Titos Geist ausschließlich mit Fakten und Informationen gefüttert hatte, warum war er dann nicht einfach eine »wandelnde Enzyklopädie«? Wie konnte er zum unabhängigen Denken fähig sein – was eindeutig der Fall war?

Die Antwort auf diese Frage verhieß hoffnungsvolle Möglichkeiten: Titos Wahrnehmung, Erregung und Aufmerksamkeit mochten von der Norm abweichen, aber sobald Informationen ihren Weg in sein Gehirn gefunden hatten, wurden sie geordnet, erweitert und verknüpft wie in jedem anderen Gehirn.

Das Problem bei dieser Art von geistiger Welt war, dass sie, obgleich nicht ausschließlich mit faktischen Informationen, sondern auch mit Gefühlen und eigenen Gedanken gefüllt, keine Verbindung zur äußeren Welt hatte. Sie entwickelte sich wie eine einsame Insel, abgeschnitten von der übrigen Menschheitswelt, die sich über Interaktionen und Verhaltensweisen definierte.

Trotz dieser tiefgreifenden Einschränkungen hielt Tito hartnäckig an dem Wunsch fest, in diese Welt mit einbezogen zu werden: Er sehnte sich danach, dazuzugehören, Freunde zu haben, sich »normal« zu verhalten, und er bemühte sich immer wieder, sprechen zu lernen. Irgendwie hatte Soma ihrem Sohn so viele Informationen vermittelt, dass ein komplexer, nachdenklicher, fühlender, vernunftbegabter Geist in ihm lebte und nicht nur einfach lebendig war, sondern wachsen und sich entfalten konnte, so wie sich der Geist jedes Menschen unter den richtigen Bedingungen entfalten kann. Nur dass Tito einzigartige Bedingungen brauchte und es eines außergewöhnlichen Menschen wie Soma bedurfte, um diese Bedingungen zu erkennen.

Ich schaltete das Licht an und griff nach meiner verknitterten Kopie von Titos »Erinnerungen und mehr …« neben meinem Bett. Ich hatte eine bestimmte Passage in Erinnerung, die ich gelesen hatte und die jetzt einen Sinn für mich ergab: »*Das Abstrakte muss sich zum Konkreten wandeln. Weil das Leben nicht allein vom Abstrakten zehren kann.*«

So hatte Tito beschrieben, wie ihm zum ersten Mal die Verbindung zwischen dem, was in seinem Kopf vor sich ging, und den Vorgängen in der Welt bewusst geworden war. Er beschrieb, wie er zum ersten Mal erkannt hatte, dass sein eigenes Bewusstsein von der Welt getrennt war, dass er jemand war, der nicht nur reagieren, sondern eigenständig denken konnte:

Mein Lernen …

Das Abstrakte muss sich zum Konkreten wandeln. Weil das Leben nicht allein vom Abstrakten zehren kann.

Deshalb war es ein Wendepunkt in meinem Leben, als ich anfing zu lernen und mich auszudrücken.
Mir wurde bewusst, dass ich ein Teil meiner Umgebung bin, weil ich etwas Konkretes in der Welt war.
Ich war ein Teil davon, auch wenn ich der knallenden Tür fern blieb oder mit der Zunge schnalzte.
Ich war ein Teil davon, denn das sagten mir die Bücher.

Tito konnte seinen Körper nicht spüren; er hatte Schwierigkeiten, seine eigene physische Existenz wahrzunehmen. Dennoch wusste Tito, dass er existierte, und er verstand, dass sein Geist in der dinglichen Welt verkörpert war, weil Soma ihm diese Tatsache beibrachte.

Ich legte die »Erinnerungen« beiseite. Ich empfand es als ungeheures Glück und Privileg, dass ich Soma und Tito kannte.

Schließlich holte ich tief Luft und klappte meinen Laptop zu. Gleich morgen früh würde ich noch einmal meine Notizen lesen. Ob richtig oder falsch, ich hatte das Gefühl, etwas herausgefunden zu haben.

Ich hörte, wie sich unten die Eingangstür öffnete. Jon war nach Hause gekommen. Einige Minuten später hörte ich, wie die Türen der Kinderzimmer nacheinander geöffnet und leise wieder geschlossen wurden. Ich wusste, Jon ging herum und gab allen einen Kuss. Das tat er immer.

Er sah erschöpft aus, als er in der Tür unseres Schlafzimmers auftauchte. Nachdem er seine Kleidung abgelegt hatte und unter die Decke geschlüpft war, fragte er, ob alle wohlauf seien, wobei seine letzten Worte bereits in ein Schnarchen übergingen.

Aber ich konnte es kaum erwarten, ihm zu erzählen, was ich herausgefunden hatte.

»Ich *höre* zu!«, schwor er jedes Mal, wenn ich ihm vorwarf zu schlafen.

Es bestehe die Möglichkeit, Säuglinge sehr früh auf Zeichen eines anormalen Erregungszustands zu testen, erklärte ich ihm aufgeregt. Und wenn sie Zeichen von Anomalien zeigten, könne man sehr frühzeitig intervenieren, um eine Stabilisierung ihrer Erregungsaktivität zu fördern. Es gebe sogar Substanzen, von denen bekannt sei, dass sie »die Aktivität des Sympathikus im Gehirn hemmen«, verkündete ich begeistert und fragte mich selbst laut, ob man die Entwicklung einer normalen »Bedeutungslandschaft« vielleicht fördern könnte, wenn man Säuglingen, bei denen ein Autismus-Risiko bestand, eine bestimmte Ernährung verordnete. Aber woraus sollte die bestehen?

Ich sah zu Jon hinüber.

Vielleicht hörte er zu. Man konnte nie wissen, ob jemand zuhörte. Das hatte ich von Dov gelernt.

Als ich am nächsten Morgen aufwachte, war Jons Seite des Bettes leer. Ich fand ihn unten in der Küche, über die *New York Times* gebeugt, das Radio auf NPR eingestellt und eine Tasse Kaffee nippend. Ohne hochzusehen, schob er mir ein Blatt Papier über den Tisch.

Er hatte seinen Brief für *CAN* fertiggestellt.

... eine Spur Trauer in unser großes Glück.

Eines Tages fragte ich Dov, ob er sich darauf freue, erwachsen zu werden. Er buchstabierte »ja«, und ich fragte ihn, warum. Er tippte »Ich mag Mädchen«. Mein Herz machte einen Hüpfer. Was für ein einfacher, normaler kleiner Satz. Und so ein attraktiver junger Kerl, der ihn äußerte. Doch einen Moment später verfiel er in eines seiner stereotypen Bewegungsmuster, hantierte mit Murmeln, unfähig, sein irres Kichern zu unterdrücken, und mir wurde klar, dass noch eine lange Reise vor uns liegt, bis er dort angekommen ist, wo er sein sollte.

Und das gilt nicht nur für uns. Portia und ich wissen, dass es Hunderte, wenn nicht Tausende von Kindern und Erwachsenen gibt, die genauso sind wie Dov; die nicht richtig kommunizieren können, die ihren Körper und ihr Verhalten nicht vollständig unter Kontrolle haben.

Jedes Jahr, bevor ich mich hinsetze, um diesen Brief zu

schreiben, bevor ich Euch mitteile, dass wir unserem Ziel mit jedem Tag näher kommen, bevor ich Euch bitte, unsere Suche nach einer Autismustherapie zu unterstützen, frage ich mich selbst: »Ist es eine falsche Hoffnung?«
Für mich ist die Antwort klar. Wer hätte im letzten Jahr vorhersehen können, welch großes Glück uns bevorstand?
Und wer kann vorhersagen, welche segensreichen Entwicklungen gerade im Entstehen sind?
Es gibt keine falsche Hoffnung, nur Hoffnung.

Jonathan & Portia

17. Wie viele andere?

Das Alphabet war wie eine ganz neue Welt für mich. Die Buchstaben schienen so viel mit mir gemeinsam zu haben. So stumm, wenn man sie ansah. Aber so viele Wörter und eine ganze Sprache, die sich darin versteckten. So viel Klang und so viel Bedeutung. Hinter ihrer stummen Form verbargen sich alle Ausdrücke und jeder Sinn.
Und ich fing an, mich als einer von ihnen zu betrachten.

Tito

Es war ein sonniger, windstiller Morgen, als ich mit Tito, Soma und Dov auf den Parkplatz der *Carousel School* fuhr. Dovs Schule lag in einer trostlosen, nichtssagenden Gegend in der Nähe des Flughafens, wo die Hitze in Dunstschwaden vom Asphalt aufstieg und jedes Grundstück durch Metallzäune gesichert war.

Tito trug ein weißes Hemd und Lederhalbschuhe für den besonderen Anlass, und Soma hatte einen safrangelben Sari mit Goldstickerei angelegt. Dovs Lehrerin, Miss Karen Spratt, begrüßte uns in ihrer Klasse, die aus neun autistischen Schülern im Alter zwischen acht und elf Jahren bestand. Gemeinsam mit ihren persönlichen Betreuern saßen sie im Halbkreis auf Plastikstühlen, außerdem waren noch Beschäftigungstherapeuten und Referendare zugegen. Tito fuchtelte wie wild mit einem Stift vor seinen Augen. »Setz dich!«, befahl Soma, woraufhin Tito alle überraschte, indem er sich im Schneidersitz auf den Boden fallen ließ, ohne das Spiel mit dem Stift auch nur ein einziges Mal zu unterbrechen. Ich stand vor der Klasse und las aus einer Broschüre vor, die ich für alle Anwesenden vorbereitet hatte.

»Tito ist dreizehn Jahre alt und autistisch. Titos Mutter Soma hat ihm beigebracht zu kommunizieren, indem er auf Buchstaben deutet und Wörter buchstabiert. Später hat Tito Sätze geschrieben und konnte seine Gedanken mitteilen. Heute ist er in der Lage, einen Laptop zu benutzen, um seine Gedanken aufzuschreiben und zum Ausdruck zu bringen. Tito verfasst Gedichte und hat ein Buch veröffentlicht. Er möchte einmal professioneller Autor werden. Tito und seine Mutter kommen aus Indien und sind zu Besuch bei uns.«

Ich bat Tito, sich an die Klasse zu wenden.

»Ich fühle mich geehrt«, schrieb Tito auf seinen Notizblock, während Soma seine Worte laut vorlas.

Ich fragte Tito, wie ihm die Schule gefalle.

»Ich bin sehr beeindruckt davon.« Dann fügte er an die Klasse gerichtet hinzu: *»Ich glaube, dass ihr unruhig werdet.«*

Das war eine Untertreibung: Die Kinder wanden sich auf ihren Stühlen, machten laute Geräusche, brüllten, weinten, lachten, sprangen hoch und krabbelten herum.

Ich beeile mich besser, dachte ich, solange man sie noch im Raum halten kann. Das Handout enthielt drei von Titos Gedichten, die ich der Klasse laut vorlas: »Rot«, »Der Bewusstseinsbaum« und »Waldtage«. Das Gedicht »Rot«, das Tito geschrieben hatte, als er wesentlich jünger war, hatte er selbst ausgewählt, weil er es für einen Text hielt, der Kindern gefallen würde. Ich teilte seine Meinung, weil es eine Art Fabel war.

ROT
Rot war traurig und unglücklich
Die Erde trug seine Farbe nicht
Es fehlte auch am Himmelsstrich
Und weinte darum bitterlich.
Der Himmel leuchtete schon Blau in Blau
Alles war wohl längst besiegelt
Denn auch das Meer, ob sanft, ob rau,
Wollte, dass Blau sich in ihm spiegelt
Selbst die Wolken am Himmel hielten

nur Weiß oder Grau für schöne Farben
Und mit dem Gras auf den Wiesen spielten
Nur Schatten von Grün in vielerlei Arten
›Ich sehne mich so, dass ich auch irgendwo
zeigen kann mein Leuchten und Strahlen!‹
Klagte die Farbe Rot in tiefempfundener Not.
Die Sonne, sie brannte still und leise
in heißen Flammen aus Gold
vom Firmament auf gewohnte Weise
Sie hörte die rote Farbe weinen
Und seit dieser Zeit
Ist's vorbei mit den Sorgen
Und die Sonne nimmt ins Geleit
Die Farbe Rot jeden Abend und Morgen

Als ich Titos Gedichte zu Ende gelesen hatte, fragte ich, ob er noch etwas sagen wolle.

»Ich werde sehr schüchtern, wenn es vorgetragen wird«, antwortete er, gefolgt von: *»Ich schreibe sehr gern.«*

Ich fragte Tito, ob er den Kindern noch etwas anderes mitteilen wolle.

»Ihr seid ein sehr vielversprechender Haufen«, tippte er diplomatisch.

Im nächsten Moment, bevor irgendjemand wusste, was geschah, stürmte Tito zur hinteren Wand des Klassenraums. Was hatte er vor? »Tito! Nein!«, rief Soma und lief hinter ihm her. Aber es war zu spät. Tito hatte eine Packung mit Keksen erspäht und saß bereits im Schneidersitz auf dem Boden, schaukelte hin und her und hatte den gesamten Inhalt der Packung in den Mund gestopft, bevor Soma ihn erreichte. »Tito! Steh auf!«, befahl sie, worauf Tito sich gehorsam erhob und Soma wieder zur Stirnseite des Raums folgte, eine Spur Kekskrümel hinter sich streuend. Nachdem er sich dort wieder im Schneidersitz auf dem Boden niedergelassen und sich den Mund am Ärmel abgewischt hatte, tippte er: *»Ich konnte nicht widerstehen. Es tut mir sehr leid.«*

Jetzt war es an der Zeit für meine Überraschung.

»Dov, würdest du bitte herkommen«, bat ich und bedeutete Dov, sich zu uns zu gesellen. Dov rutschte von Marias Schoß, und sie gab ihm einen kleinen Stups in unsere Richtung. Dov verknotete die Hände vor seinem Gesicht und blieb einfach stehen, bis er durch einen weiteren Schubs von Maria so weit vorankam, dass ich ihn den restlichen Weg zu dem kleinen Stuhl neben Soma leiten konnte. Es wurde still im Raum. »Dov hat eine Überraschung für euch«, strahlte ich.

»Dov, welches von Titos Gedichten hat dir am besten gefallen«, fragte ich stolz, wie in einer ganz gewöhnlichen Talkshow über Gedichte. Dov starrte auf die Buchstabentafel und wandte dann den Blick ab. Ich hoffte inständig, dass er antworten würde. Dann fing er an, mit dem Finger auf die Tafel zu deuten, und angespornt von Somas Stimme und ihrem Daumen, der gegen sein Knie drückte, buchstabierte er langsam und mit Bedacht: »*Ich fand den* Bewusstseinsbaum *am schönsten.*«

Ich hörte, wie Miss Karen und einige der anderen Erwachsenen im Raum hörbar die Luft einzogen. Ich grinste breit übers ganze Gesicht – so breit, dass es wehtat. »Das war toll, Dov!«, sagte ich und umarmte ihn. »Ich danke dir!« Dann half ich ihm behutsam beim Aufstehen und leitete ihn zurück zu seinem Platz auf Marias Schoß. Für heute hatte er genug geleistet. Ich wollte ihn bei diesem ersten Auftreten vor einem Publikum nicht zu sehr unter Druck setzen.

»William!«, kreischte eine der Betreuerinnen, als ein pummeliger Neunjähriger, der im Alter von drei Jahren plötzlich aufgehört hatte zu sprechen, zu uns nach vorn stürmte. »William! Komm wieder hierher!«, rief sie und versuchte ihn einzufangen. Aber William hatte seine eigenen Vorstellungen. Er ließ sich in den kleinen Stuhl neben Soma plumpsen, der dabei beinah umfiel. »Ja, das ist schon in Ordnung«, sagte Soma in freundlichem, verständnisvollem Ton. Bevor ich mich versah, schüttelte Soma die Buchstabentafel vor Williams Gesicht und er richtete den Blick darauf. Dann hob er die Hand und versuchte, mit ausgestrecktem Zeigefinger auf die Tafel zu zielen. »Ja. Versuch es! Du kannst das!«, sagte Soma ermutigend und eindeutig genauso glücklich über die Wendung der Ereignisse wie William.

Ich schaute fasziniert zu. Was machte William da? Deutete er tatsächlich auf die Buchstaben? Versuchte er, ein Wort zu buchstabieren? Keiner war sich sicher, aber alle waren erstaunt, dass er es versuchte. Jetzt tauchten zwei weitere Kinder neben Soma auf: Erica, ein kleines Mädchen mit langem, dunklem Haar und einem bekümmerten Gesichtsausdruck, die nicht sprechen konnte, und ein kleiner Junge namens Sammy, der nicht aufhören konnte zu lachen – nie. Und dann sah ich, dass fast jedes Kind in der Klasse sich auf den Weg nach vorn machte. Was taten sie da? Eines nach dem anderen setzte sich in den kleinen Stuhl neben Soma, während sie mit der Tafel vor ihren Gesichtern wedelte, und eines nach dem anderen versuchte, auf die Buchstaben zu deuten. Unabhängig davon, ob sie tatsächlich etwas buchstabieren wollten, war es einfach verblüffend, dass diese Kinder, die im Allgemeinen nicht länger als ein oder zwei Minuten still sitzen, geschweige denn auf etwas deuten oder zeigen konnten, dies alles aus eigenem Antrieb taten. Soma schien sie verzaubert zu haben – wie eine gute Fee des Autismus, die einen Zauberstab in Form einer Buchstabentafel schwenkt.

Plötzlich wurde dieses unwirkliche Märchenszenario von einem markerschütternden Schrei durchbrochen, und alle Augen richteten sich auf Maria, die sich zuckend die Hand hielt. »Er hat mich gebissen!«, sagte sie mit schmerzverzerrtem Gesicht. Beschämt stürzte ich zu ihr. »Dov! Wieso beißt du Maria?«, fragte ich, beschämt und verwirrt von seinem Verhalten. Aber Dov blickte nur ausdruckslos ins Leere. Bevor ich mich versah, stand Soma an Dovs Seite, wedelte mit der Buchstabentafel, und er fing an zu deuten:

»Ich war dran.«

Es stimmte. Dov *war* dran.

Doch wie ich jetzt wusste, war er wahrscheinlich nicht der Einzige, der wartete. Es gab vermutlich Dutzende, vielleicht Hunderte von anderen, die auch darauf warteten, an die Reihe zu kommen.

Was sollte ich tun? Was *konnte* ich tun? Das Einzige, was ich mit Sicherheit wusste, war, dass ich diese Entdeckung irgendwie an die Öffentlichkeit bringen musste. Es kam mir wie eine tiefe moralische Verpflichtung vor. Seit der Gründung von *CAN* hatte ich nicht mehr das Gefühl gehabt, eine solche Last der Verantwortung zu tragen. Ich hatte heute einen flüchtigen Blick auf etwas erhascht, dem ich, nachdem ich es einmal gesehen hatte, nicht wieder den Rücken zukehren konnte.

Was ich für Dov erhofft, ersehnt und herbeigefleht hatte, war Wirklichkeit geworden: Er hatte einen funktionierenden Verstand, einen lebendigen Geist. *Wie viele andere gab es, die genauso waren wie er?*

Nicht lange nach Titos Gedichtlesung in der *Carousel School* fand ich ein weiteres Kind, mit dem Soma arbeiten konnte. Eines Abends kam ein Ehepaar, das wir nur flüchtig kannten, zum Abendessen vorbei und brachte seine drei Kinder mit, von denen das jüngste autistisch war. Der vierjährige Max sprach noch nicht, war ununterbrochen in Bewegung und schien den direkten Kontakt mit Menschen zu meiden. Er war ein wunderschöner kleiner Junge, der mich an den *Kleinen Prinz* erinnerte, mit langen Locken, großen Augen und dem ätherischen Aussehen eines Feenkindes. Ich erzählte Max' Eltern von Soma und fragte, ob sie Interesse hätten, Max ein oder zwei Mal in der Woche zu ihr zu schicken. Ich berichtete, dass wir bei Dov in kürzester Zeit erstaunliche Fortschritte erlebt hatten. Dov hatte tatsächlich nach nur sechs Wochen, in denen er einmal wöchentlich für eine halbe Stunde bei Soma gewesen war, angefangen, auf die Buchstaben zu deuten und zu kommunizieren. Für ein Kind wie Dov, bei dem es Jahre dauern könne, bis er die einfachsten Dinge lerne, sei das phänomenal. Max' Eltern sahen aus, als ob sie gern glauben wollten, was ich ihnen erzählte, aber doch noch Zweifel hatten, bis ich nach der Buchstabentafel griff und sie Dov vors Gesicht hielt, der sofort einen

Bauklotz aus dem Mund nahm und ein eindeutiges »Hi« buchstabierte. Ja, sagten sie, sie würden sehr gern ausprobieren, ob Somas Methode bei Max funktionierte.

Zuerst arbeitete Soma mit Max und dann kam allmählich ein Kind nach dem anderen. Sie waren alle anders. Einige saßen still da und starrten ins Leere. Andere sprangen plötzlich hoch, rannten im Kreis herum und brüllten durch die Wohnung. Die meisten konnten nicht sprechen. Einige wenige konnten es, aber ihre Worte ergaben keinen Sinn. Somas Methode funktionierte bei allen.

Mit jedem weiteren Kind, das erfolgreich lernte, wuchs unsere Begeisterung. Soma und ich kamen aus dem Staunen überhaupt nicht mehr heraus, weil ihre Methode bei einem Kind nach dem anderen zu funktionieren schien. Ich dokumentierte die besonderen Merkmale jedes neuen Kindes und versuchte, Abweichungen in Somas Methode zu entdecken. Ich zeichnete jede Sitzung auf Video auf und machte mir Notizen. Hinterher saßen Soma und ich lange in ihrer Wohnung und diskutierten über das jeweilige Kind. Wir versuchten herauszufinden, wo die Unterschiede lagen, welche Gemeinsamkeiten sie aufwiesen, was funktionierte, was nicht und warum. Ich schrieb alles auf, schaute mir die Videobänder an und betrachtete alles noch einmal im Nachklang meiner Gespräche mit Soma.

Somas Methode musste dokumentiert und erforscht werden. Bei dem Gedanken, den *CAN*-Vorstand um eine einjährige Verlängerung von Somas und Titos Aufenthalt in den USA zu bitten, krampfte sich mir jedes Mal der Magen zusammen.

Wenn sie nur sehen könnten, wie Soma mit Dov arbeitete, würden sie es verstehen, sagte ich zu Jon und gestand ihm, dass ich Soma gebeten hatte, zu der bevorstehenden jährlichen Wissenschaftstagung von *CAN* zu kommen und zu demonstrieren, wie sie mit Dov arbeitete. Ich wusste, dass viele Vorstandsmitglieder dort sein würden, und das würde sie bestimmt überzeugen.

»Du weißt, sie halten dich für verrückt«, versicherte mir Jon, als ich ihm von meinem Plan erzählte.

Am Tag der jährlichen wissenschaftlichen Konferenz fuhren wir zum Loews Hotel in Santa Monica. Erika Karafin, eine von Dovs therapeutischen Betreuerinnen, erwartete uns in der Lobby. Der Auftritt von Soma und Dov sei als zweiter Programmpunkt geplant, teilte ich Erika mit, die daraufhin mit Soma, Tito und Dov zu einem kurzen ablenkenden Spaziergang am Strand aufbrach.

Die Vorträge und Präsentationen sollten im Ballsaal des Hotels stattfinden, einem großen Raum mit modernen Kronleuchtern und konzentrischen Stuhlreihen. Der Saal füllte sich bereits, als ich eintraf, und ich sah, dass mehrere Wissenschaftler und einige *CAN*-Vorstandsmitglieder bereits Platz genommen hatten. Mein Freund Gino, immer ganz der Filmregisseur mit schwarzer Baskenmütze und charmantem italienischem Akzent, winkte von der Stirnseite des Saals, wo er die Videokamera aufbaute, um Soma und Dov zu filmen.

Vom ersten Vortrag bekam ich kein einziges Wort mit, weil ich die ganze Zeit nervös nach Erika und ihren Schützlingen Ausschau hielt. Schließlich tauchten sie an der Rückseite des Saals auf. Dov sah in seinem marineblauen Blazer sehr gut aus, und ich stellte zu meiner Erleichterung fest, dass er relativ ruhig wirkte.

Der große Moment war gekommen: Ich erhob mich und stellte Soma und Dov vor, während sie sich auf den Weg zum Podium machten und sich auf die beiden Stühle setzten, die Gino für sie aufgestellt hatte. Ich holte tief Luft und setzte mich ebenfalls. Ich hatte das Gefühl, es ginge um mein Leben.

»Was möchtest du sagen?«, fragte Soma und schüttelte die Buchstabentafel vor Dov.

Dov fing an, auf Buchstaben zu deuten, und Soma las jeden laut vor: »S-T-E-I-N – Stein! Sehr gut!«, rief sie aus. »Ja! Wir haben uns intensiv mit Steinen befasst! Welche drei Gesteinsarten gibt es?«, fuhr sie fort und wedelte mit der Tafel vor seinem Gesicht. Aber diesmal antwortete Dov nicht. Ich sah, dass er mit den Zähnen knirschte. Etwas störte ihn.

»Mach schon!«, befahl Soma und schüttelte erneut die Tafel.

Doch Dov deutete nicht darauf. Stattdessen knurrte er und stieß plötzlich mit dem Kopf nach Soma. Meine Handflächen schwitzten. Ich wäre am liebsten im Boden versunken.

»Ja!«, fuhr Soma fort, als ob nichts geschehen wäre. »Wir sind nervös!«, sagte sie und beschleunigte ihr Tempo. »Mach schon! Du kannst das!« Jetzt war Dov wirklich wütend, aber Soma drängte ihn immer weiter, bis er schließlich – zwischen mehreren Kopfstößen – wieder zu deuten begann. Ich atmete erleichtert auf.

Wieder las Soma die Buchstaben vor, während er darauf zeigte: »›V-U-L-K-A-N-I-T‹.« Soma strahlte. »Vulkanit. Ja, wir wissen es! Sehr gut!«, rief sie aus. »Das ist eine der Gesteinsgruppen. Du hast Recht!«

Und auf diese Weise, in schwindelerregendem Tempo, brachte Soma einen wütenden, knurrenden Dov dazu, die drei Gesteinsarten zu buchstabieren: Vulkanit, Sediment und Metamorphit.

Ich war erleichtert, als es vorbei war und Soma und Dov gemeinsam mit Erika und Tito den Saal verließen. Ich versuchte, mir selbst einzureden, dass diese Demonstration zumindest bewiesen hatte, dass auch eine Person, die sich nach außen hin völlig unbeherrscht und chaotisch verhielt, intelligent sein konnte. Aber ich war nicht sicher, ob ich den *CAN*-Vorstand davon überzeugt hatte, dass Soma und Tito in den USA bleiben sollten.

Der Saal leerte sich gerade zur ersten Pause an diesem Morgen, als Gino zu mir herüberkam. »Ich hab das hier unter dem Kamerastativ gefunden«, sagte er und gab mir einen Stein. »Ich glaube, Dov hat ihn auf seinem Weg zur Bühne verloren.« Ich drehte den Stein in den Händen. Es war tatsächlich Dovs Stein – der Stein, den er seit Tagen mit sich herumtrug wie eine Art Schutzzauber. »Danke«, sagte ich, immer noch auf den Stein starrend.

Jetzt wurde mir klar, dass Dov »Stein« angezeigt hatte, weil er ihn auf dem Weg zum Podium verloren hatte. Er wollte seinen Stein; er *brauchte* seinen Stein. Doch als Dov »Stein« buchstabierte, drängte Soma ihn so lange, bis er buchstabierte, was sie hören wollte: die drei wichtigsten Gesteinskategorien.

Ich sollte nie erfahren, ob es daran lag, dass Dov die drei Gesteinsgruppen buchstabiert hatte oder vielleicht einfach an dem Ausdruck der Verzweiflung in meinen Augen, doch kurz nach der jährlichen Wissenschaftskonferenz von *CAN* verkündete der Vorstand, dass man eine einjährige Verlängerung des USA-Aufenthaltes von Soma und Tito bewilligt habe, einschließlich aller Kosten.

Soma war begeistert, als ich ihr die Nachricht überbrachte. Im Gegensatz zu Tito. Tito war wütend, eifersüchtig und verärgert. Er fühlte sich ausgeschlossen. Aus eigenem Antrieb griff er nach seinem Block und einem Stift, was ich nur ganz selten bei ihm erlebt hatte. Er war fuchsteufelswild. Sein Vater, schrieb er, würde die Handlungsweise seiner Mutter nicht gutheißen und außerdem habe sie ihn nicht einmal um Erlaubnis gebeten.

»Mutter spielt sich selbst als Heldin auf. Ich glaube nicht, dass sie Grund dazu hat«, schrieb er.

Ich erklärte Tito, seine Mutter habe das Recht, mit ihrem Leben zu tun, was immer ihr beliebe; sie könne ihre eigenen Entscheidungen treffen und brauche niemandes Erlaubnis dazu.

Darauf schrieb Tito unter meinen ungläubigen Augen: *»Du trägst vielleicht Hosen, aber ich bin immer noch der Mann.«*

Und damit marschierte er aus dem Raum und knallte die Schlafzimmertür hinter sich zu. Sexismus sei doch wesentlich verbreiteter, als ich es für möglich gehalten hätte, meinte ich zu Jon, als ich ihm beim Abendessen von dem Vorfall berichtete.

In der folgenden Woche gab Dovs Lehrerin Karen ihm eine Notiz mit nach Hause. Soma könne an drei Tagen in der Woche als ehrenamtliche Lehrerin in Dovs Klasse an der *Carousel School* unterrichten. Ich wusste, wir brauchten einen Kameramann, um Soma bei der Arbeit mit den Kindern in der Schule zu filmen. Außerdem brauchten wir eine Videokamera und jede

Menge Kassetten. Aber wie sollten wir uns das leisten? Für so ein Projekt hatte der *CAN*-Vorstand keine Gelder zur Verfügung gestellt.

Und es gab ein weiteres Problem. Wenn Soma ehrenamtlich in der *Carousel School* arbeitete, mussten wir eine Betreuung für Tito organisieren, solange Soma in der Schule war. Wie sollten wir all das bezahlen? Vielleicht könnten wir etwas Geld leihen, dachte ich, hielt es aber für klüger, Jon nichts von dieser Idee zu erzählen. Als ich den Vorschlag gemacht hatte, dass Soma und Tito bei uns einziehen könnten, um Geld für *CAN* einzusparen, war er dagegen gewesen. Und meine neue Idee würde ihm auch nicht gefallen.

Wie der Zufall es wollte, erhielten wir just zu diesem Zeitpunkt eine Einladung zum Dinner von unserem Freund, dem Anthropologen Rob Lemelson. Ob ich Soma und Tito mitbringen dürfe, fragte ich.

Das Haus der Lemelsons war ein schöner, einladender Ort in einer Straße mit weißen Holzzäunen und Palmen, das an einem Hang, eingehüllt in glitzernde Lichter in der Nähe des Meeres lag. Die Teakmöbel im Innern erinnerten an das frühere abenteuerlustige Leben der Lemelsons auf Bali, und an den Wänden hingen ausnehmend schöne, überdimensionale Gemälde, die Robs Frau, Sue Morse, angefertigt hatte. Rob war ein Intellektueller, der sich mit anthropologischen, psychologischen und neurowissenschaftlichen Themen befasste. Ein Bereich, der ihm besonders am Herzen lag, war die wissenschaftliche Erforschung der Frage, wie Geisteskrankheiten in unterschiedlichen Kulturen wahrgenommen werden. Er hatte selbst an einem Dokumentarfilm über die kulturelle Wahrnehmung des Tourette-Syndroms in Indonesien gearbeitet und hatte sogar eine Organisation gegründet, die Forschungen zu diesem Themenkomplex finanziell unterstützte.

Ich machte Rob und Tito miteinander bekannt und erklärte, dass Rob Anthropologe war. *»Ich habe gedacht, dass Sie Ingenieur sind. Haben Sie Reisen zu den Aborigines unternommen?«*, fragte Tito. Rob lächelte und versuchte zu beschreiben, was ein

Anthropologe tat. Dann fragte er Tito, ob Indien überwiegend hinduistisch sei. *»Das stimmt, aber ich persönlich bin ein Anhänger von Buddha und auch ein Anhänger vom Tao«*, antwortete Tito in krakeliger Schrift.

Als wir etwa zur Hälfte des Dinners vorangeschritten waren, wurde Tito erwartungsgemäß von wachsender Unruhe erfasst, und Soma bat mich, ein Taxi zu rufen. Ich beobachtete durch das Panoramafenster im Wohnzimmer, wie sie draußen auf den Wagen warteten. Zu meiner Überraschung sah ich, dass Jon sich zu ihnen gesellte. Wie nett, dachte ich, bis ich sah, dass er sich eine Zigarette anzündete. Er fing an, auf und ab zu gehen, redete und gestikulierte und zog dabei eine Rauchfahne hinter sich her. Tito stand wie angewurzelt da, schaukelte vor und zurück und wedelte wild mit den Händen. Was immer Jon erzählen mochte, Tito schien ihm zuzuhören, obwohl beide einander kein einziges Mal ansahen.

Beim Nachtisch erzählte ich Rob, dass Soma den anderen neun autistischen Kindern in Dovs Schule beibringen wollte, auf eine Buchstabentafel zu deuten und auf diese Weise zu kommunizieren. Es sei sehr wichtig, das Experiment zu dokumentieren, erklärte ich, in der Hoffnung, den Anthropologen in ihm anzusprechen.

Am nächsten Tag besuchte ich Soma und Tito in ihrer Wohnung und kurz nach meinem Eintreffen tippte Tito: *»Ich habe mich der Bewegung angeschlossen.«*

Ich hatte keinen Schimmer, wovon er redete, und fragte ihn, was er meinte.

»Der Frauenbewegung«, erklärte er. *»Ich glaube, Mr Jon ist ein sehr guter Redner.«*

Ich konnte mir ein Lächeln nicht verkneifen. Jon hatte Tito gestern Abend offenbar einen Vortrag über die Rechte der Frau gehalten, als sie vor dem Haus der Lemelsons auf das Taxi warteten. Und Tito hatte sich Jons Worte zu Herzen genommen.

Für Tito veränderte sich das Leben in rasantem Tempo. Er war es gewohnt, dass Soma jede wache Minute mit ihm verbrachte, aber jetzt arbeitete sie jeden Tag mit anderen Kindern in ihrer Wohnung. Das brachte Tito aus der Fassung. Er wanderte dann unruhig durch die engen Räume, hielt gelegentlich inne und beugte sich drohend über seine Mutter und das gerade anwesende Kind, das neben ihr auf dem Sofa saß. Schließlich verschwand er in seinem Zimmer und knallte die Tür hinter sich zu. Dort kauerte er im Schneidersitz auf seinem Bett und blendete die Welt mit Hilfe seines Kopfhörers aus, wobei er stundenlang vor und zurück schaukelte und dabei die Finger vor seinem Gesicht verdrehte. Ich wusste, so konnte es nicht weitergehen. Tito brauchte einen persönlichen Betreuer, eine Person, die ihm kameradschaftlich zur Seite stand, die ihn in die Stadt begleiten und Soma entlasten konnte. Jon und ich beschlossen, dass wir irgendwie für eine Betreuung aufkommen würden.

Ich habe nie erfahren, woher Claude eigentlich kam. Ich wusste nur, dass er wie so viele aus dem unsichtbaren Heer der Heiligen, das sich um alte, kranke oder geistig behinderte Menschen kümmert, ein Einwanderer war, der auf ein besseres Leben in den Staaten hoffte. Und wie Heilige es zu tun pflegen, tauchte Claude genau im richtigen Moment in unserem Leben auf.

26.09.01

War es lustig, war es sonderbar
Dass ich mit Mr Claude spazieren war?
»Komisch«, denk ich, »wieso fragst du?«
Mr Claude ist Portias größter Clou.

Ja, liebe Mutter, was hab ich wohl getan?
Warum sollte ich dir alles offenbar'n?
Ich kann nur sagen, die Freude ist groß
Über jeden Ausflug mit Mr Claude.

Mr Claude von den Philippinen
Ist ein toller Mann, das sag ich Ihnen.

Mr Claude, Mr Claude,
mit breiten Schultern, von breitem Lachen getoppt
Mr Claude, Mr Claude,
Spricht über den Himmel, die Erde und Gott.

Mr Claude Mr Claude
Konnte meine Schritte erfolgreich lenken.
Mr Claude Mr Claude
Ein feiner Mann mit feinem Denken.

Tito

Tito ging zum ersten Mal in seinem Leben ohne seine Mutter aus und streifte mit seinem neuen Freund Claude durch die Stadt. Und Soma brach zum ersten Mal in ihrem Leben ganz allein zu selbstbestimmten Abenteuern auf. Jetzt konnte sie, zumindest am Tage, auf eigene Faust etwas unternehmen, sie konnte zur Arbeit oder zum Einkaufen gehen oder einfach ihr Haar waschen, ohne sich Sorgen um Tito machen zu müssen.

Da jetzt außerdem feststand, dass Soma und Tito ein weiteres Jahr bleiben konnten, würde Tito zur Schule gehen müssen. Und mit Claude an seiner Seite würde er dazu auch in der Lage sein.

Am Tag nach Thanksgiving 2001 trat Soma offiziell ihre Stellung als ehrenamtliche Mitarbeiterin in der *Carousel School* an. Sie würde drei Mal pro Woche kommen und einzeln mit den Schülern arbeiten. Am selben Tag trat Gino seinen Dienst als offizieller Kameramann an, der einmal pro Woche Videoaufnahmen in der Schule machen würde – dank Rob Lemelson, dessen Organisation großzügig zugesagt hatte, das Projekt zu unterstützen.

Wir bauten eine kleine schalldichte Kabine im Klassenraum auf, mit einem Einwegspiegel und einer Lautsprecheranlage, so dass Soma in einer kontrollierten Umgebung mit den einzelnen Kindern arbeiten konnte und die Lehrer die Möglichkeit zum Zuschauen hatten.

Die Lehrer, Betreuer und Therapeuten standen außerhalb der Kabine und beobachteten Soma. Sie bemühten sich, Somas Methode zu erlernen, um sie selbst bei den Kindern anzuwenden. Auf alle Fälle wollten sie zumindest herausfinden, was Soma den Schülern beibrachte, damit sie den Unterrichtsstoff auf neue Fähigkeiten der Kinder abstimmen konnten. Aber es gehörte nicht zu Somas Gewohnheiten, Protokolle anzufertigen oder Formulare auszufüllen. Deshalb mussten die Lehrer sich an die gekritzelten Notizen halten, die Soma aus dem Stegreif produzierte, wenn sie herausbekommen wollten, was die Kinder lernten.

Soma wollte nur das tun, was sie am besten konnte, und das war Unterrichten. Doch unter den Lehrern machte sich wachsende Frustration breit, weil sie für ihren Teil nicht mehr wussten, wie sie ihre Schüler unterrichten sollten, und sich unfähig fühlten.

Nur zwei Monate später, um Weihnachten herum, hatten alle neun Kinder in unterschiedlichem Ausmaß angefangen, mit dem Finger auf Buchstaben zu deuten. Einige buchstabierten einfache Wörter mit drei Buchstaben, während andere sich mit Mathematik und Naturwissenschaft beschäftigten und ganze Sätze bildeten. Jedes Kind konnte ein gewisses Lernniveau erreichen und alle zeigten kognitive Fähigkeiten, die weit über das hinausgingen, was man ihnen je zugetraut hätte.

Aber da war noch etwas anderes, das mir erst nach einer ganzen Weile klar wurde. Obwohl jedes Kind jetzt mit dem Finger auf Buchstaben deutete und Fragen beantwortete, wusste niemand außerhalb der *Carousel School* irgendetwas von dem Wunder, das sich dort ereignete. Nicht einmal ihre eigenen Eltern. Wie konnte das sein? Das schien zwar unglaublich, aber ich konnte nachvollziehen, wie es dazu gekommen war. Die Kinder konnten nicht selbst die Initiative ergreifen. Da die meisten morgens vom Schulbus abgeholt und nach dem Unterricht nach Hause gebracht wurden, bekamen die Eltern nie mit, wie ihr Kind mit Soma arbeitete. Und es gab keine schriftlichen Belege für das, was Soma tat oder was die Kinder lernten.

Diese allmählich deutlicher werdende Kommunikationslücke war ein früher Hinweis auf das, was sich als Achillesferse von Somas Methode erweisen sollte.

Dovs Lehrer nahmen Kontakt zu den Eltern auf und forderten sie auf, Soma beim Unterrichten zu beobachten. Es gab Tränen der Ungläubigkeit, der Freude und des Schocks, als diese Eltern nacheinander erlebten, wie ihre Kinder Antworten buchstabierten und ein Wissen und ein Bewusstsein offenbarten, von dem niemand etwas geahnt hatte. Sobald die Eltern entdeckt hatten, dass ihr Kind zur Kommunikation fähig war, fingen sie an, es nach der Schule zu Somas Wohnung zu bringen, weil sie hofften, dass die zusätzlichen Sitzungen mit ihr die Fortschritte beschleunigen würden.

Direkt nach den Weihnachtsferien 2001 nahm Miriam Weintraub, die Produzentin der Fernsehshow *60 Minutes II* Kontakt zu mir auf. Man wollte einen Bericht über *CAN* bringen. Wir waren begeistert. Miriam Weintraub kam zu uns nach Hause, wo sie Dov dabei beobachtete, wie er auf die Buchstabentafel deutete. Ich erzählte ihr von Soma und Tito und dass wir Dovs Intelligenz erst erkannt hatten, als er neun Jahre alt war. Dann berichtete ich ihr von den neun Schülern an der *Carousel School*, die ebenfalls angefangen hatten zu kommunizieren.

Als die Worte über meine Lippen kamen, wurde mir klar, dass ich besser den Mund halten sollte. Ich fügte rasch hinzu, dass es allerdings noch zu früh sei, um damit an die Öffentlichkeit zu gehen. Wir dürften Eltern nicht erzählen, dass ihre autistischen Kinder wahrscheinlich intelligenter seien, als sie je vermutet hätten, solange wir ihnen nicht dabei helfen könnten, an diese Intelligenz heranzukommen. Außerdem habe *CAN* das Ziel, die wissenschaftliche Forschung zu fördern. Die Propagierung von unbewiesenen Theorien und Methoden im nationalen Fernsehen könne die Glaubwürdigkeit der Organisation untergraben. Miriam wandte ein, dass dies eine einmalige Chance sei, ein Millionenpublikum darüber zu informieren, dass autistische Kinder intelligent seien, wenn sie nur die Gelegenheit erhielten, es zu zeigen. Ihre Argumentation überzeugte mich.

An einem Frühlingstag im Jahr 2002 kam das Filmteam von *60 Minutes II* in die *Carousel School* und filmte die ganze Woche lang. Bald darauf wurde Soma als Vollzeit-Lehrkraft mit festem Gehalt an der *Carousel School* eingestellt. Tito fing an, eine Klasse für Schüler mit schwerem Autismus in einer privaten Tagesschule zu besuchen, und Claude begleitete ihn jeden Tag.

Claude bemühte sich zwar, mit Tito zu kommunizieren, doch ohne Soma konnte er nur einzelne Wörter oder kurze Sätze aus ihm herausbekommen. Tito nahm in seiner Schule an einem Programm teil, das sich »Lebenskompetenz« nannte. Dort lernte er, einen Bus oder eine Toilette zu reinigen, was ihn auf die spätere Berufswelt vorbereiten sollte. Ich war entsetzt. Aber Soma fand das in Ordnung. »Jesus war Zimmermann«, sagte sie. Für Soma spielte es keine große Rolle, was Tito tagsüber an der Schule machte. Seine Bildung musste bis zum Abend warten, wenn sie ihn unterrichten konnte. Das hieß, dass ihm wenig Zeit für sein heiß geliebtes Schreiben blieb.

Mehr denn je dachte ich, dass Tito jemanden brauchte, mit dem er reden konnte. Ich fragte meinen Psychologen Dr. Samuel Smithyman, ob er bereit wäre, Tito unentgeltlich zu empfangen, und er willigte freundlicherweise ein. Er schaffte es irgendwie, Tito zwischen seine anderen Klienten zu schieben – zwischen die Hollywood-Produzenten und ihre Ehefrauen, die Studiobosse und ihre Ehefrauen, die berühmten Schauspieler und ihre Ehefrauen. Dr. Smithyman stand nun im Begriff, ein Paar kennenzulernen, das sich erheblich von seiner gewohnten Klientel unterschied.

Wie sich herausstellte, verliefen die Sitzungen bei Dr. Smithyman eher wie eine Art Gruppentherapie. Soma kam mit, um Tito beim Kommunizieren zu helfen. Claude kam mit, um Tito einzufangen und wieder zurückzubringen, wenn er aus dem Zimmer rannte. Gino kam mit, um zu filmen, und ich kam gelegentlich mit, um alles zu beobachten. Von Anfang an war es

Dr. Smithymans Ziel, selbst mit Tito zu kommunizieren, ohne weitere Beteiligte, vor allem ohne Titos Mutter.

Gleich in der ersten Sitzung starrte Tito seiner Mutter mit seltsamer Intensität direkt ins Gesicht und tippte dann: »Ich hasse dich.« Soma wurde kreidebleich. Es war nicht ohne Ironie, dass Tito so vollständig von seiner Mutter abhängig war, dass er sie sogar brauchte, um seine eigenen Gefühle ihr gegenüber zum Ausdruck zu bringen. Und auch wenn man Titos Wutbekundung gegenüber seiner Mutter vielleicht als normalen Ausdruck pubertärer Rebellion betrachten konnte, empfand Soma das Ganze alles andere als therapeutisch wertvoll. Ich war erleichtert, als sie zustimmte, die Sitzungen bei Dr. Smithyman fortzusetzen.

Im Sommer zogen Soma und Tito vom *Park LaBrea* in eine größere Wohnung am Hollywood Boulevard. Soma verkündete, dass sie ihren Führerschein machen und sich ein Auto kaufen wolle. Durch die Tatsache, dass sie noch nie im Leben gefahren war und jetzt in einer der verkehrsreichsten Städte der Welt lebte, ließ sie sich nicht einschüchtern.

»Komm schnell!«, rief Jon mir eines Tages vom Balkon unseres Hauses zu. »Sieh mal!« Er lächelte und deutete nach draußen auf die Straße. Da war Soma, in einem leuchtend blauen Sari, und umkreiste ihren neuen blauen Honda wie eine huldvolle Gameshow-Moderatorin. Ihr Gesicht strahlte vor Stolz, als sie gestikulierend auf die vielen wunderbaren Bestandteile ihres Wagens aufmerksam machte. »Warte!«, rief ich. »Ich bin sofort unten!« Aber sie warf nur lachend den Kopf zurück, stieg in ihre kostbare Neuerwerbung und brauste ausgelassen davon. Ich erhaschte einen flüchtigen Blick von Tito, der auf dem Rücksitz saß, und dann waren sie verschwunden. Somas Mantra, *»Finde einen Weg oder bahne dir einen Weg«*, bekam eine ganz neue Bedeutung, wenn man sich Soma hinter dem Steuer eines Autos auf den Straßen von Los Angeles vorstellte.

In der nächsten Woche fand ich für Soma und Tito einen ausgezeichneten Anwalt, der auf Einwanderungsfragen spezialisiert war. Sie wollten für immer in den Staaten bleiben.

18. Cogwheels

Aus Träumen erwächst Verantwortung.

Yeats

Am 15. Januar 2003 lief in der Sendung *60 Minutes II* der Beitrag, in dem Somas Methode, Tito, Dov, die Schüler der *Carousel School* und die *Cure Autism Now* Stiftung vorgestellt wurden. Um 7 Uhr am nächsten Morgen hatte *CAN* über 1000 E-Mails erhalten. Zu den ersten gehörten die folgenden:

Mein Bruder Alex ist zehn Jahre alt. Er leidet unter schwerem Autismus. Er spricht nicht und meine Mutter schickt ihn nicht mehr zur Schule. Fünf Mal in der Woche kommt jemand für vier Stunden, aber der ist eher ein Babysitter als ein Lehrer. Gibt es eine Möglichkeit, dass Soma meinem Bruder helfen könnte?

Daniel

Ich kann gar nicht sagen, wie sehr ich mich für Sie und Ihre Familie freue und für alle Familien wie uns, die sich nichts sehnlicher wünschen, als mit ihrem Kind zu kommunizieren. Ich bin so überwältigt vor Freude, dass ich ununterbrochen weine, seit ich den Beitrag in 60 Minutes gesehen habe. Ich wage kaum zu glauben, dass mein Sohn Malcolm mich jedes Mal hört, wenn ich ihm sage, wie sehr ich ihn liebe. Malcolm ist vier Jahre alt und erinnert mich so sehr an Ihren Sohn Dov. Wir möchten Somas Methode anwenden. Können Sie uns helfen?

Yvonne

Wir haben die CBS-Sendung über Tito Mukhopadhyay gesehen und würden gern mehr über Somas Unterrichtsmethode erfahren. Wir haben eine siebenjährige Tochter, und es ist unser größter Wunsch, mit ihr zu kommunizieren.

Rose

Mein Bruder Leon lebt in einer betreuten Wohngemeinschaft. Er ist fast sechsundzwanzig, und man hat schweren Autismus bei ihm diagnostiziert. Wenn ich ihm in die Augen blicke, sehe ich einen Menschen mit tiefen Gefühlen, der uns anfleht, ihn zu verstehen. Er hat immer noch heftige Wutanfälle, und ich denke oft, dass dies viel mit seiner Unfähigkeit zum Kommunizieren zu tun hat. Wie kann ich Somas Methode erlernen? Ich würde alles tun, um meinen Bruder erreichen zu können.

Maribel

Ich habe einen neunjährigen autistischen Sohn, der nonverbal ist und auch nur unverständliche Laute äußert und stark zu Stereotypien neigt. Ich sehe so viele Gemeinsamkeiten zwischen Brandon und Dov. Ich hatte immer das Gefühl, dass er alles, was wir sagen, hört und versteht. In meinem Herzen weiß ich, dass er klug ist. Werden andere Kinder dieselbe Chance erhalten, die Dov und Tito und die Kinder an der Carousel School durch Somas Unterrichtsmethode bekommen haben? Ich hoffe es und bete dafür.

Kathy

Nach vier Wochen waren mehr als 5000 E-Mails bei *CAN* eingegangen, die Telefone standen nicht still, und der Strom der Briefe, die täglich im *CAN*-Büro eintrafen, schien nicht abreißen zu wollen.

Mir war klar, dass viele, vielleicht sogar die meisten nonverbalen Autisten lernen konnten, auf Buchstaben zu deuten, und dass man diese Fähigkeit nutzen konnte, um die Kinder zu unterrichten und ihnen schließlich auch das Kommunizieren beizubringen. Ich fing an, Somas Methode für etwas wirklich Großes zu halten, für genauso groß und bedeutsam wie die Zeichensprache für Gehörlose oder die Brailleschrift für Blinde.

Die Verantwortung war enorm, und die moralische Verpflichtung lastete schwer auf mir, als ich zu entscheiden versuchte, was ich als Nächstes tun sollte. Ich wusste, dass es bestimmt zahllose Menschen mit Autismus gab, die, wenn sie die Chance dazu erhielten, sehr wahrscheinlich lernen konnten zu kommunizieren. Somas Methode musste unbedingt verbreitet werden. Aber wir hatten nichts, was wir verbreiten konnten.

Viele verzweifelte Eltern wollten ihre Kinder unbedingt zu Soma bringen. Was sie in *60 Minutes II* gesehen hatten, hatte ihnen Hoffnung gemacht, und jetzt wollten sie, dass ihre Kinder genauso kommunizierten wie Dov und Tito.

Somas Wohnung füllte sich mit Geschenken von hoffnungsvollen und dankbaren Eltern. Doch die Blumen, die sie ihr schickten, verwelkten in der Badewanne, und die Seifen und Kerzen verloren ihren Duft in der Dunkelheit des Schrankes. Es waren Zeichen der Anerkennung, die Soma weder schätzte noch verstand. Vor knapp zwei Jahren, zu Hause in Indien, wollte niemand Soma gestatten, ihre Methode bei einem anderen autistischen Kind auch nur auszuprobieren, und jetzt hatte sie keine Zeit mehr für irgendetwas anderes – sie unterrichtete mehr als fünfzig Kinder in der Woche.

Ich dachte an Somas erste Versuche mit Dov zurück. Wie sie mit Dov auf dem Schoß im Gras gesessen und sich bemüht hatte, ihn dazu zu bewegen, auf die Buchstabentafel zu deuten. Mittlerweile hatte Soma ihre Methode zu einer Kunst verfeinert, wenn auch nicht zu einer Wissenschaft, wie ich es mir gewünscht hätte.

Somas Methode musste in einer Art Handbuch schriftlich festgehalten und dargelegt werden. Aber ein Handbuch über was?

Wenn man keine Ahnung von einer Sache hat, ist das schlimm

genug. Aber noch schlimmer ist, keine Ahnung von einer Sache zu haben, von der man eine detaillierte Beschreibung anfertigen will. Vor genau dieser Aufgabe stand ich jetzt, als ich versuchte, als Koautorin bei der Erstellung eines Handbuchs über Somas Methode mitzuwirken. Ich könnte behaupten, ich hätte es aus Liebe zur Sache getan, aber das wäre ein Euphemismus für die Quälerei, die es bedeutete.

Soma und ich setzten uns einmal im Monat für ein Wochenende zusammen, um daran zu arbeiten. Wir verkrochen uns in einem Hotel, weit weg von unserer Arbeit und unseren Kindern. Soma marschierte in dem kleinen Hotelzimmer auf und ab, redete in rasantem Tempo über ihre Methode und ging dann zu Themen über, die sie interessanter fand, wie Astrologie und Ehemänner, während ich tippte. Wir tranken kannenweise schwarzen Tee, spielten Barockmusik und probierten alles Mögliche aus, von Aromatherapie bis Gingko, um unsere Konzentration zu stärken.

Bei der Analyse von Somas Methode entdeckten wir beide einige sehr interessante Dinge darüber, wie ihr Ansatz funktionierte. Eine Erkenntnis, zu der wir gelangten, hing mit der hemisphärischen Lateralität zusammen und ließ sich leicht in einen therapeutischen Ansatz übertragen. Die beiden Hemisphären des menschlichen Gehirns sind jeweils mit der entgegengesetzten Körperhälfte verbunden. Soma saß immer zur rechten Seite des Kindes. Sie drückte auf das rechte Knie, sie klopfte auf die rechte Schulter, sie hob die rechte Hand des Kindes an und sie sprach in sein rechtes Ohr. Doch was mir auffiel, war der Umstand, dass sie die linke Hand des Kindes leicht festhielt. Über die rechte Körperseite des Kindes gab Soma Signale an seine linke Hirnhälfte. Und sie hemmte die rechte Hirnhälfte, indem sie die linke Hand leicht festhielt. Wenn das Verhalten des Kindes außer Kontrolle geriet, fing Soma an, Rechenaufgaben mit ihm zu lösen und aktivierte damit seine linke Hirnhälfte.

Als ich mir noch einmal die Videofilme über Soma ansah, fand ich meine Vermutung bestätigt. Fast immer war zu beobachten, dass das Kind mit der rechten Hand kooperierte, während es mit der linken Hand den Ablauf störte. Und obwohl an den Stereotypien häufig beide Hände beteiligt waren, war es fast immer die linke Hand, die diese monotonen Bewegungsmuster initiierte. Diese Beobachtungen führten schließlich zu einer Reihe nützlicher Techniken, die einem Kind helfen konnten, sich kooperativer zu verhalten, und die sich vor allem in der Anfangsphase der Arbeit als besonders hilfreich erwiesen.

Als ich versuchte, Somas Methode schriftlich festzuhalten, wurde mir klar, dass Deuten, Tippen und Kommunizieren etwas völlig anderes waren, als man normalerweise unter diesen Begriffen verstand. Das Deuten mit dem Finger, das Soma unterrichtete, war kein Deuten im Sinn einer kommunikativen Geste, und es ließ sich nicht auf andere Situationen ausweiten. Das Wort »Tippen« kam der Sache schon näher: Es war ein Mittel, das man für den Zweck der Kommunikation einsetzen konnte, aber auch »Tippen« war nicht ganz der richtige Begriff, weil das Tippen, das Soma unterrichtete, viel mehr war als eine rein mechanische Fähigkeit, nämlich eine Brücke zu unserer Welt. Zu sagen, dass die Kinder kommunizierten, war – manchmal – korrekt. Da die Kinder sehr abhängig von Aufforderungen (»*Prompts*«) zu sein schienen, insbesondere am Anfang, und dennoch zu einer gewissen eigenständigen Kommunikation fähig waren, konnte man eher sagen, dass sie durch das praktische Üben der Kommunikation zu kommunizieren lernten.

Bei dem Versuch, Somas Methode zu analysieren, fiel mir noch etwas Merkwürdiges auf. Autistische Kinder konnten unter Umständen lesen und schreiben, lange bevor sie zu kommunizieren lernten.[29] Dov hatte offenbar mit sechs Jahren Lesen gelernt, dennoch waren seine Fähigkeiten zu einer gezielten Kommunikation noch immer nicht weiter entwickelt als die eines Zweijährigen. Deshalb hatte Dov auch nicht die vielfältigen Möglichkeiten zur Interaktion mit anderen Menschen gehabt, die sich bei den meisten Kindern während ihrer normalen Entwicklung automatisch ergeben.

So gesehen bestand das Kommunikationsproblem beim Autismus aus zwei Teilen: Zum einen fiel es autistischen Kindern schwer zu lernen, wie man kommuniziert, und zum anderen litten sie unter dem kumulativen Defizit an Kommunikationserfahrungen – unter den fehlenden Jahren menschlicher Interaktion. Es schien unlogisch, dass man Lese- und Schreibfähigkeit nutzen konnte, um eine Brücke zum Kommunikationsvermögen zu bauen, aber genau das geschah offenbar.

Für nonverbale autistische Kinder war die Buchstabentafel, die Soma ihnen zeigte, möglicherweise der erste Ort, an dem sie ein festes, wiedererkennbares Sortiment an Symbolen sicher lokalisieren konnten – Symbole, die eine andere Person ebenfalls wiedererkennen konnte. Olga Solomon, eine Sprachanthropologin an der *University of Southern California*, bezeichnete die Buchstabentafel, die Soma benutzte, als »stabiles semiotisches Feld«, und brachte damit zum Ausdruck, dass diese Erfahrung den Beginn gemeinsamer Aufmerksamkeit und geteilter Bedeutung darstellen konnte – den ersten Schritt zur Kommunikation.

Nachdem wir fast ein Jahr lang einmal im Monat zusammengearbeitet hatten, gelang es Soma und mir, die Beschreibung der Elemente, die von grundlegender Bedeutung für ihre Methode zu sein schienen, fertigzustellen.

Es war 2003, und Dov hatte seit über zwei Jahren einmal wöchentlich mit Soma gearbeitet. Er konnte länger still sitzen, sich besser konzentrieren und war ganz allgemein viel besser in der Lage, sich am Lernen zu beteiligen. Er war von einem Jungen, von dem wir dachten, dass er nicht einmal Zahlen oder das ABC beherrschte, zu einem Elfjährigen gereift, der die vierte Klasse abschloss. Und das hatte nichts damit zu tun, dass seine kognitiven Fähigkeiten hinter seinem Alter zurücklagen – er hatte einfach zu viel nachzuholen. Dennoch ließ sich nicht leugnen, dass die Qualität und Genauigkeit von Dovs Tippen (und dem der anderen Kinder) nicht wesentlich besser geworden waren, seit er angefangen hatte, mit Soma zu arbeiten.

Drei Lehrer an der *Carousel School* hatten gelernt, mit einigen der Schüler zu tippen, und einige wenige Eltern hatten diese Fähigkeit ebenfalls erworben. Soma war fast so etwas wie ein Medium geworden – hielt sozusagen Séancen in ihrer kleinen Kabine ab, bei denen die Kinder besser lernten und kommunizierten als bei jedem anderen. *Aber warum?*

Wir behandelten Somas Methode wie eine Therapie: je mehr Sitzungen, desto besser. Aber es war keine Therapie. Es war eine Form der Kommunikation, die man mit der Zeit durch ständige Übung erlernen musste, bis sie funktionierte.

Nachdem Tito zwei Jahre zu Dr. Smithyman gegangen war, entschied der Psychologe, die wöchentlichen Sitzungen zu beenden. Smithyman hatte lange an seiner anfänglichen Überzeugung festgehalten, dass Tito irgendwann auch in Abwesenheit seiner Mutter zum Kommunizieren in der Lage sein würde, aber dieses Ziel hatten die beiden nicht erreicht. Eine Zeit lang benutzte Tito bei den Gesprächen ein Gerät zur elektronischen Stimmausgabe, das sein kommunikatives Output verdoppelte. Aber Soma mochte das Gerät nicht, und wenn ich sie in ihrer Wohnung besuchte, lag es für gewöhnlich ohne Batterien im Regal. Nach der letzten Sitzung sagte Dr. Smithyman: »Ich dachte, dass wir letztendlich in Verbindung treten würden. Aber das ist uns nie wirklich gelungen.«

Mit der Zeit zeigte sich immer deutlicher, dass es eine Reihe von Dingen gab, über die Soma und ich unterschiedlicher Ansicht waren. Dazu gehörte die Zukunft von Dov und Tito, die meiner Meinung nach untrennbar mit der Frage des Verhaltens verbunden war.

Ich argumentierte, dass Dov und Tito, ganz gleich, wie intelligent und sensibel sie sein mochten, in ihren Möglichkeiten drastisch eingeschränkt wären, wenn sie nicht lernten, ihr Verhalten zu steuern.

Doch Soma war das Verhalten völlig egal, solange die Kinder ihr Kognitionsvermögen unter Beweis stellen konnten.

Es gab eine weitere Frage, über die Soma und ich sehr unterschiedlicher Ansicht waren. Am Ende überschattete diese Meinungsverschiedenheit einen Großteil unserer Zusammenarbeit und hatte sogar negative Auswirkungen auf unsere Freundschaft.

Wenn die Kommunikationsmethode, die Soma entdeckt hatte, eine Art Sprache für nonverbale Autisten war – das Äquivalent zur Blindenschrift oder Zeichensprache –, dann sollte sie jedermann zugänglich gemacht werden. Darüber waren Soma und ich uns völlig einig. Doch auf welche Weise das geschehen sollte, stand auf einem anderen Blatt. Ich war überzeugt, dass die Methode erforscht, zusammengefasst und in die Form eines standardisierten Ansatzes gebracht werden musste, den jeder erlernen und anwenden konnte. Soma argumentierte, dass sie bis zu dem Zeitpunkt, an dem das erreicht wäre, bereits mit jedem Kind in den USA gearbeitet hätte, was natürlich unmöglich war.

Ich fand mich schließlich damit ab, dass Soma eine brillante Praktikerin war und nicht die Aufgabe hatte, die Welt zu retten, nur weil ich der Meinung war, dass ihre Methode allgemeine Verbreitung finden sollte. Soma hielt sich an die Devise: Ein Kind nach dem anderen. Das war es, was sie am besten konnte, und das war es, was sie weiterhin tun wollte.

Doch meiner Überzeugung nach bestand keine Hoffnung, dass die Methode je anerkannt oder allgemein angewendet werden würde, solange sie nicht verstanden und anderen beigebracht werden konnte – und das wäre eine Tragödie.

In der Zeit, als Soma und Tito in Los Angeles lebten, flogen wir noch viele Male nach San Francisco und wieder zurück. Das Team in Merzenichs Labor setzte seine Arbeit mit Tito fort und fing an, Dov und andere autistische Kinder mit einzubeziehen. Alle paar Monate quetschten sich ein paar junge Forscher aus Mikes Labor in ein Auto und kamen nach L.A., um weitere Tests durchzuführen. Tatsächlich sahen wir uns so häufig, dass wir Freunde wurden. Es war eine aufregende Zeit.

Einer meiner Träume wurde wahr, als Temple Grandin einwilligte, sich in Merzenichs Labor einigen derselben Tests zu unterziehen, die man bei Tito durchgeführt hatte. Ich wollte wissen, ob der visuelle und der auditive Untertypus des Autismus, den Temple und Tito meiner Ansicht nach repräsentierten, bei einer experimentellen Untersuchung nachweisbar wären. Es stellte sich heraus, dass die beiden im Hinblick auf die sensorische Verarbeitung in vielerlei Hinsicht ein Spiegelbild des jeweils anderen waren – Temple setzte vorwiegend ihren Sehsinn ein, während Tito primär seinen Hörsinn nutzte, auch wenn die kognitive Informationsverarbeitung bei beiden sehr ähnlich verlief.

Tito hatte wiederholt berichtet, er habe kein Gefühl für seinen Körper. Dennoch gelang es ihm bei der Magnetresonanz-Enzephalographie (MEG) trotz aller Bemühungen nicht, im Scanner so lange stillzuhalten, dass man ein Bild von den somatosensorischen Landkarten seines Gehirns aufzeichnen konnte. Der Begriff *somatosensorisch* bezieht sich auf die allgemeine Fähigkeit der Körperwahrnehmung, während der Begriff *somatosensorische Landkarte* sich darauf bezieht, wie das Gehirn die Körperwahrnehmung wiedergibt. Ich freute mich wahnsinnig, als ich erfuhr, dass Temple sich bereit erklärt hatte, sich einem MEG-Scan zu unterziehen, bei dem die somatosensorische Karte ihrer Hand untersucht werden sollte. Wie sich herausstellte, war diese Karte sehr ungewöhnlich. Bei einer Folgestudie untersuchte Dave McGonigal, ein weiterer von Merzenichs Schützlingen, acht autistische Kinder und warf dabei mit Hilfe des MEG-Scanners einen genaueren Blick auf die somatosensorischen Landkarten ihrer Hände. Auch hier zeigten sich Anomalien. Die Veröffentlichung dieser Studienergebnisse steht noch aus.

Wie sich herausstellte, war das Einzige, was Tito und Temple gemeinsam hatten, ein eingeschränkter Propriozeptionssinn. Das ist derjenige Sinn, der uns (neben dem Sehsinn) sagt, wo sich der eigene Körper im Raum befindet. Wenn man Tito oder Temple die Augen verband und sie aufforderte, in einer geraden Linie zu gehen, gerieten sie sofort aus dem Gleichgewicht.[30]

Tito war in der Tat der Rosettastein der Autismusforschung, und ich wäre froh gewesen, wenn man auch nur einen einzigen Aufsatz über Titos Krankengeschichte veröffentlicht hätte. Aber die Gutachter vieler Fachzeitschriften, denen wir die Fallgeschichte unterbreiteten, glaubten nicht, dass jemand wie Tito existieren könnte:

> *»IQ-Werte eher typisch für ein Kind mit Asperger-Syndrom … könnte er zu dieser Untergruppe gehören? Wenn das Kind nonverbal ist, wie wurde der IQ-Test durchgeführt? Und wieso konnte seine Sprachleistung so hoch ausfallen? Nach welchen Kriterien wurde dieses Kind als ›low-functioning‹ diagnostiziert? Starthilfen durch die Eltern während einer Bewertung sind problematisch.«*

Für mich waren die russischen Psychologen Vygotsky und Lurija eine große Inspiration gewesen; vor fast hundert Jahren hatten sie mit ihren ausführlichen Fallstudien von einzelnen Patienten, die unter neurologischen Störungen litten, die Grundlage für unser heutiges Verständnis des Gehirns gelegt. Doch wenn über einen Patienten wie Tito nie etwas veröffentlich wurde, nicht einmal nachdem alle Fragen gestellt worden waren, dann waren unsere ganzen Bemühungen vielleicht doch umsonst. Ich fühlte mich entmutigt und im Stich gelassen von der einen Sache, an die ich am meisten geglaubt hatte: dem wissenschaftlichen Prozess.

Das Leben von Soma und Tito hatte sich radikal gewandelt, und irgendwann nach der Ausstrahlung von *60 Minutes II* merkte ich, dass Soma von einer wachsenden Unruhe erfasst wurde. Sie fing an, mich häufig daran zu erinnern, dass sie und Tito immer umhergezogen und nie lang an einem Ort geblieben waren.

Ich wusste, dass sie gehen würde.

Ich fragte nicht, warum, und ich stellte nie in Frage, dass Soma die »Beste« war. Doch insgeheim hatte ich beschlossen, dass ich eines Tages lernen würde, dasselbe zu tun wie sie, dass ich ihre Methode verstehen und in der Lage sein würde, sie anderen beizubringen.

Und jetzt war diese Zeit gekommen. Nach zweieinhalb Jahren in Los Angeles zogen Soma und Tito nach Texas, wo eine Familie Soma dabei half, ihr eigenes Unternehmen mit einem eigenen Büro zu gründen. Sie würde jetzt in der Lage sein, ihren Traum zu verwirklichen und ihre ganze Zeit dem Einzelunterricht autistischer Kinder zu widmen.

Als Soma im Frühjahr 2004 nicht mehr an der *Carousel School* unterrichtete und nicht einmal mehr in Los Angeles war, stellte ich einen Lehrer ein und gründete eine kleine Schule in unserem Haus. Wenn ich an die Methode glaubte, musste ich aufhören zu sagen, dass niemand sie so gut anwenden konnte wie Soma. Wenn ich das Verfahren für wirksam hielt, durfte ich nicht länger sagen, dass ich nie so gut werden würde wie sie. Ich musste sogar sehr gut darin werden. Wenn ich die Methode für ebenso bedeutsam hielt wie Braille oder Zeichensprache, dann musste ich in der Lage sein, sie auch anderen Menschen beizubringen. Die Gründung einer Schule für Dov war meine erste echte Bewährungsprobe. Konnte ich selbst einen Lehrer in der Methode ausbilden?

Gestützt auf meine Analyse von Somas Vorgehensweise und verbunden mit einem letzten Ausbruch trotziger Entschlossenheit gelang es mir, den Lehrer für Dovs neue Schule auszubilden. Seit diesem Zeitpunkt hat jeder, der regelmäßig mit Dov zu tun hat, gelernt, mit ihm zu kommunizieren. Einige verstehen sich ausgezeichnet darauf, während andere nur rudimentäre Fähigkeiten darin entwickeln. Der Erfolg hängt offenbar zu einem Großteil von der reinen Zeit ab, die sie mit ihm kommunizieren. Das Entscheidende ist, dass Dov viel stärker mit unserer Welt verbunden ist als früher. Und sobald jemand gelernt hat, die Methode bei Dov anzuwenden, kann er sie auch anderen Leuten beibringen.

Dov wählte den Namen »Cogwheels« [Zahnräder] für seine

Schule. Heute wird Dov in der *Cogwheels School* gemeinsam mit zwei weiteren Schülern unterrichtet; sie nehmen den Lehrstoff der siebten und achten Klasse durch. Wie in einer Art inoffizieller Laborschule werden in *Cogwheels* pädagogische Methoden entwickelt, die allen Schülern die Möglichkeit bieten, der Gruppe verbunden zu bleiben und in Echtzeit am Unterricht teilzunehmen. Einmal wöchentlich machen wir Videoaufzeichnungen; unser Ziel ist es, einige Aufnahmen als Anschauungsmaterial für den *Cogwheels*-Unterricht ins Internet zu stellen.

Im Jahr 2006 habe ich eine gemeinnützige Organisation, das *Descartes Institute*, gegründet, benannt nach dem berühmten Philosophen René Descartes, der sagte: »Ich denke, also bin ich«. Das *Descartes Institute* soll die Dokumentation, Erforschung, Entwicklung und Verbreitung von Ausbildungs- und Kommunikationsmethoden für autistische Menschen mit »niedrigem Kommunikationsniveau« fördern. Ich benutze den Begriff »niedriges Kommunikationsniveau« (low-communicating), weil mir aufgefallen ist, dass viele Menschen mit Autismus, die sprechen können, dennoch große Schwierigkeiten mit der Kommunikation haben und ebenso wie ihre nonverbalen Gegenstücke Brücken zur Kommunikation brauchen. Auf der Website des *Descartes Institute* (www.descartesinstitute.org) beschreibe ich, was ich darüber gelernt habe, wie man ein Kind dazu veranlasst, mit dem Zeigen auf Buchstaben zu beginnen.

Im Laufe der Jahre hat sich Dovs Verhalten verändert. Die schweren aggressiven Episoden und extremen Wutanfälle sind selten geworden, dennoch bleibt eine ungeheure Frustration, weil er es als ungerecht empfindet, autistisch zu sein, und ihm dieses Gefühl mit zunehmendem Alter immer bewusster wird. Seine Bewegungsabläufe kann er nach wie vor sehr schlecht steuern; sie werden primär durch Impulse ausgelöst, insbesondere durch die Stereotypien. Er braucht immer noch Hilfe bei fast allem.

Ich mache mir Sorgen um seine Zukunft. Ich möchte, dass er eines Tages ein College besucht, weil er klug genug dafür ist und eine gute Ausbildung verdient. Sein größtes Hindernis in der Schule ist, dass er immer nur einige wenige Sätze zur Zeit anzeigen oder tippen kann, und die Anfertigung eines Berichts unter Umständen mehrere Wochen statt einiger Stunden beansprucht. Aber wir arbeiten daran. Und ich bin überzeugter denn je, dass wir Möglichkeiten finden werden, Dov das Leben zu erleichtern, indem wir alles anwenden, was wir über Autismus gelernt haben, seit Soma und Tito in unser Leben traten.

Eines Abends zeigte ich Dov einen Videofilm, der ihn selbst beim Tippen mit Soma zeigte; es war eine ihrer ersten Sitzungen. Ich war völlig überrascht von seiner Reaktion. Er legte die Hände über die Augen und sah zwischen keuchenden Schluchzern gerade so lange hoch, um zu buchstabieren: *»Tippen ist nicht besser.«* Ich versuchte, ihn zu trösten. Ich umarmte ihn dort auf dem Sofa und versicherte ihm, dass er inzwischen viel besser auf die Buchstaben deuten könne. Ich sagte ihm, dass er enorme Fortschritte in der Kommunikation gemacht habe, dass er inzwischen persönliche Anliegen mitteilen und komplizierte Gedankengänge ausdrücken könne. Fast eine Stunde lang saßen wir so da, während ich ihn zu trösten versuchte, aber er blieb untröstlich. Er hörte noch einmal kurz auf zu weinen und sah hoch, um zu buchstabieren: *»Nur meine echte Stimme.«* Er meinte wohl, dass er sich immer noch sehnlichst wünschte, sprechen zu können. Ich hätte gern eine Kamera dabeigehabt, obwohl es natürlich gefühllos gewesen wäre, in dieser Situation zu filmen. Dennoch wäre es schön gewesen, diesen Moment festzuhalten, denn niemand hätte bei diesem Anblick noch den geringsten Zweifel daran haben können, dass es Dov war, der hier Gefühle zeigte, und dass es Dov war, der kommunizierte. Stattdessen hielt ich ihn einfach fest im Arm, streichelte ihn und versuchte weiter, ihn zu beruhigen und seinen Kummer zu lindern.

Die Begegnung mit Soma und Tito hatte unser Leben verändert, aber es hatte nichts daran geändert, dass immer noch ein weiter Weg vor uns lag.

Der Himmel war wolkenverhangen, und es fiel ein leichter Regen, als wir am Morgen des jährlichen *CAN*-Marsches ins *Dodger Stadium* fuhren. Doch trotz des düsteren Wetters empfanden wir eine freudige Aufregung, ein Gefühl der Zugehörigkeit – ein Gefühl, dass Familien mit autistischen Kindern selten erleben. Für einige ist dieser Marsch unter Umständen der einzige Familienausflug des Jahres.

Unsere Veranstaltung unterschied sich von anderen ihrer Art. Wir trafen uns nicht zu dem Marsch, um unseren Stolz zu zeigen: Von Autismus betroffen zu sein, hat keine Vorteile, außer man gehört zu der Gruppe mit besonders hohem Entwicklungsniveau. Wir marschierten, weil wir zu Spenden für die Forschung aufrufen wollten; wir marschierten, weil wir nach Therapie- und Heilungsmöglichkeiten suchten; wir marschierten, weil unsere Kinder unbedingt Hilfe brauchten und weil die Teilnahme an diesem Marsch für viele das Einzige war, was sie tun konnten. Ich war umgeben von Kindern aus allen Teilen der Welt – von afroamerikanischen, japanischen, indischen, thailändischen, chinesischen, südamerikanischen und weißen Kindern; Autismus kann jede Art von Kind treffen.

Hier und da hörte man Gelächter und fröhliche Rufe in der Menge, sah einige heitere und lachende Gesichter. Doch durch das Auf und Ab der Stimmen drangen noch andere Geräusche – die unheimlichen Schreie und merkwürdigen Laute der autistischen Kinder, die im Kreis rannten oder umherstreunten, die davonliefen und wieder eingefangen wurden, die gezogen, getragen oder in Karren geschoben wurden oder auf den Schultern erschöpfter Eltern saßen, deren Gesichter mich schaudern ließen, weil sie von so tiefer Traurigkeit gezeichnet waren. Ich tat mein Bestes, nicht in den Spiegel zu schauen und jetzt wurde er mir plötzlich von allen Seiten vorgehalten.

Ich war froh, als ich schließlich hörte, wie der Zeremonienmeister verkündete: »Okay, alle miteinander, jetzt geht's los!« Die Band fing an zu spielen, und 5000 Leute setzten sich im Regen in Bewegung.

Kommunikationsgeräte waren nirgends in Sicht. Keine Buchstabentafeln, keine Tastaturen, keine elektronischen Stimmerzeugungsgeräte. Wir hatten immer noch einen weiten Weg vor aus.

Der *CAN*-Marsch brachte an diesem Tag fast eine Million Dollar Spenden ein. Nachdem alle wieder auf dem Heimweg waren, blieben Jon und ich noch eine Weile da, um Stühle zusammenzuklappen und Müllsäcke wegzuschleppen. Wir waren noch immer so aufgekratzt, dass wir einfach irgendetwas tun mussten, um wieder »runterzukommen«.

Eine Million Dollar! Damit würde man viele Studien finanzieren können!

Kurz darauf fuhr der Babysitter mit dem Wagen vor, in dem die Kinder saßen. Sie waren bereit, nach Hause zu fahren. Doch Jon und ich brauchten noch ein paar Minuten, um alles sacken zu lassen. Gabriel und Miriam sprangen aus dem Van, gefolgt von Dov, der unbeholfen herauskletterte. Gabriel umarmte mich, und Miriam setzte sich bei Jon auf den Schoß, nur Dov stand einfach still da. Ich zog ihn mit in unsere Umarmung und drückte ihn fest. Wir waren zusammen, und in diesem Moment waren wir glücklich: Unser Leben, unser Atem, unser Herzschlag waren eins. Ich sah zu Jon, und er nahm meine Hand. Würden wir irgendwann die Antworten finden? Was würde mit Dov geschehen? Das waren Fragen für die Zukunft.

Im Hier und Jetzt war es Zeit fürs Abendessen. »Also, los geht's«, sagte ich und wand mich aus der allgemeinen Umarmung. Die Kinder hüpften zurück ins Auto, außer Dov, der einfach stehen blieb. »Los, Dov«, drängte ich ihn, »steig ein.« Aber Dov rührte sich nicht von der Stelle.

»Komm schon«, sagte Jon und gab Dov einen sanften Stups in Richtung Wagen, aber Dov blieb weiterhin wie angewurzelt stehen. Ich versuchte, ihn unterzuhaken, wie wir es zu tun pflegten, wenn wir einen Spaziergang machten, aber er ließ sich einfach auf den Boden plumpsen, blieb dort sitzen und knirschte mit den Zähnen. Jon warf mir einen Blick zu, der eine ganze Liste schlechten Betragens signalisierte: Tobsuchtsanfall? Schreikrampf? Einfach bockig? Was *will* Dov?

»Mama, ich hab Hunger! Können wir jetzt losfahren?«, jammerte Gabe aus dem Auto. »Wir wollen nach Hause!«, stimmte Miriam mit ein.

Ich hockte mich neben Dov und hielt ihm die Buchstabentafel vors Gesicht. »Mach schon, Dov!«, sagte ich und drängte ihn, darauf zu deuten. Ich spürte, wie meine eigene Verärgerung wuchs, als ich mich neben ihn auf den Asphalt setzte. »Wir müssen jetzt gehen«, beharrte ich. »Wenn du mir etwas mitteilen möchtest, musst du es jetzt buchstabieren.«

»Lass uns einfach gehen.« Jon schickte sich an, Dov hochzunehmen und ihn zum Van zu tragen, ob er wollte oder nicht. Aber in diesem Moment fing Dov an zu deuten: »S-T-E-I-N«, buchstabierte er.

»Ach ja. Stimmt«, sagte Jon und wühlte in seinen Jackentaschen. »Hier ist er.« Dov grinste von einem Ohr zum anderen und schnappte sich seinen Lieblingsstein aus Jons Hand. »Ich hab ihn Dov beim Marsch abgenommen, weil er sich damit zu sehr in seine Stereotypien hineingesteigert hat«, erklärte Jon ein bisschen verlegen. Doch Dov war bereits ins Auto geklettert und hatte sich sogar schon allein angeschnallt. Er war bereit, nach Hause zu fahren, und er strahlte. Es tat gut, verstanden zu werden. Ob man seinen Lieblingsstein haben wollte oder ein Rechenproblem lösen musste. Das war es, was Menschen sich ersehnten, und das war es, was jeder Mensch verdiente.

Ich schaute zu Jon, als wir aus der Parklücke ausscherten. Es tat gut, verstanden zu werden. Ob man Autismus heilen wollte oder etwas über Molekularbiologie lernen musste. Jon hatte mir immer zur Seite gestanden und ich war froh, dass wir miteinander verheiratet waren.

Als wir im Schein der späten Nachmittagssonne nach Hause fuhren, dachte ich an alles zurück, was geschehen war, seit man bei Dov Autismus diagnostiziert hatte, seit wir *CAN* gegründet hatten und seit wir Soma und Tito kennengelernt hatten. Ich wusste nicht genau, wie der nächste Abschnitt der Reise für

Dov aussehen würde, aber ich wusste, dass er bereits begonnen hatte. Und vor allem wusste ich, wie glücklich wir uns schätzen konnten, dass es überhaupt einen nächsten Abschnitt der Reise für ihn gab, und dafür werde ich Soma und Tito immer unendlich dankbar sein.

Danksagung

Was mich bei der Arbeit an diesem Buch nie losgelassen hat, war das überwältigende Gefühl, dafür verantwortlich zu sein, dass die Welt von dieser Geschichte erfährt, damit autistische Kinder, die nicht sprechen können, mit ganz neuen Augen gesehen werden und möglichst viele Menschen sich inspiriert fühlen, eine Brücke in ihre Welt zu schlagen – die Brücke der Kommunikation.

Mein Dank geht vor allem an meinen Sohn Dov für seine Geduld und Ausdauer in all den Jahren, in denen wir nicht miteinander kommunizieren konnten. Es spricht für seinen Charakter und sein großes Herz, dass er trotz der ganzen Kämpfe ein so liebenswürdiger, sanfter und großzügiger Mensch geblieben ist. Ich hatte viele wunderbare Lehrer in meinem Leben, aber keinen, der so wunderbar war wie mein Sohn.

Soma Mukhopadhyay bin ich unendlich dankbar für ihre genialen Erkenntnisse über ihren Sohn und für die von ihr entwickelten Methoden, die Tito und Dov und so viele andere Kinder mit Autismus zum Kommunizieren befähigten. Mein tiefempfundener Dank geht an Tito Mukhopadhyay für die vielen Stunden, in denen er für Gespräche und Interviews zur Verfügung stand, um dieses Buch zu ermöglichen, und für die Zeit und Energie, die er für die Teilnahme an Forschungsstudien aufgewendet hat. Dankbar bin ich vor allem, weil ich Gelegenheit hatte, einen so bemerkenswerten Menschen kennenzulernen, einen kleinen Einblick in die Art seines Denkens und Fühlens zu erhalten und in den Genuss seiner erstaunlichen Begabungen als Autor zu kommen. Die Freundschaft, die mich mit Tito und Soma verbunden hat, wird immer ein kostbares Geschenk für mich bleiben. Mein besonderer Dank geht an R.G. Mukhopadhyay, der seine außergewöhnliche Familie so großzügig mit dem Rest der Welt teilt.

Meine eigene Familie verdient eine Goldmedaille für die Geduld und das Verständnis während der langen Monate und schließlich Jahre, in denen ich an diesem Buch gearbeitet habe. Meine Kinder Billy, Dov, Miriam und Gabriel haben in dieser Zeit große Reife und Einsicht bewiesen und dafür bin ich ihnen aufrichtig dankbar. Mein Ehemann Jon hat mir stets zur Seite gestanden und mich in jeder nur erdenklichen Weise immer wieder ermutigt und unterstützt. Danken möchte ich auch meiner Mutter Betty Jane und Jons Eltern Marciarose und Jerry Shestack für ihre bedingungslose Liebe zu Dov und ihr ausdauerndes Engagement für *Cure Autism Now*.

Ein besonderer Dank geht an Dovs Lieblingsmenschen auf dieser Welt – meine Schwester Sarah, ohne deren liebevolle Hilfe ich nie in der Lage gewesen wäre, Nächte und Wochenenden mit Schreiben zu verbringen, weil ich Dov in guten Händen wusste.

Ich habe festgestellt, dass Wissenschaftler zu den großzügigsten und freundlichsten Menschen gehören, die ich kenne. Es lässt sich kaum mit Worten beschreiben, welch weitreichenden Einfluss sie auf unser Leben gehabt haben. Ich stehe für immer in der Schuld von Dan Geschwind und Bruce Miller, die uns nicht nur bei der Gründung von *CAN* geholfen haben, sondern uns auch mit Rat und Tat zur Seite standen, als wir unser Mammutprojekt, die Einrichtung von *Autism Genetic Resource Exchange*, in Angriff nahmen. Ein extragroßes Dankeschön für die moralische Unterstützung und unermüdlichen Anstrengungen geht an das allererste Vorstandsmitglied von *CAN*, Rickie Robinson, und an alle bewundernswerten *CAN*-Vorstandsmitglieder, die im Laufe der Jahre folgten, einschließlich Sallie Bernard, Nanci Fredkin, John Wilson, Elizabeth Emken, Marcia Goldman, David Baskin, Craig Snyder, Peter Bell, Janet Grillo, Magdalena Del Oelmo, Brad Whitford, Jane Kaczmarek, Anthony Edwards, Rene Russo, Maya Angelou und viele, viele andere.

Ich danke den zahlreichen Wissenschaftlern, die so großzügig ihre Zeit und Kraft investiert haben, um Forschungsvorhaben für *CAN* zu begutachten und zu den Konferenzen zu reisen, auf denen Förderanträge geprüft werden. Es ist unmöglich, all jenen, die im Laufe der Jahre einen Beitrag geleistet haben, einzeln zu danken. Ich kann nur sagen, dass die Autismusforschung ohne sie noch immer ein finsteres Kapitel wäre. Ich werde all jene nie vergessen, die früh an Bord kamen und entschlossen das Ziel verfolgten, das Gebiet der Autismusforschung von einer Wüste in das blühende Feld zu verwandeln, das es heute ist. Dazu gehören John Mazziotta, Rudy Tanzi, Maja Bucan, Bill Greenough und Pat Levitt. Mein tiefempfundener Dank geht auch an die Mitstreiter, die im Laufe der Jahre wertvolle Arbeit für den wissenschaftlichen Beirat von *CAN* geleistet haben, darunter Conrad Gilliam, Ed Cook, Nancy Minshew, John Rubenstein, Ted Brown, Diane Chigani, Margaret Bauman, Geri Dawson, Sarah Spence, Michael Gershon, Ian Lipkin, und Ralph Bradshaw. Ich danke auch Dan Gillette und Skip Rizzo für ihre unschätzbaren Beiträge zum *CAN Innovative Technology for Autism*-Progamm. Ohne die herausragenden Begabungen von Clara Lajonchere, Sophia Colamarino, und Elizabeth Kilpatrick wären *CAN* und *AGRE* nie zu den unglaublich erfolgreichen Organisationen geworden, die sie heute sind. Ein großes Dankeschön auch an Doug Compton, David Baskin, Carole Sprouse und Ted Abel für die vielen Jahre, die sie mit mir an vorderster Front bei *CAN* gekämpft haben und für ihre jahrelange Mitarbeit im Scientific Review Council. Das Wissen, dass wir alle an einem Strang ziehen, macht immer wieder neuen Mut.

Ich habe viele kostbare Stunden mit Wissenschaftlern verbracht, die mir geduldig wissenschaftliche Grundsätze und Systeme erklärt und mein Denken nachhaltig beeinflusst haben: Dafür danke ich meiner Schwester Lenore Iversen, Mike Merzenich, Rodolfo Llinás, Bill Greenough, Pat Levitt, Michael Gazzaniga, Michael Pusner, Bill Hirstein, Yoram Beonneh, John Houde, David McGongile, Tal Kenet, Martha Herbert, Olga Solomon und meiner lieben Freundin Sharyn Walker.

Mein besonderer Dank gilt allen Wissenschaftlern, die direkt mit Tito gearbeitet haben, darunter: Eric Courchesne, Karen Pierce, Natacha Akshoomoff, Guinevere Eden, V. S. Ramachandran, Matthew Belmonte, Mike Merzenich, Yoram Bonneh, David McGonigle, John Houde, Tal Kenet, Tony Norica, Helen Simon, Francesca Pei, Stefano Baldasari, Chris Moore und Bill Hirstein. Ich danke Temple Grandin, die sich freundlicherweise bereit erklärte, an den Tests in Merzenichs Labor teilzunehmen, und ihre wertvollen Erkenntnisse über Autismus mit mir geteilt hat. Dank auch an Dr. Samuel Smithyman für die zwei Jahre Psychotherapie, die er Tito so großzügig schenkte. Gino Campagnia, Dan Brown, Lisa Mraz und Missy Yager bin ich für ihre kreativen Beiträge zu dem Dokumentarfilm über Soma, Tito und Dov zu großem Dank verpflichtet ebenso wie Rob Lemelson für die spontane Großzügigkeit, mit der er unser Dokumentationsprojekt unterstützt hat.

Dieses Buch wäre nie entstanden, wenn Sandra Blakeslee mich nicht mit dem gütigen, klugen und stets hilfsbereiten James Levine, meinem Literaturagenten, bekannt gemacht hätte. Mein aufrichtiger Dank an Michele Mills und Therese Finazzo, ohne deren weitreichende Unterstützung ich nie in der Lage gewesen wäre, dieses Buch zu schreiben und mein Leben trotzdem einigermaßen im Griff zu behalten. Ich danke Diana Price für die langen und intensiven Stunden des Redigierens und für die Schokolade, die mich bei der Stange hielt, und ich danke Ginny Brewer für die vielen Stunden, in denen sie mir wertvolle Hilfe bei diesem Manuskript geleistet hat. Meinen Freundinnen Racelle Shaeffer, Kara Lindstrom und Sharyn Walker bin ich dankbarer, als ich es mit Worten sagen kann: Ohne die Spaziergänge und Gespräche mit ihnen hätte ich nie durchgehalten. Ein spezielles Dankeschön an meine liebe Freundin Teresa Sparks, die mit mir durch dick und dünn gegangen ist.

Meine Liebe und Dankbarkeit gilt auch all den loyalen, freundlichen und engagierten Menschen, die unermüdlich mit Dov gearbeitet, ihn umsorgt, unterrichtet und geliebt haben:

Maria Lopez, Karen Hudson, Jill Thompson, Lem Lem Woldemariam, Natalie Pearce, Heather Claire, Jessica Brown, Karen Spratt, Erika Karafin und Rahel Woldemarion. Ich danke insbesondere Sonia Roman für die Aufnahme von Dov in die Emerson Academy und der Pressman Academy, die den kleinen Dov in den Kindergarten aufnahm. Ich werde immer ein zärtliches Gefühl für Lola Seiss, Abigail Flores, Claire Parker und Anya Melzer bewahren, die Dov über die Jahre ihre Freundschaft geschenkt haben. Dank an Elissa Henkin, die uns seit Dovs früher Kindheit in all den rechtlichen Auseinandersetzungen mit dem Schuldistrikt vertreten hat. Dr. Paul Fleiss und Dr. Mark Goldenberg danke ich für ihr Verständnis und ihr Einfühlungsvermögen und weil sie Dovs Vertrauen gewonnen und seine vielen medizinischen Bedürfnisse erfüllt haben.

Alles beginnt mit der Geburt eines wunderbaren Kindes, mit den Träumen, die niemals sterben, und mit den vielen Köpfen und Herzen, die diese Träume in die Zukunft tragen. Dank für alles, was uns geschenkt wurde, und Dank für alles, was noch an Gutem vor uns liegt.

Anmerkungen

1. Applied Behavioral Analysis, ABA:

Die Anwendung der *Applied Behavioral Analysis (ABA)* zur Behandlung autistischer Menschen entstand aus der umstrittenen Forschung von Ivar Lovaas und anderen in den frühen 1960er Jahren. Bis heute wird dieser Ansatz extrem emotional und sehr kontrovers diskutiert. Befürworter argumentieren, dass die *ABA*-Therapie die einzige empirisch untersuchte Form der Autismustherapie sei und dass ihre Wirksamkeit für die Autismusbehandlung durch Studien belegt werde. Außerdem weisen sie darauf hin, dass die negativen Verstärkungstechniken, die anfangs so große Empörung auslösten, schon lange kein Teil des Verfahrens mehr seien. Gegner argumentieren, *ABA* sei nach wie vor ein unethischer und inhumaner Ansatz, der beim Menschen nicht angewendet werden dürfe. Wieder andere argumentieren, dass die *ABA*-Therapie zu roboterhaften Verhaltensweisen führe und nicht zu einem natürlichen Anpassungsverhalten. Bis heute ist die *Applied Behavior Analysis* wahrscheinlich das am häufigsten angewendete Verfahren in der Autismustherapie.

Es gibt eine umfangreiche Literatur zur *ABA*-Therapie und ihrer Anwendung beim Autismus:

Eine bewegende und informative Schilderung der *ABA*-Therapie und ihrer Anwendung findet sich bei Catherine Maurice, *Ich würde euch so gern verstehen!* (List, 1993.)

Genauere Informationen über den Behaviorismus aus erster Hand bietet B. F. Skinner, *Was ist Behaviorismus?* (Rowohlt, 1978.)

Für eine unvoreingenommene, sehr lesenswerte und informative Erklärung der Theorien und Methoden, die Skinners ursprünglicher Prämisse zugrunde lagen, siehe *Positiv bestärken – sanft erziehen: die verblüffende Methode, nicht nur für Hunde* von Karen Pryor (Kosmos, 1999). Dieses bemerkenswerte Buch erklärt die Grundlagen des Verhaltenstrainings sowohl in Bezug auf Menschen als auch auf Tiere.

Eine Sammlung von frühen Verhaltensstudien bei autistischen Kindern bietet einen Einblick in die zutiefst verstörende und unethische Forschung, die tragischerweise in der Vergangenheit stattgefunden hat, und erklärt, warum dieser Ansatz bei vielen autistischen Menschen und bei manchen Eltern von autistischen Kindern auf heftige Ablehnung stößt: Library of the History of Autism Research, Behaviorism & Psychiatry: www.neurodiversity.com/library_index.html

2. Spiegelneuronen:

Williams, J. H., G. D. Waiter, A. Gilchrist, D. I. Perrett, A. D. Murray und A. Whiten: »Neural mechanisms of imitation and ›mirror neuron‹ functioning in autistic spectrum disorders.« *Neuropsychologia* 44, no. 4 (2006): 610–621.

Blakeslee, Sandra, »Cells That Read Minds.« *New York Times*, Science Times, 10. Januar 2006.

Dapretto, M., M. S. Davies, J. H. Pfeifer, A. A. Scott, M. Sigman, S. Y. Bookheimer und M. Iacoboni, »Understanding emotions in others: Mirror neurons dysfunction in children with autism spectrum disorders.« *Nature Neuroscience* 9, no. 1 (Januar 2006): 28–30.

Rizzolatti, G. und L. Craighero, »The mirror-neuron system.« *Annual Review of Neuroscience* 27 (2004): 169–92.

Escalona, A., T. Field, J. Nadel und B. Lundy, »Brief report: Imitation effects on children with autism.« *J Autism Dev Disord* 32, no. 2 (April 2002): 141–142.

3. National Library of Medicine und Pubmed:

Pubmed,www.nchi.nlm.nih.gov/entrez/query.fcgi?db=Pubmed,

umfasst über sechzehn Millionen Einträge aus *Medline* und anderen Fachzeitschriften für biomedizinische Aufsätze, die bis in die Fünfzigerjahre zurückreichen. Pubmed ist ein Service der U.S. National Library of Medicine, www.nlm.nih.gov, und bietet auch exzellente Suchmaschinen für medizinisch interessierte Nutzer.

4. AGRE:
Bitte nehmen Sie Kontakt zu *AGRE* (*Autism Genetic Resource Exchange*) auf, wenn mehr als ein Mitglied Ihrer eigenen oder einer Ihnen bekannten Familie von Autismus betroffen ist (www.agre.org). *AGRE* wurde mit dem Ziel gegründet, die Autismusforschung zu fördern, und bietet eine frei zugängliche Quelle von genetischen und phänotypischen Daten für alle Wissenschaftler. Die Teilnahme an *AGRE* ist eine sinnvolle Möglichkeit, diese Forschung zu unterstützen. *AGRE* bietet den Familien eine E-Mail-Chatsite und einen elektronischen Newsletter.

5. 1 von 166 Kindern:
Die statistischen Angaben stammen von den Centers for Disease Control and Prevention, www.cdc.gov/ncbddd/autism/asd_common.htm.

6. Plastizität des Gehirns:
»Brain Plasticity – An Overview«, www.faculty.washington.edu/chudler/plat.html. Die Dana Brain Foundation unterhält eine umfangreiche, überaus informative Website über das Gehirn und seine Funktionsweise, einschließlich neuronaler Plastizität, www.dana.org.

Das ausgezeichnete, sehr lesenswerte Buch *Atlas Gehirn: Entdeckungsreisen durch unser Unterbewusstsein* von Rita Carter (Schneekluth, 1999) enthält neben vielen wissenswerten Informationen über das Gehirn und die neuronale Plastizität auch wunderschöne Illustrationen. In verständlicher Sprache geschrieben ist es besonders für Hobbywissenschaftler zu empfehlen.

7. Gestützte Kommunikation (Facilitated communication, FC):

Rosemary Crossley gilt als Wegbereiterin für die Anwendung der gestützten Kommunikation. Sie machte zunächst die Entdeckung, dass Kinder mit Zerebralparese, die aufgrund ihrer fehlenden Bewegungskontrolle nicht korrekt auf etwas deuten konnten, manchmal mit körperlicher Hilfestellung zum Kommunizieren in der Lage waren und häufig überraschende kognitive Fähigkeiten zeigten, von denen keiner etwas geahnt hatte. Crossley wendete die gestützte Kommunikation erstmals 1977 bei einer derartigen Patientin an, deren geistiges Alter auf weniger als ein Jahr geschätzt wurde. Später schrieb Crossley gemeinsam mit dieser jungen Frau ein Buch mit dem Titel *Annie – Licht hinter Mauern*. 1986 wendete Crossley ihre Methode erstmals bei einem autistischen Kind an. Heute leitet Rosemary Crossley im australischen Melbourne ein Zentrum, das sich den Bedürfnissen von Menschen mit schweren Kommunikationsbeeinträchtigungen verschrieben hat (das *DEAL-Institute*). In ihrem 1997 erschienenen Buch *Speechless* beschreibt Crossley ihre Methoden und dokumentiert mehrere Fallbeispiele. Die gestützte Kommunikation stieß von Anfang an auf Widerstand von Kritikern, die Crossleys Methoden für einen Schwindel hielten.

Weitere Informationen zu dem Thema bietet der Aufsatz:

Biklen, D. und C. Kliewerb, »Constructing competence: Autism, voice and the ›disordered‹ body.« *International Journal of Inclusive Education* 10, nos. 2–3, (March–May 2006), 169–188.

Bücher zum Thema:

Rosemary Crossley, *Speechless: Facilitating Communication for People Without Voices* (Dutton, 1997).

Douglas Biklen, *Communication Unbound* (Teachers College Press, 1993).

Douglas Biklen, Richard Artfield und Larry Brisonette, *Autism and the Myth of the Person Alone* (New York University Press, 2005).

Weitere Literaturhinweise:
Eine umfangreiche Liste von Büchern über gestützte Kommunikation findet sich bei: www.autismresources.com/nonfictiontopics/fc.html.

8. Handschrift:
Aus den Schilderungen von Soma und Tito habe ich geschlossen, dass das Schreibenlernen ein mühsamer Prozess war, der etwa ein Jahr dauerte und mehrere Stufen umfasste. In einem ersten Schritt musste Tito sich einfach daran gewöhnen, einen Stift in der Hand zu halten. Der nächste Schritt bestand darin, dass Tito lernte, Punkte oder Linien auf Papier zu malen. Dann lernte Tito, durchzupausen und abzuzeichnen, obwohl nicht klar ist, ob dies ein signifikanter Teil des Lernprozesses war. Anschließend veranlasste Soma ihren Sohn durch Aufforderungen, zwei Punkte mit einer Linie zu verbinden, erst mit einer vertikalen Linie, dann mit einer horizontalen, dann mit einer geschwungenen und so weiter, bis er schließlich anfing, Blockbuchstaben zu schreiben. Interessanterweise waren die verbalen und taktilen Prompts, die Soma in dieser Stufe anwendete, die gleichen, die sie benutzte, um Tito zum Sprechen und zum Zeigen mit dem Finger zu veranlassen. Tito schildert, wie er den Prozess des Schreibenlernens erlebte, in seinem Buch *Der Tag an dem ich meine Stimme fand* (Rowohlt, 2005).

Marion Blank, Leiterin des »A Light on Literacy«-Programms an der Columbia University, hat eine Methode entwickelt, durch die Kinder mit Autismus lesen und schreiben lernen. Zur Zeit läuft eine von CAN geförderte Studie von Dr. Blanks Methode.

9. Hemisphärische Lateralität und Autismus:
Eine Hand voll Studien deutet darauf hin, dass Anomalien bei der hemisphärischen Lateralität vorliegen. Zum Beispiel:

Boger-Megiddo, I., D. W. Shaw, S. D. Friedman, B. F. Sparks, A. A. Artru, J. N. Giedd, G. Dawson und S. R. Dager, »Corpus callosum morphometrics in young children with autism spectrum disorder.« *J Autism Dev Discord* 36, no. 6 (August 2006): 733–739.

Chugani, D. C., et al., »Significance of abnormalities in developmental trajectory and asymmetry of cortical serotonin synthesis in autism.« *Int J Dev Neurosci* 23, no. 2–3 (April–May 2005): 171–182.

Nyden, A., M. Carlsson, A. Carlsson und C. Gillberg, »Interhemispheric transfer in high-functioning children and adolescents with autism spectrum disorders: A controlled pilot study. *Dev Med Child Neurol* 46, no. 7 (July 2004): 448–454.

Escalante-Mead, P. R., N. J. Minshew und J. A. Sweeney, »Abnormal brain lateralization in high-functioning autism.« *J Autism Dev Discord* 33, no. 5 (October 2003): 539–543.

Chiron, C., M. Leboyer, F. Leon, I. Jambaque, C. Nuttin und A. Syrota, »SPECT of the brain in childhood autism: Evidence for a lack of normal hemispheric asymmetry.« *Dev Med Child Neurol* 31, no. 10 (October 1995): 849–860.

Dawson, G., S. Warrenburg und P. Fuller. »Hemisphere functioning and motor imitation in autistic persons.« *Brain Cogn* 2, no. 4 (October 1983): 346–354.

Bücher zum Thema:

Ein sehr lesenswertes und anregendes Buch zum Thema hemisphärische Lateralität ist: *Eine Brille für die Seele: die neue dual brain psychology und ihre Anwendung bei Ängsten, Konflikten und Belastungen* von Fredric Schiffer (VAK, 2007). Schiffer überträgt das Konzept der »zwei Bewusstseine« auf eine persönliche Ebene und fordert den Leser auf, die in seinem Buch dargelegten Prinzipien auf sein eigenes Gehirn und seine eigenen Verhaltensweisen anzuwenden.

Eine gute, auch für Laien verständliche Einführung in die wissenschaftliche Betrachtung der beiden Hirnhälften bietet *Linkes – rechtes Gehirn* von Sally P. Springer und Georg Deutsch (Spektrum, 1998, 4. Aufl.).

10. Andere wie Tito:
Im Laufe der Zeit entdeckte ich, dass es eine Hand voll weiterer Bücher von nonverbalen Autisten mit so genanntem »niedrigem Entwicklungsniveau« gab. Diese Autoren, wie zum Beispiel Birger Sellin, beschrieben ganz ähnliche Sinnes- und Wahrnehmungserlebnisse wie Tito. Dies und die Tatsache, dass diese nonverbalen Autisten über das Fingerdeuten auf ganz ähnliche Weise zu kommunizieren lernten wie Tito, sprachen dafür, dass ein intakter Verstand bei nonverbalen Autisten wie Tito möglicherweise gar nicht so selten vorkam. Es gibt zahlreiche Bücher von Autisten und auch einige wenige von nonverbalen Autoren und Autorinnen. Ich habe unten einige Websites mit Literaturhinweisen aufgeführt. Ich empfehle allen Eltern, dass sie diese Schilderungen lesen, um besser zu verstehen, wie ihr Kind die Welt erlebt.

Ich habe später einen weiteren außergewöhnlichen jungen Mann namens Krishna Narayanan kennengelernt, der wie Tito wenig Kontrolle über seinen Körper und sein Verhalten hatte, nicht sprechen konnte und von Wutanfällen erfasst wurde, der aber trotzdem tippen und sich wunderbar mit Worten ausdrücken konnte und eine überdurchschnittliche Intelligenz zeigte. Auch Krishna hat ein Buch geschrieben, in dem er die Geschichte seines Lebens erzählt: *Wasted Talent: Musings of an Autistic* (Vite Publishing, 2003), und die Schilderungen weisen viele Ähnlichkeiten mit denen Titos auf. Krishna hat später gemeinsam mit seiner Mutter Jalaja ein weiteres Buch veröffentlicht, in dem die Methoden erläutert werden, die sie anwendete, um mit ihm kommunizieren zu können, und die ihm die Möglichkeit zu Erziehung und Bildung eröffneten. Ich fand es sehr ermutigend, dass ihre Beobachtungen und Methoden auffällige Ähnlichkeiten mit denen von Soma aufwiesen. Bemerkenswert ist, dass Krishna das Kommunizieren mittels Tippen erst im Alter von 23 Jahren lernte!

Hilfreiche Links für Bücher, die von Autisten verfasst wurden:
www.neurodiversity.com/autobiography.html

www.nlmfoundation.org/about_atuism/personal-Narratives.htm.
www.autistics.org/library/booklist.html.
www.everything2.com/index.pl?node_id=1331484.

11. Theory of mind:

Singer T., »The neuronal basis and ontogeny of empathy and mind reading: Review of literature and implications for future research.« *Neurosci Biobehav Rev* (August 2006).

12. Dyslexie und Ungleichgewicht der auditiven und visuellen Verarbeitung:

Man geht allgemein davon aus, dass viele Formen der Dyslexie mit einem Ungleichgewicht zwischen auditivem und visuellem Verarbeitungsvermögen zusammenhängen. Zu dem Thema liegen zahlreiche Forschungsaufsätze und Bücher vor. Hier eine kleine Auswahl:

Pekkola, J., M. Laasonen, V. Ojanen, T. Autti, I. P. Jaaskelainen, T. Kujala und M. Sams, »Perception of matching and conflicting audiovisual speech in dyslexic and fluent readers: An fMRI study at 3 T.« *Neuoimage* 29, no. 3 (February 2006): 797–807.

Hairston, W. D., J. H. Burdette, D. L. Flowers, F. B. Wood und M. T. Wallace, »Altered temporal profile of visual-auditory multisensory interactions in dyslexia.« *Exp Brain Res* 166, no. 3–4 (October 2005): 474–480.

Meyler, A. und Z. Bresnitz, »Visual auditory and cross-modal processing of linguistic and nonlinguistic temporal patterns among adult dyslexic readers.« *Dyslexia* 11, no. 2 (May 2005): 93–115.

Eine gute allgemeine Einführung zum Thema unterschiedlicher Lernstile bietet das Buch *A Mind at a Time* von Mel Levine (Simon & Schuster, 2002).

13. Im Chor lesen:

»Im Chor lesen« ist der Begriff, den Soma benutzte, um das gemeinsame laute Lesen mit Tito zu beschreiben.

Vygotsky, der Unterrichtsmethoden für behinderte ebenso wie für nichtbehinderte Kinder beschreibt, schließt das Chorlesen mit ein. Für weitere Informationen vergleiche *Scaffolding Learning: Vygotsky and Early Childhood Education* von Laura E. Berk und Adam Winsler (National Association for the Education of Young Children, 1995).

Kalinowski, J. und T. Saltuklaroglu, »Choral speech: The amelioration of stuttering via imitation and the mirror neuron system.« *Neurosci Biobehav Rev* 27, no. 4 (September 2003): 339–347.

14. Ramachandran über Synästhesie:

Hubbard, E. M. und V. S. Ramachandran, »Neurocognitive mechanisms of synesthesia.« *Neuron* 48, no. 3 (November 2005): 509–520.

Ramachandran, V. S. und E. M. Hubbard, »Synaesthesia – a window into perception, thought and language.« *Journal of Consciousness Studies* 8 (2001): 3–34.

15. Asperger-Syndrom:

Für allgemeine Informationen siehe Medline Plus Medical Encyclopedia: www.nlm.nih.gov/medlineplus/ency/article/001549.htm.

Siehe auch Yale Developmental Disabilities Clinic, »Asperger's Syndrome Guidelines for Assessment and Diagnosis,« www.med.yale.edu/chldstdy/autism/asdiagnosis.html.

Es gibt zahlreiche Bücher über das Asperger-Syndrom ebenso wie Erfahrungsberichte von Menschen mit Asperger-Syndrom. Auch zahlreiche Websites sind dem Thema gewidmet und bieten Informationen, Ressourcen, Diskussionsforen u.ä. Einige Personen mit Asperger-Syndrom haben eigene Websites eingerichtet, und es gibt auch zahlreiche Blogs der Asperger-Gemeinschaft. Umfassende Listen finden sich unter www.neurodiversity.com/asperger_general.html.

16. Galvanische Hautreaktion (GSR):

Critchley, H. D., »Electrodermal responses. What happens in the brain.« *Neuroscience* 8, no. 2 (April 2002): 132–142.

17. Gummihand-Experiment:

Ehrsson, H. H., N. P. Holmes und R. E. Passingham, »Touching a rubber hand: Feeling of body ownership is associated with activity in multisensory brain areas.« *Neuroimage* 29, no. 1 (January 2006): 67–73.

Schaefer, M., N. Noennig, H. J. Heinze und M. Rotte, »Fooling your feelings: Artificially induced referred sensations are linked to a modulation of the primary somatosensory cortex.« *J Neurosci* 25, no. 45 (November 2005): 10564–73.

18. Studie von Hirstein, Iversen, Ramachandran:

Hirstein, W., P. Iversen und V. S. Ramachandran, »Autonomic responses of autistic children to people and objects.« *Proceedings of the Royal Society* 268 (2001): 1883–1888.

19. Erregung des autonomen Nervensystems bei autistischen Probanden:

Seit unserer ursprünglichen Studie sind eine Reihe weiterer Untersuchungsergebnisse veröffentlicht worden, die eine anomale autonome Erregung bei autistischen Probanden bestätigen. Hier eine kleine Auswahl:

Kennedy, D. P. E., Redcay und E. Courchesne, »Failing to deactivate: Resting functional abnormalities in autism.« *Proc Natl Acad Sci* 103, no. 21 (May 2006): 8275–8289.

Ben Shalom, D., S. H. Mostofsky, R. L. Hazlett, M. C. Goldberg, Y. Faran, D. R. McLeod und R. Hoehn-Saric, »Normal physiological emotions but differences in expression of conscious feelings in children with high-functioning autism.« *J Autism Dev Diord* 36, no. 3 (April 2006): 395–400.

Ming, X., P.O. Julu, M. Brimacombe, S. Connor und M. L. Daniels, »Reduced cardiac parasympathetic activity in children with autism.« *Brain Dev* 27, no. 7 (October 2005): 509–516.

Ming, X., P. O. Julu, J. Wark, F. Apartopoulos und S. Hasen, »Discordant mental and physical efforts in an autistic patient.« *Brain Dev* 26, no. 8 (December 2004) : 519–524.

Toichi, M. und Y. Kamio, »Paradoxical autonomic response to mental tasks in autism.« *J Autism Dev Disord* 33, no. 4 (August 2003): 417–426.

20. GSR und Säuglinge:
Hernes, K. G., L. Morkrid, A. Fremming, S. Odegarden, O. G. Martinsen und H. Storm, »Skin conductance changes during the first year of life in full-term infants.« *Pediatr Res* 52, no. 6 (December 2002): 837–843.

21. Debatte über sensorischen Input vs. neuronale Repräsentation:
Wenn das Gehirn keine Erfahrung hat, kann es aus der rein physiologischen Fähigkeit zur Aufnahme von Sinnesreizen keine Bedeutung ableiten.

Als man Gehörlosen erstmals Cochlea-Implantate (Hörprothesen in der Schnecke des Innenohrs) einsetzte, stellten die Wissenschaftler zu ihrer Überraschung fest, dass die Patienten trotzdem nicht auf die gleiche Weise hören konnten wie der Durchschnittsmensch, obwohl ihr physiologisches Hörvermögen wiederhergestellt war. Es wurde schnell klar, dass das menschliche Hören weit mehr umfasst als die rein physische Aufnahme von Tönen. Das Verständnis dieser Töne stützt sich auf bestimmte Prozesse im Gehirn – die man genauso wenig von einem Moment auf den anderen entwickeln kann wie ein Neugeborenes ein spontanes Sprachverständnis. Aus der rein sensorischen Wahrnehmung von Tönen baut das Gehirn eine Datenbank mit Bedeutungen auf, von der alle künftigen Bedeutungen abgeleitet werden. Deshalb kann ein Cochlea-Implantat das Hörverständnis genauso wenig verbessern, wie ein Paar Lautsprecher es könnten. Vgl. Kral, A. und J. Tillien, »Brain plasticity under cochlear implant stimulation.« *Adv Otorhinolaryngol* (2006).

Einige Zeit später las ich in der Zeitschrift *Nature Neuroscience* (»Long-term deprivation affects visual perception und cortex«, von D. I. Macleod et al., September 2003) einen Bericht über einen Mann, der im Alter von drei Jahren ein Auge verlor und auf dem anderen erblindete. Im Alter von dreiundvierzig unterzog er sich einer Operation, bei der ihm eine Hornhaut in das blinde Auge implantiert wurde. Die Operation war nach rein physischen Maßstäben ein voller Erfolg, doch trotz der normal entwickelten Sehfähigkeit in früher Kindheit blieb das Sehvermögen des Mannes schwer beeinträchtigt.

Die Art von visuellen und akustischen Repräsentationen der Welt, die wir für die Wirklichkeit halten, ist uns nicht von Geburt an mitgegeben. Diese Repräsentationen entwickeln sich vielmehr im Laufe der Zeit, formen ihre Gestalt und ihren Inhalt durch die neuronale Aktivität heraus, die durch die Interaktion zwischen unseren Sinnessystemen und der Umwelt erzeugt wird. Das ist die so genannte »aktivitätsabhängige« Plastizität des Gehirns, die zum Beispiel dafür verantwortlich ist, dass ein kleines Kätzchen, dem man ein Auge verbindet, auf diesem physisch völlig intakten Auge für den Rest seines Lebens blind bleibt. Es verpasst die Phase, in der das Sehvermögen durch die Aufnahme von Informationen aus der Umwelt geformt wird. Deshalb war es keine Überraschung, dass dieser Mann nicht sofort wieder normal sehen konnte, nachdem man sein Sehvermögen in einen physisch intakten Zustand versetzt hatte. Überraschend war allerdings, dass er auch viel von den visuellen Fähigkeiten verloren hatte, die er vor seiner Erblindung im Alter von drei Jahren besessen hatte. Das deutete darauf hin, dass die aktivitätsabhängigen visuellen Fähigkeiten, die er als Dreijähriger entwickelt hatte, sich durch den reinen Nichtgebrauch zurückgebildet hatten.

Dieser spezielle Patient konnte als Blinder mit Hilfe eines Führers, der ihm verbale Anweisungen gab, ausgezeichnet Ski laufen. In der ersten Zeit nach der Operation schloss er jedoch beim Skifahren die Augen, weil die visuellen Informationen ihm nur das furchteinflößende Gefühl eines drohenden Zusammenstoßes gaben. Letztlich gelang es ihm, sein wiedergewonnenes Sehvermögen im Alltag umfassend zu nutzen, obwohl er nach zwei Jahren folgende Erklärung abgab: »Der Unterschied zwischen heute und vor zwei Jahren ist, dass ich besser erraten kann, was ich sehe. Gleich geblieben ist, dass ich immer noch rate.« In einem sehr realen Sinn »raten« wir alle die ganze Zeit, was wir sehen und hören, oder um es anders auszudrücken: »Wir konstruieren ständig unsere Wirklichkeit«. Einige Neurowissenschaftler behaupten, dass unser Erinnerungssystem genauso funktioniert, dass wir tatsächlich unsere Erinnerungen genauso spontan und subjektiv konstruieren wie unsere Wahrnehmung der gegenwärtigen Realität. Wieder andere vertreten die These, dass diese laufende Konstruktion der Wirklichkeit im Grunde eine Form der Vorhersage ist, die uns erlaubt, unsere Aufmerksamkeit auf neue Informationen zu richten und sie in unsere stetig wachsende »Datenbank« zu integrieren. Dabei handelt es sich zweifellos um die gleiche Art von Wissensgrundlage, die Tito des Öfteren in unseren Gesprächen erwähnte. Ich finde das tiefe Verständnis, das Tito hinsichtlich seiner eigenen geistigen Prozesse zeigte, immer noch erstaunlich.

Was würde tatsächlich geschehen, fragte ich mich, wenn Tito plötzlich in der Lage wäre, gleichzeitig zu sehen und zu hören, so wie andere Menschen? Tito hatte sich den Großteil seines Lebens fast ausschließlich auf das Hören konzentriert und das Sehen ausgeblendet, was sehr wahrscheinlich dazu geführt hatte, dass sein Sehvermögen ziemlich unterentwickelt geblieben war. Wenn er plötzlich in der Lage wäre, seinen Seh- und Hörsinn gleichzeitig zu nutzen, würde er die Umwelt vermutlich nicht in Form der nahtlosen Integration von akustischen und visuellen Informationen erleben wie die meisten Menschen. Da Tito gelernt hat, sich nahezu ausschließlich auf auditive Informationen zu verlassen, wäre seine Fähigkeit, die Welt zu deuten, zweifellos beeinträchtigt, wenn sein Sehsinn plötzlich gleichberechtigt mit seinem Hörsinn konkurrieren würde.

22. Wahrnehmungslernen:
Laut dem von Manfred Fahle und Tomaso Poggio herausgegebenen Buch *Perceptual Learning* (MIT Press, 2002) ist perzeptives oder Wahrnehmungslernen die spezifische und relativ dauerhafte Modifikation der Wahrnehmung und des Verhaltens infolge von Sinneserfahrungen. Dazu gehören Elemente des Lernprozesses, die unabhängig von bewussten Formen des Lernens sind und die strukturelle und/oder funktionale Veränderungen in primären sensorischen Kortexregionen umfassen.

23. Anmerkung zur technischen Verfahrensweise:
John Houde stellte das Gerät ein weiteres Mal neu ein, änderte diesmal das Frequenzfeedback. Dadurch werde der Klangumfang erweitert, erklärte er. *Das frequenz-geänderte Feedback war 300 Hz-Signal/Trägerwellen-moduliert.*

24. Autism Diagnostic Interview (ADI-R) (Diagnostisches Interview für Autismus – Revidiert):
Lord, C., M. Rutter und A. Le Couteur, »Autism Diagnostic Interview-Revised: A revised version of a diagnostic interview for caregivers of individuals with possible pervasive developmental disorders.« *J Autism Dev Disord* 24, no. 5 (October 1994): 659–685.

25. Autism Diagnostic Observation Schedule (ADOS) (Diagnostische Beobachtungsskala für Autistische Störungen):
Lord, C., S. Risi, L. Lambrecht, E. H. Cook Jr., B. L. Leventhal, P. C. DiLavore, A. Pickles und M. Rutter, »The Autism Diagnostic Observation Schedule – Generic: A standard measure of social and communication deficits associated with the spectrum of autism.« *J Autism Dev Desord* 30, no. 3 (June 2000).

26. Temple Grandin:
Homepage: www.templegrandin.com/templehome.html.
Berufliche Website: www.grandin.com.

Bücher und Videos: www.templegrandin.com/templegrandinbooks.html.

Zwei informative Texte von Temple Grandin, »Autism – the Way I See It« und »Thinking in Pictures«, finden sich unter: www.templegrandin.com/templegrandinart.html und www.grandin.com/inc/visual.thinking.html.

27. Hebb:
D. O. Hebb, zitiert nach seinem Buch *The Organization of Behavior* (1949), S. 70.

28. Minicolumns:
Casanova, M. F., I. A. van Kooten, A. E. Switala, H. van Engleland, H. Heinsen, H.W. Steinbusch, P. R. Hof, J. Trippe, J. Stone und C. Schmitz, »Minicolumnar abnormalities in autism.« *Acta Neuopathol* (July 2006).

M. F. Casanova, »White matter volume increase and minicolumns in autism.« *Ann Neurol* 56, no. 3 (September 2004): 453; Antwort des Autors, 454.

Kommentar: *Ann Neuol* 55, no. 4 (April 2004): 530–540.

Casanova, M. F., D. Buxhoeveden und J. Gomez, »Disruption in the inhibitory architecture of the cell minicolumn: Implications for autism.« *Neuroscientist* 9, no. 6 (December 2003): 496–507.

Kommentar: *Neuroscientist* 10, no. 3 (June 2004): 189–191.

Casanova, M. F., D. P. Buxhoeveden und C. Brown, »Clinical and macroscopic correlates of minicolumnar pathology in autism.« *J Child Neurol* 17, no. 9 (September 2002): 692–695.

29. Autistische Kinder lernen lesen und schreiben, bevor sie kommunizieren können:
Wir neigen dazu, uns Lesen und Schreiben als Weiterentwicklung und nicht als Wegbereiter elementarer Kommunikationsfähigkeiten vorzustellen. Doch autistischen Kindern entgehen, eben weil sie autistisch sind, die zahllosen Gelegenheiten zur Interaktion mit anderen Menschen, die normalerweise während

der frühkindlichen Entwicklung auftreten. Das führt dazu, dass Kinder wie Tito und Dov, wenn sie fünf oder sechs Jahre alt sind, möglicherweise Lese- oder Schreibfähigkeiten entwickelt haben, aber elementarste Kommunikationsfähigkeiten vermissen lassen.

Die Frage, ob Sprache eine spezifisch menschliche Fähigkeit ist, wird von Sprachwissenschaftlern, Psychologen, Philosophen und Neurowissenschaftlern seit längerem heftig diskutiert. Die Intelligenz von Tieren ist umfassend erforscht worden und obwohl man nachgewiesen hat, dass es einige Überschneidungen in den Kommunikationsfähigkeiten von Menschen und Tieren gibt, tobt weiterhin die Debatte über das, was Sprache ausmacht. Der Linguist Noam Chomsky (siehe unten) argumentiert, dass es zwei allgemeine und klar voneinander getrennte Kategorien von Kommunikation gibt, die erste ist die Sprachfähigkeit in weiterem Sinn (*faculty of language – broad sense, FLB*), wozu die vielen Bereiche der Kommunikation gehören, die wir mit anderen Spezies gemeinsam haben, und die zweite ist die Sprachfähigkeit in engerem Sinn (faculty of language – narrow sense, *FLN*), die sich auf die gesprochene und geschriebene Sprache bezieht und die nach dieser Theorie nur dem Menschen zu eigen ist.

Chomskys zwei Kategorien erweisen sich als nützlich für eine Beschreibung der erstaunlichsten Entdeckung, die ich bei Tito und Dov gemacht habe: Beide scheinen eine ausgezeichnete Sprachfähigkeit im engeren Sinn, dem spezifisch menschlichen Sinn zu besitzen, verfügen aber offenbar nicht über die Sprachfähigkeit im weiteren Sinn – ihnen fehlen die elementarsten kommunikativen Fähigkeiten, die vielen Spezies gemeinsam sind.

Hauser, M. D., N. Chomsky und W. T. Fitch, »The faculty of language: What is it, who has it, and how did it evolve?« *Science* 298, no. 5598 (November 2002): 1569–1679.

Kommentar: *Science* 298, no. 5598 (November 2002): 1565–1566.

30. Anomalien bei motorischen und somatosensorischen Autismuszeichen:

Jansiewicz, E. M., M. C. Goldberg, C. J. Newschaffer, M. B. Denckla, R. Landa, und S. H. Mostofsky, »Motor signs distinguish children with high-functioning autism and Asperger's syndrome from controls«. *J Autism Dev Disord* 36, no. 5 (July 2006): 613–621.

Minshew, N. J., K. Sung, B. L. Jones und J. M. Furman, »Underdevelopment of the postural control system in autism.« *Neurology* 63, no. 11 (Decmeber 2004): 2056–61.

Muller, R. A., C. Cauich, M. A. Rubio, A. Mizuno und E. Courchesne, »Abnormal activity patterns in premotor cortex during sequence learning in autistic patients.« *Biol Psychiatry* 56, no. 5 (September 2004): 323–332.

Teitelbaum, O., T. Benton, P. K. Shah, A. Prince, J. L. Kelly und P. Teitelbuam, »Eshkol-Wachman movement notation in diagnosis: The early detection of Asperger's syndrome.« *Proc Natl Acad Sci* 101, no. 32 (August 2004): 1190–14.

Mueller, R. A., N. Kleinhans, N. Kemmotsu, K. Pierce und E. Courchesne, »Abnormal variability and distribution of functional maps in autism: An FMRI study of visuomotor learning.« *Am J Psychiatry* 160, no. 10 (October 2003): 1847–62.

Erratum in: *Am J Psychiatry* 161, no. 7 (July 2004): 1320.

Schmitz, C., J. Martineau, C. Barthelemy und C. Assaiante, »Motor control and children with autism: Deficit of anticipatory function?« *Neurosci Lett* 348, no. 1 (September 2003): 17–20.

Mari, M., U. Castiello, D. Marks, C. Marraffa und M. Prior, »The reach-to-grasp movement in children with autism disorder spectrum disorder.« *Philos Trans R Soc Lond B Biol Sci* 358, no. 1430 (February 2003): 393–403.

Muller, R. A., K. Pierce, J. B. Ambrose, G. Allen und E. Courchesne, »Atypical patterns of cerebral motor activation in autism: A Functional magnetic resonance study.« *Biol Psychiatry* 44, no. 8 (April 2001): 665–676.

Rinehart, N. J., J. L. Bradshaw, A. V. Brereton und B. J. Tonge, »Movement preparation in high-functioning autism and Asperger disorder: A serial choice reaction time task involving motor reprogramming.« *J Autism Dev Disord* 31, no. 1 (February 2001): 79–88.

Teitelbaum, P., O. Teitelbaum, J. Nye, J. Fryman und R.G. Maurer, »Movement analysis in infancy may be useful for early diagnosis of autism.« *Proc Natl Acad Sci* 95, no. 23 (November 1998): 13982–87.

Omitz, E. M., M. B. Brown, A. Mason und N. H. Putnam, »Effect of visual input on vestibular nystagmus in autistic children.« *Arch Gen Psychiatry* 42, no. 10 (October 1985): 1018–1025.

Maurer, R.G. und A. R. Damasio, »Vestibular dysfunction in autistic children.« *Dev Med Child Neurol* 21, no. 5 (October 1979): 656–659.

Omitz, E. M., C.W. Atwell, A. R. Kaplan und J. R. Westlake, »Brain-stem dysfunction in autism: Results of vestibular stimulation.« *Arch Gen Psychiatry* 31, no. 3 (September 1974): 369–375.